国家卫生健康委员会“十四五”规划教材
全国中等卫生职业教育“十四五”规划教材
供药剂、制药技术应用专业用

药品调剂技术

第2版

主　编　区门秀

副主编　周素琴

编　者　（按姓氏笔画排序）

于素玲（成都铁路卫生学校）
区门秀（广东江门中医药职业学院）
罗　佳（广东江门中医药职业学院）
周素琴（珠海市卫生学校）
陶敏婕（广东省新兴中药学校）
黄金凤（黑龙江护理高等专科学校）
廖可叮（广西科技大学附属卫生学校）

人民卫生出版社
·北　京·

图书在版编目（CIP）数据

药品调剂技术 / 区门秀主编 . —2 版 . —北京：人民卫生出版社，2022.10（2025.5 重印）
ISBN 978-7-117-33426-6

Ⅰ. ①药… Ⅱ. ①区… Ⅲ. ①调剂学 —医学院校 —教材 Ⅳ. ①R942

中国版本图书馆 CIP 数据核字（2022）第 140936 号

药品调剂技术
Yaopin Tiaoji Jishu
第 2 版

主　　编：区门秀
出版发行：人民卫生出版社（中继线 010-59780011）
地　　址：北京市朝阳区潘家园南里 19 号
邮　　编：100021
E - mail：pmph @ pmph.com
购书热线：010-59787592　010-59787584　010-65264830
印　　刷：三河市潮河印业有限公司
经　　销：新华书店
开　　本：850 × 1168　1/16　　**印张：**23
字　　数：436 千字
版　　次：2015 年 6 月第 1 版　　2022 年 10 月第 2 版
印　　次：2025 年 5 月第 6 次印刷
标准书号：ISBN 978-7-117-33426-6
定　　价：60.00 元

出版说明

为全面贯彻党的十九大和全国职业教育大会会议精神，落实《国家职业教育改革实施方案》《国务院办公厅关于加快医学教育创新发展的指导意见》等文件精神，更好地服务于现代卫生职业教育快速发展，满足卫生事业改革发展对医药卫生职业人才的需求，人民卫生出版社在全国卫生职业教育教学指导委员会的指导下，经过广泛的调研论证，全面启动了全国中等卫生职业教育药剂、制药技术应用专业第二轮规划教材的修订工作。

本轮教材围绕人才培养目标，遵循卫生职业教育教学规律，符合中等职业学校学生的认知特点，实现知识、能力和正确价值观培养的有机结合，体现中等卫生职业教育教学改革的先进理念，适应专业建设、课程建设、教学模式与方法改革创新等方面的需要，激发学生的学习兴趣和创新潜能。

本轮教材具有以下特点：

1. 坚持传承与创新，强化教材先进性　教材修订继续坚持“三基”“五性”“三特定”原则，基本知识与理论以“必需、够用”为度，强调基本技能的培养；同时适应中等卫生职业教育的需要，吸收行业发展的新知识、新技术、新方法，反映学科的新进展，对接职业标准和岗位要求，丰富实践教学内容，保证教材的先进性。

2. 坚持立德树人，突出课程思政　本套教材按照《习近平新时代中国特色社会主义思想进课程教材指南》要求，坚持立德树人、德技并修、育训结合，坚持正确价值导向，突出体现卫生职业教育领域课程思政的实践成果，培养学生的劳模精神、劳动精神、工匠精神，将中华优秀传统文化、革命文化、社会主义先进文化有机融入教材，发挥教材启智增慧的作用，引导学生刻苦学习、全面发展。

3. 依据教学标准，强调教学实用性　本套教材依据专业教学标准，以人才培养目标为导向，以职业技能培养为根本，设置了“学习目标”“情境导入”“知识链接”“案例分析”“思考题”等模块，更加符合中等职业学校学生的学习习惯，有利于学生建立对工作岗位的认识，体现中等卫生职业教育的特色，将专业精神、职业精神和工匠精神融入教材内容，充分体现教材的实用性。

4. 坚持理论与实践相结合，推进纸数融合建设　本套教材融传授知识、培养能力、提高素质为一体，重视培养学生的创新、获取信息及终身学习的能力，突出教材的实践性。在修订完善纸质教材内容的同时，同步建设了多样化的数字化教学资源，通过在纸质教材中添加二维码的方式，"无缝隙"地链接视频、微课、图片、PPT、自测题及文档等富媒体资源，激发学生的学习热情，满足学生自主性的学习要求。

众多教学经验丰富的专家教授以严谨负责的态度参与了本套教材的修订工作，各参编院校对编写工作的顺利开展给予了大力支持，在此对相关单位与各位编者表示诚挚的感谢！教材出版后，各位教师、学生在使用过程中，如发现问题请反馈给我们（renweiyaoxue@163.com），以便及时更正和修订完善。

人民卫生出版社

2022年4月

前　言

《药品调剂技术》（第2版）是根据《国务院关于加快发展现代职业教育的决定》要求，围绕“立德树人，以就业为导向，以能力为本位，以实践为中心，以职业需求为标准，培养学生具有从事临床调剂活动的技能，熟悉药品的常用剂型的摆放，掌握药物在临床应用与调剂过程的注意事项等专业知识”的目的而组织编写的，对比上一版《药品调剂技术》，本版增添了国家基本用药的知识，同时删减了药物的相互作用这一章节。在整个编写过程中，编者始终坚持“易懂、够用、实用”的三大原则。充分考虑学生的实际能力，降低知识的难度和起点；选择最基本的内容进行教学，就业需要什么，就让学生学什么；所选内容紧密结合工作实际，为未来工作岗位服务。

全书分为三部分，共十二章，总论部分包括绪论、药房的概述、处方的管理、药品剂量与用法；上篇西药房调剂部分包括国家基本药物在常见病中的合理应用、化学药品与中成药的调剂、特殊药品的调剂、常用非处方药的合理应用；下篇中药房调剂部分包括中药调剂的相关基础知识、中药的合理应用、中药饮片调剂、中药煎煮技术。书后附有与各章内容相关的实训内容。全书编写内容力求实用、易学、好学，设置有学习目标、情境导入、案例分析、知识链接、学以致用、章末小结等栏目。每章有思考题，供学生课后复习，融会教师的“教”与学生的“学”。本课程是一门专业技能课，供中等职业学校药学类专业的学生学习使用。

根据分工：区门秀编写第一章、第三章、第九章；周素琴编写第二章；陶敏婕编写第四章、第十章；廖可可编写第五章；廖可可、罗佳共同编写第八章；黄金凤编写第六章、第七章、第十二章；于素玲编写第十一章。江门市五邑中医院江海分院（江海区中西医结合医院）的刘均贤主治医师与鹤山市古劳镇卫生院的黄怡凯主治中医师，为本书提供了医药行业专业知识的咨询服务。

在教材编写的过程中，得到了各编委所在单位领导的大力支持和指导，在此表示感谢。我们真心实意地希望编写一本便于教师教、学生学的好教材，但由于编者水平有限，书中出现错误和不足之处在所难免，恳请广大师生批评指正。

编　者

2022年4月

目 录

总 论

第一章

绪　论

第一章
数字内容

学习目标

- 掌握药品调剂的基本概念。
- 熟悉药物的常用剂型以及药品调剂的性质和内容。
- 了解药品调剂的发展概况。
- 培养严谨求学、积极向上的态度。

情境导入

情境描述：

药剂专业的小王被分配在一家社会药房实习，有一天妈妈拿着医师开具的中药处方，到小王实习的药房抓药。为了证明自己的能力，小王接过妈妈的处方，但站在中药调剂台前，看着处方，他突然紧张起来，有点茫然，大脑思考着：下一步该怎么办？冷静下来后，他想起在“药品调剂技术”课程中学习过中药调剂的程序，于是小王按着中药调剂的程序为妈妈顺利地抓完药，经带教老师复核无误，小王把药交给了妈妈，看到妈妈赞许而甜美的微笑，小王更加自信了。

学前导语：

药品调剂技术是药剂工作的一项重要技能，也是一门职业技能课程，集专业理论与操作实训于一体。本章将会带领大家走进学习药品调剂技术的大门。

第一节　药品调剂的起源与发展

药品调剂的起源可追溯至商汤时期。夏商时期的甲骨文记载有阴阳、五行、周易、八卦等哲学体系影响下发展而成的中医中药学。药品调剂就是当时中医学与中药学的桥梁。商代宰相伊尹总结了劳动人民在长期生活中所积累的汤液治疗作用的经验，著成《汤液经》，其中记载了汤液的制备方法与使用方法，同时也描述了汤液的优点，如较易发挥疗效和服用方便等。我国现存最早的医方书《五十二病方》中就已有处方与剂型的记载。如“疽病方”，以乌头14颗，用泔米水及泔醋磨成汁，缚裹可止痛。我国最早的医学专著《黄帝内经》记载了13首简单方剂。如“秫米半夏汤”，秫米一升，制半夏五合，煎煮，用于治疗脾胃不和的失眠症。西汉时期，我国第一部药物专著《神农本草经》在序录中对调剂、制剂等有概括性的论述。如“药性有宜丸者、宜散者、宜水煮者、宜酒渍者、宜膏煎者、一物兼宜者，亦有不可入汤酒者，并随药性，不可违越”。后汉时期，张仲景在《伤寒杂病论》中论述到汤剂的调剂方法，如煎煮的火候、溶媒、煎法、用法、用量和禁忌等，用药方法提出有温服、分服与顿服。南北朝梁代，《本草经集注》的序录中以“合药分剂”论述了有关调剂的内容，如配合丸散，“凡丸散药，亦先切细乃捣之，有各捣者，有合捣者，并随”“若逢阴雨，微火烘之”。唐代，《备急千金要方》记载了药品调剂使用到的工具，如秤、斗、升、合、铁臼、绢纱的箩筛、刀、玉槌和磁钵等。明代，《本草蒙筌》记载了有关药物调剂中药物的配伍、禁忌以及服药方法等。

中华人民共和国成立前，药品调剂局处于药品的调配、发药等简单操作的传统阶段。中华人民共和国成立之后，党和政府非常重视医药卫生保健工作，1949年11月，卫生部召集在京有关医药专家研讨编纂《中华人民共和国药典》（以下简称《中国药典》）；1953年，第一部《中国药典》问世，我国的医药事业得到了很大的发展。从药品调剂运作模式分析，20世纪60年代以前，调剂工作承担一定量的药物制剂任务，如根据处方在医疗机构的药品制剂室制备某些合剂、散剂、膏剂等临时性的配制工作，以满足临床的需要。随着制药工业的发展，片剂、颗粒剂、胶囊剂等普通剂型得以大量生产，控释制剂、缓释制剂、靶向制剂等各种新剂型得以开发和应用，调剂工作中的药品配制任务由药厂和医院制剂室来承担。

从目前的发展形势来分析，药品的调剂工作逐渐趋向三大任务，即“领”“分”“发”。“领”是指从药库领取药品；“分”是指根据合格处方调配药品；“发”是指分发药品。从药品调剂工作核心分析，20世纪80年代，临床药学开始兴起，药品调剂的工作模式由“以药品为中心”转向了“以患者为中心”，合理用药成为核心的服务理念。20世纪90年代，Hepler教授与Strand教授明确了药学服务的定义，药品调剂的工作模式由“以患者为中心”转到“以人为本”服务理念阶段。理念的转变充分体现了药品调剂的发展方向，同时也代表了药品调剂技术的逐渐成熟。

随着人民需求的不断改变、科学技术的不断发展，药品调剂中的“分”“发”由当初的人工操作发展到了目前的智能机械操作，目前的智慧药房配备着先进的药品调剂设备如自动摆药系统、整合发药系统和药品分包机，大大提高了药品调剂的工作效率，同时彻底解放了药师的双手。药师的工作实质发生了翻天覆地的改变，药师将不需重复以前取药、分药、装药、发药的机械性操作，这些工作将全部由机械手完成。药师的工作核心变为药学服务工作。

知识链接

药品分包机

药品分包机应用在医院住院药房、门诊药房，通过微电脑系统控制，由可摆放上百种储药盒的储药部、打印封装组成。工作原理是根据医院信息系统传送的电子医嘱信息，将患者每一次要服用的片剂或者胶囊药物自动包入到同一个药袋内（即单剂量摆药）并打印药品信息、患者信息、服用信息等。

第二节　药品调剂的概述

一、药品调剂的基本知识

（一）药品调剂的概念

药品调剂是药学部工作内容的重要组成部分之一，曾经指医院药品及制剂的调配与配制，随着社会的需求与科技的发展，现在药学部的药品调剂技术工作仅指关于药品调配这一方面的工作，工作的内容主要是配方发药，即药房的药学专业技术人员按照注册的执业医师和执业助理医师（以下简称医师）开具的合格处方，将药物调配成供临床应用的过程。包括社会药房（店）、门诊药房、急诊药房和住院药房的处方或医嘱处方的调配，要求药学专业技术人员必须掌握一定的药理学、药物化学、药剂学、药事管理与法规等知识。处方调配程序分为收方、划价、调配、复核和发药五个环节，是集专业性、技术性、管理性、法律性、事务性、经济性于一体，需要药师、医师、注册的执业护士（以下简称护士）、患者或患者家属、会计等相互配合共同完成的社会活动。

药品调剂具有临方调配的特点，地区不同、患者病情不同、患者个体差异和医师的用药习惯不同，会导致调剂人员在调配时遇到不同的问题。如化学药品存在一个药品具有多个商品名的现象，而中药材则存在同物异名或同名异物的现象，稍不注意，极易出差错。用药的目的是防治疾病，只有对症用药才能达到防治疾病的目的。而药品作用则具有双重性，即防治作用与不良反应，若药物使用不当，则可能危害到患者的身体健康，目前还没有完全无害的药物。因此，在药品调配的过程中，一定要认真核对处方相关内容，药学专业技术人员必须要养成细心、严谨、务实的工作作风。

（二）药品调剂技术的内容

药品调剂技术的内容相对比较广泛，除了要掌握药品调剂的操作技能，还要把药物的剂型、适应证、服用方法、使用剂量、不良反应、毒性反应、药物相互作用、用药注意事项、配伍禁忌、中药的性味与归经、中药的功能与主治等方面的知识运用到药品调剂工作中，是集药剂学、药理学、药物化学、中药学等各门专业知识的综合运用的技能型课程。药学专业技术人员需要认真学习这门课程，提高自身的职业技能水平，培养优良的专业素养和服务态度，为日后能在调剂工作中准确快速、确保患者用药安全有效、为患者提供优质服务奠定扎实基础。

药品调剂工作内容主要包括以下几方面：

1. 医疗机构的药品调剂工作　医疗机构的药品调剂工作大体可分为门诊调剂（包括急诊调剂）、住院药房调剂、中药房调剂和库房管理工作。

（1）调剂工作的内容：①根据合格的医师处方为患者提供合格药品，同时按处方要求指导患者合理使用药品以及当服用药物期间出现不良反应时简单的处理方法；②合理介绍药品知识，提供药品正确的信息；③加强与临床科室的联系，及时筹划抢救危重患者的用药；④收集患者用药不良反应资料，及时上报；⑤负责输液中心的肠外营养、抗菌药及抗肿瘤药等静脉药物的配制。

（2）库房管理：负责临床科室的请领单的配发，协助各科室做好药品的管理与合理用药；为了确保患者安全、有效、经济和及时使用药物，必须严格按照相关法规操作。具体工作包括：①领药计划要尽可能全面和适量，避免药品积压或缺药；②凭“领药申请单”到药库领取药品，在填写“药品请领单”时，字迹要清晰明了；③领药时应仔细核对药库分发出的药品（材料），领取的药品及时点验，检查药品的质量和有效期，核对药品的品种、规格和数量等，如发现有问题的药品应及时联系药库予以解决，防止不合格的药品或材料进入药房；④及时将领回来的药品上架归位，同时告知相关人员；⑤临床上特殊需要、抢救和急用药品时与药库及时联系，确保患者应用；⑥麻醉药品、精神药品的领用按照有关规定进行请领和管理；⑦监督并协助各部门做好药品的管理以及药品合理使用工作。

2. 社会药房（店）的调剂工作 社会药房（店）的药品调剂工作具体为：①按"四查十对"的要求做好中西药处方的调配工作；②做好药品的补货、打价、退换货等工作；③做好药品的陈列与标价、药品的清点、药品盘点、记账、门店单据报表、下班前药品的补充、与交班时的对接以及清洁卫生等工作。

3. 药学服务有关的工作 药学服务是为了提高药物治疗的安全性、有效性和经济性，药学专业技术人员运用药学专业知识向公众（包括医护人员、患者及家属）提供直接的、与药物使用有关的服务。提供药学服务的药学专业技术人员应具备较高的交流沟通能力，具有一定的投诉应对能力和技巧，包括：①药学专业技术人员与患者之间的顺畅沟通是建立和保持好药患关系、审核药物相关问题和治疗方案、检测药物疗效以及开展患者健康教育的基础。药学服务可使患者获得用药有关指导，利于疾病的治疗，提高用药的有效性、依从性和安全性，减少药疗事故的发生；解决患者在治疗过程中的问题；增加患者对治疗的满意度；提高公众对药师的认知度。②药学专业技术人员在交流沟通时应认真聆听、注意语言表达、注意非语言的运用以及关注特殊人群。③药学专业技术人员应对所提供的药品可能具有的不良反应有比较清晰的了解和掌握，特别是对药品的严重不良反应更应熟知。为患者详细说明药品的正确使用方法和可能引起的不良反应，特别是严重不良反应，尽量避免药品的不良反应对人体造成损害。

课堂活动

1. 同学们在药品请领时，该如何填写"药品请领单"？在填写时应注意哪些问题？
2. 在日后的调剂工作中，若发现了失效药品该如何处理？

（三）药物剂型的分类

1. 按剂型形态分类 可分为固体、半固体、液体和气体剂型，具体如下：①固体剂型包括散剂、颗粒剂、丸剂、片剂和胶囊剂等；②半固体剂型包括内服的煎膏剂

（膏滋）、外用软膏剂与乳膏剂、糊剂等；③液体剂型包括汤剂、合剂（含口服液）、糖浆剂、酒剂、酊剂、露剂和注射液等；④气体剂型包括气雾剂等。药库大多数是按照此分类方法将药品进行分类贮藏的，有的医院药房或社会药房（店）按此法摆药品上架。

2. 按临床给药途径分类 ①经胃肠道给药的剂型：溶液剂、糖浆剂、乳剂、混悬剂、散剂、颗粒剂、片剂、胶囊剂和丸剂等。②经直肠给药的剂型：灌肠剂和栓剂等。③经呼吸道给药的剂型：吸入剂、气雾剂等。④经黏膜给药的剂型：滴眼剂、滴鼻剂、含漱剂、舌下片、含片、口颊片剂、栓剂和口腔膜剂等。⑤经皮肤给药的剂型：外用溶液剂、洗剂、搽剂、硬膏剂、软膏剂、糊剂、贴膏剂、涂膜剂和离子透入剂等。⑥注射给药剂型：注射剂和输液等。这种分类方法与临床用药结合较紧密，并能反映给药途径与方法对剂型制备的特殊要求，有的医院药房或社会药房（店）按此法摆药品上架。

知识链接

中药剂型的种类

传统剂型有汤剂、丸剂（蜜丸、水丸、糊丸、蜡丸、浓缩丸）、散剂、膏剂（膏滋、软膏、膏药）、丹剂、酒剂、糖浆剂、浸膏剂、锭剂、露剂、胶剂、茶剂、钉剂、棒剂、栓剂、曲剂、糊剂、糕剂、洗搽剂、油剂、线剂（药线）、条剂（药捻）、熨剂、灸剂、烟剂、药香等，现代创新制剂有片剂、颗粒剂、袋泡剂、胶囊剂、滴丸剂、合剂、酊剂、气雾剂、灌肠剂、膜剂（薄膜剂）、眼用制剂（洗眼剂、滴眼剂、眼用软膏）、鼻用制剂（滴鼻剂、喷鼻剂）、海绵剂（灭菌止血）、针剂等，共40多种，其中汤剂、丸剂、散剂、膏剂、丹剂、酒剂、颗粒剂、胶囊剂、片剂、注射剂等最为常用。

二、药品调剂技术的性质、任务和特点

（一）药品调剂技术的性质

药品调剂技术以职业需求为标准，训练学生具有从事临床药品调剂工作的技能，要求熟悉临床药品常用剂型的摆放，掌握药物在临床应用与调剂过程中的注意事项，是一门重要的专业技能课程。

（二）药品调剂技术的任务

药品调剂是药学部的重要工作之一，调剂人员直接与患者接触，实践性强，学好这门课程可以从源头上避免不合理用药现象的发生，同时也能更好地指导医护人员科学合理使用药物，可有效减少药物的不良反应，预防药源性疾病的发生，提高患者的临床治疗效果。

（三）药品调剂技术的特点

药品调剂具有随机性，药品调剂直接服务于患者，其工作量可随患者的数量、疾病种类等情况的变化而改变。药品调剂具有一定的规律性，在每个地区，不同季节疾病的发生具有一定的规律。药学专业技术人员根据所在地药房的规模大小、所处地理位置、患者的固定流量等因素，可通过调查研究，根据相关数据制订合理的工作安排。药品调剂具有紧急性和咨询服务性，药品是救死扶伤的特殊商品，在抢救危急病患者时，加强药品的有效性、安全性与合理性，必须坚持"以人为本"的原则提供相应的药学服务。咨询服务在药品调剂工作中占有越来越重要的位置。药学专业技术人员在发药时为患者做好用药指导，随时收集药物的不良反应，及时上报，为合理用药工作打下基础。

章末小结

1. 药品调剂是指配方发药，是药房药学专业技术人员按照医师处方的要求，将药物调配成供临床服用的药剂的过程。
2. 处方调配程序分为收方、划价、调配、复核和发药五个环节。
3. 药品调剂具有随机性、规律性、紧急性和咨询服务性。

思考题

1. 药品调剂的概念是什么？
2. 制定调剂室领发制度的最重要的目的是什么？
3. 药品调剂的特点是什么？

（区门秀）

第二章
药房的概述

第二章
数字内容

学习目标

- 掌握社会药房（店）和医院药房的中药斗谱排列原则及方法。
- 熟悉社会药房（店）和医院药房的基本布局及其主要设施、岗位设置等。
- 了解药房中药品调剂的有关规定。
- 培养药房工作人员严谨、认真负责的基本专业素养。

情境导入

情境描述：

药剂专业二年级学生陈程陪妈妈去某市中西医结合医院看病，看过中医，陈程拿着已缴费的处方来到中药房，交给中药房工作人员调配，在候药区等候了一段时间后，顺利取药。陈程在整个过程中认真观察医院药房的工作流程，也对药房布局准确布局的重要性有了深刻的体会。

学前导语：

该市中西医结合医院属于三级甲等医院，设置药学部（涵盖调剂、制剂、药品供应、临床药学等部门）承担药品供应、配送和调剂的业务，提供药学服务，也是医院药事管理的职能部门。

第一节　社会药房（店）

《中华人民共和国药品管理法实施条例》（简称《药品管理法实施条例》）对药品零售企业的定义是“将购进的药品直接销售给消费者的药品经营企业”。也就是指以一定地区为范围，面向广大群众，以销售非处方药和普通药品为主的零售药品商店，又称为社会药房（店），俗称药店。“大病到医院，小病到药店”已成为诸多患者的选择，社会药房（店）得到迅猛发展。

一、社会药房（店）的基本布局和设施

国家的相关法规对药房的布局和设施都提出了具体的要求，社会药房（店）的外在布局原则应与公共大环境相协调，设在方便顾客及患者购买药品的地理位置。药房内部要具备合适的操作空间，既要有足够的场地摆放设施设备、销售药品，又要有宽敞的通道便于操作和运送药品。

（一）社会药房（店）外在布局

1. 合理、合法、科学选址　一个药店的地理位置、环境、交通等直接影响着企业的社会效益和经济效益。药店经营特殊商品，选址上应该在合理合法的前提下，选择客流量大、交通便利、商圈优势明显、可满足不同消费者需求的位置，达到社会效益和经济效益皆明显的目的。避免医药门店过于集中，恶性竞争不断，给门店造成不必要的经济损失。

2. 社会药房（店）外部装潢应突出特色　店铺的外部装潢可以说是药店的“长相”，应该突出招牌、橱窗、出入口等方面的设计，注重传统与现代结合，体现企业文化与行业特点的统一。成功的外部装潢设计，可让人一眼就能看出该店提供的商品和服务的质量。顾客或路过的人会因为漂亮或特别的装饰被吸引进入，即使未进入，也会产生好的印象。顾客对药店的第一印象或许就决定了今后光顾的次数。

（二）社会药房（店）内部布局

随着现代人的文化生活水平的提高，消费者对其所在的消费环境和提供的服务也有了更高的要求。药店的竞争除了位置、商品质量、价格、服务等因素，购物环境设施也成为医药企业不可忽视的问题，药店的内在布局也显得尤其重要。

药店的店堂布局具有较强的促销与宣传功能，要求做到美观大方、使用合理、整洁明亮，通风、照明和调温等配套设施齐全，让顾客和从业人员置身于舒适优美的环

境中从而为企业获取更大的经济效益。药店内在布局原则上要求：①具备符合《药品经营质量管理规范》(Good Supply Practice，GSP）要求的营业面积。大型零售企业营业场所面积不低于100m²，中型零售企业营业场所面积不低于50m²，小型零售企业营业场所面积不低于40m²。②使用科学的手段吸引顾客进店，比如优良的品种、品牌或其他合法的荣誉牌。③营业区、服务区、办公区、生活区等区域必须分开或隔离。④可使用科学合理的方法延长顾客在店内的停留时间，并能最快找到自己需要的药品。

药店内部空间按使用对象不同可划分为药品空间、店员空间、顾客空间三部分；按其功能不同划分为营业区、服务区、办公区、生活区或其他区等。主要布局要求见表2-1。

表2-1 社会药房（店）内部布局和要求

功能区	主要组成	要求
营业区	中成药柜组、西药柜组、中药饮片柜组、医疗器械组、非药品柜、收银台等	标志醒目、实用、美观，陈列符合要求
服务区	导购台、药师服务台、存包处、顾客休息区	方便顾客、安全合理、出入通畅
办公区	经理室、会计室、质量管理办公室、采购办公室等，小型药店可不设该区	整洁、安静，信息设备完整通畅
生活区	更衣室、个人物品存放处、卫生间等	与营业区分开，安全

（三）社会药房（店）的基本设施和设备

按《药品经营质量管理规范》(GSP）的要求，社会药房（店）营业场所须具有如下设施设备，药房工作人员都要熟悉其功能，并能熟练使用。社会药房（店）主要设备有以下几种。

1. 营业设备

（1）货架和柜台。

（2）监测、调控温度的设备（如温度计、湿度计、除湿机、加湿器、空调等）。

（3）经营中药饮片的社会药房（店），有存放饮片、处方调配、临方炮制的设备（如戥秤、电子秤、冲臼、粉碎机、切片机等）。

（4）经营冷藏药品的社会药房（店），有专用冷藏设备（如冰箱、冷藏柜等）。

（5）经营第二类精神药品、毒性中药品种和罂粟壳的社会药房（店），必须有符合安全规定的专用存放设备。

（6）药品拆零销售所需的调配工具、包装用品。

（7）防火、防盗、防虫、防鼠、防霉变等设备。

（8）人性化服务设施设备（如血压计、体重秤、存包柜、椅凳等）。

2. 药品的电子监管设备　建立能够符合经营和质量管理需求的计算机系统（如电脑、监控设备、打印机、收银机等）。

3. 设置库房的社会药房（店）　应按照GSP及细则要求执行。

二、社会药房（店）的基本组织与特点

（一）社会药房（店）的组织结构

我国社会药房（店）的组织结构属于直线型组织结构类型，其机构设置如图2-1所示。

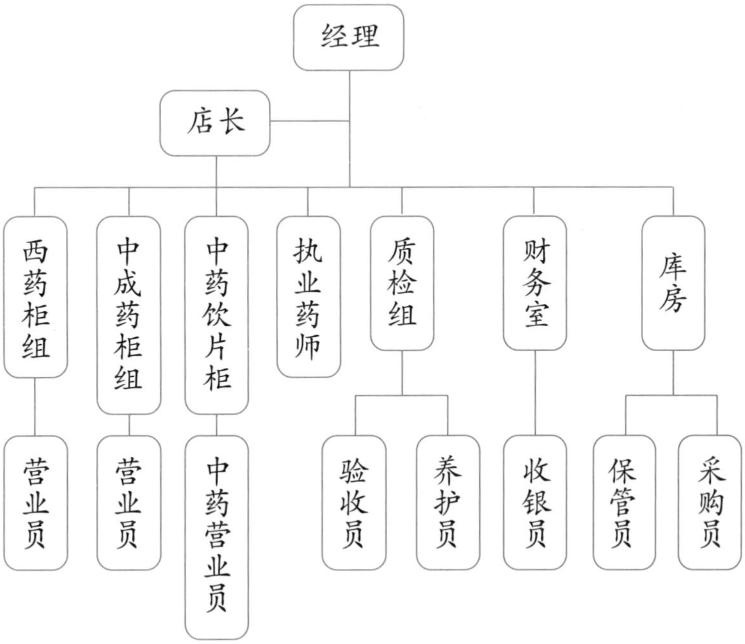

图2-1　综合型社会药房（店）组织结构设置图

（二）社会药房（店）的特点

1. 具有企业性质，要承担投资风险。

2. 数量较多、分布广。

3. 经营商品多样化　《中华人民共和国药品管理法》（简称《药品管理法》）规定，药品经营企业分专营企业和兼营企业，后者除药品外还可经营其他商品。

三、社会药房（店）的类型

社会药房（店）的分类方法多样，形成了各种类型的药店。我国的社会药房（店）有以下几种类型。

1. 按照组织形式分类　可分为单体零售药店和零售连锁药店。单体零售药店可分为普通单体零售药店和卖场式药店，零售连锁药店可分为直营店和加盟零售连锁药店。另外还有药品专柜（又称为店中店）、网上药店等形式的药店。

2. 按照销售的药品种类分类　可分为中药房和西药房。

3. 按照所有制的形式分类　可分为国有制、股份制和私有制药店。

4. 按照医保制度分类　可分为定点零售药店和非定点零售药店。

知识链接

网上药店

1. 开办网上药店的条件　《药品电子商务试点监督管理办法》规定，可以在药品电子商务网站上从事药品交易的药品经营企业须符合以下条件：①具有合法证照；②具有相应的药品配送系统；③具有与经营业务相适应的药学技术人员。药品电子商务网站负责对上述条件进行审核。此外，药品经营企业还须在网页上公布经营许可证、营业执照、咨询电子信箱、电话以及向药品监督管理部门投诉的途径。

2. 网上药店的经营范围　《药品电子商务试点监督管理办法》第十五条明确规定：在药品电子商务试点网站从事药品交易的零售企业只能在网上销售国家药品监督管理局公布的非处方药。

四、社会药房（店）的中药斗谱排列方法

中药柜即装中药饮片的斗架，又称百眼橱、中药斗，主要用于分装饮片供调剂中药处方使用，是中药调剂不可缺少的设备之一。

（一）中药柜的组成和设置

传统的中药柜规格一般高约2m，宽约1.4~1.7m，厚约0.6m。每组中药柜配备60~68个斗格呈“横七竖八”或“横八竖八”排列（图2-2）。

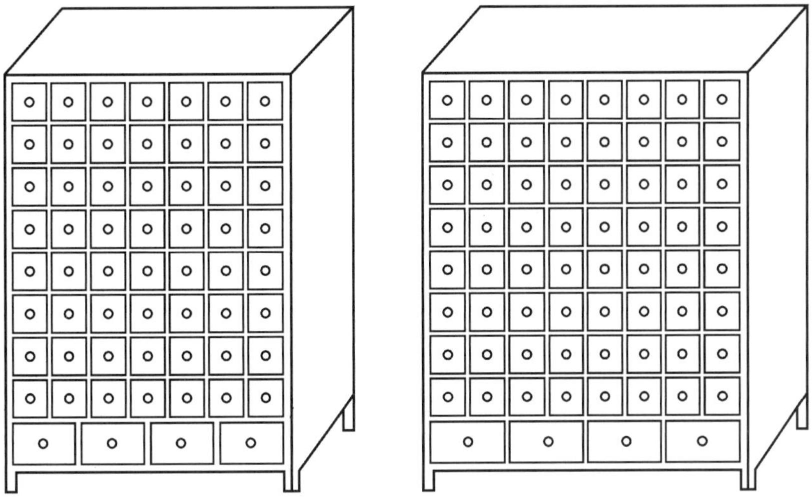

横七竖八式　　横八竖八式

图2-2　饮片斗架

每个斗格为分成2格、3格或不分格的大斗，格内分别装2种、3种或仅装1种饮片。每个斗格内的饮片都要在中药抽屉的“正脸”标示出来。按照传统的方法，一个抽屉有3个斗格时（图2-3），前斗格饮片的名称标示在上方，中斗格的标示在抽屉的右方（以斗格自身视角为准），后斗格标示在抽屉的左方。一个抽屉有2个斗格时（图2-4），前斗格标示在上方，后斗格标示在左、右双方。一个抽屉有1个斗格时，标示在中上方。

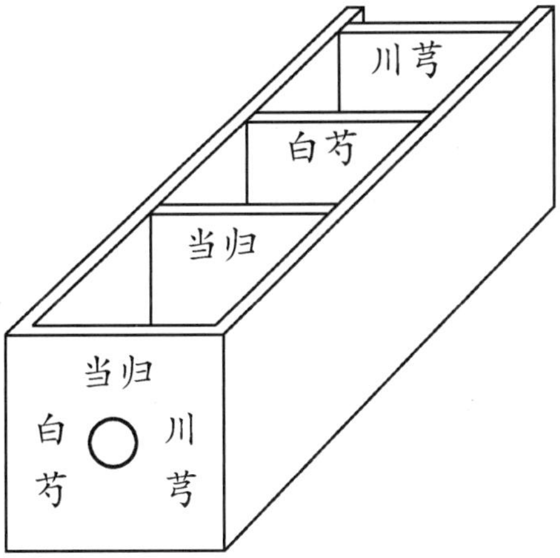

图2-3　三格斗格示意图

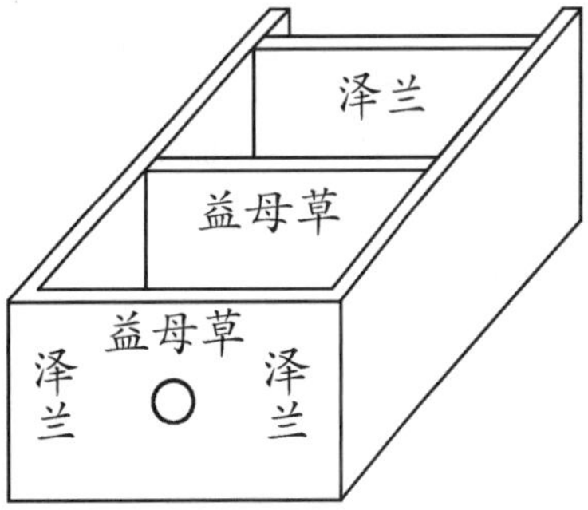

图2-4　二格斗格示意图

（二）中药斗谱的编排原则及方法

中药工作者通过实践，总结出了一套存放调剂中药饮片顺序的科学规律，即斗谱。斗谱的设置既可方便调剂操作，减轻劳动强度，易于统计盘点；又可避免差错事故，提高调剂工作效率，对确保患者用药安全发挥重要作用。

1. 斗谱编排的基本原则

（1）常用药物存放于斗架中、下层斗格内：如当归、川芎、生地黄、熟地黄、白芍；党参、黄芪、白术、苍术；金银花、连翘；黄连、黄芩、黄柏等。

（2）质地轻、用量少的饮片存放于斗架高层斗格中：如月季花、凌霄花、绿萼梅；五加皮、地骨皮等。

（3）质地重的矿石、贝壳及易污染其他药物的饮片存放于斗架较下层斗格中：如石决明、珍珠母；大黄炭、地榆炭、艾叶炭等。

（4）质地松泡且用量较大饮片宜存放于斗架底层的大药斗中：如车前草、金钱草；芦根、白茅根；竹茹、丝瓜络等。

2. 常用的中药斗谱编排方法

（1）按常用方剂编排法：将临床使用频率高的处方中药，存放在同一药斗或邻近药斗的不同格内，方便调配。如四物汤中的当归、川芎、熟地黄等。

（2）性能类似编排法：将功效性能类似的中药饮片编排于同一抽屉不同药斗中。如生地黄、玄参；金银花、连翘；桑叶、菊花等。

（3）处方药对编排法：按照常用处方中的药对编排，同放于一个抽屉不同药斗中，如苍术、白术；天冬、麦冬；青皮、陈皮；乳香、没药等。

（4）同药不同炮制品编排法：同一药物不同炮制品，常同放于一个抽屉不同药斗中，如生地黄、熟地黄；甘草、炙甘草；山楂、焦山楂等。

（5）药用部位编排法：如植物的根、茎、叶、花、果实、种子等分类装入相同斗或邻近的斗格，如桑叶、苏叶；龙骨、牡蛎；金银花、菊花等。

通常在调剂工作中可选择性地结合使用以上中药斗谱编排法中的几种，以便提高中药调剂工作效率，减少失误。

五、社会药房（店）的调剂

（一）社会药房（店）调剂的任务

社会药房（店）调剂岗位的任务是根据医师处方为顾客（患者）提供优质的药品及服务，同时按处方要求向顾客（患者）说明每种药品的用法用量、使用中需要注意的事项、可能出现的常见不良反应以及出现常见不良反应的简单处理方法。

（二）社会药房（店）调剂的特点

1. 随机性　药店调剂直接服务于顾客（患者），工作随顾客数量、气候、地理位置等情况的不同而发生变化。顾客（患者）来源的随机性导致了社会药房（店）调剂工作的随机性。

2. 规律性　每个地区、每个季节疾病的发生都具有一定的规律，因此调剂用药具有规律性。

3. 终端性　社会药房（店）是诊断后采用药物治疗的最后一个环节，具有终端的性质，其工作质量缺少外部监督机制，发现调配差错时往往对患者已造成了危害。所以社会药房（店）应有严格而完整的规章制度，严格操作规程，严防差错事故的发生。

4. 咨询服务性　药品调剂工作已逐渐从药品供应服务型向技术服务型转型，咨询服务在社会药房（店）工作中已占有越来越重要的地位。

此外，社会药房（店）的中药调剂工作不仅要对调配的药物品种和数量负责，还要对药品的真伪优劣、炮制是否得当，以及医师处方有无配伍禁忌、毒性中药剂量和煎服方法正确与否等均负有责任。故社会药房（店）的中药调剂对审方、配方工作的要求更高。

（三）社会药房（店）主要岗位的职责

1. 社会药房（店）店长的岗位职责

（1）执行国家有关法规和方针政策，落实上级主管领导和部门下达的各项质量、责任目标。协助上级领导完成质量监督、账务、核算、促销等标准化作业及日常事务管理。

（2）对药品的补货、打价、退换货、理货等流程进行管理。负责药品陈列检查、清洁卫生检查及门店单据报表等领发审核。

（3）处理协调好员工、部门之间的工作关系，调动和发挥员工的工作积极性，做好上级和部门的业务沟通。

（4）负责对营业员进行标准、流程作业，销售技巧的培训。对药店营业状况、服务质量、药店作业规范化负责。

2. 社会药房（店）营业员的岗位职责

（1）在分管经理、店长、组长的领导下，执行国家药品管理相关法规和相关规章制度，全面完成质量管理目标和经济指标。

（2）接待顾客需主动热情、仪表端庄、文明礼貌，诚实向顾客推介药品，熟悉精通业务。上岗穿工作服、戴工作帽、服务证，做到服务优良规范。

（3）认真做好中西处方调剂工作，严格执行“接方、审方、划价、收费、调配、复核、包装、发药”等系列调配工作程序及操作规程，做到“四查十对”。

（4）做好柜台药品陈列，明码标价和补货、清洁、货物清点、盘货、记账、交接等工作，保持柜（组）药品账货相符。

课堂活动

1. 分组讨论药店的中药饮片是如何存放的。
2. 调配处方时如何又快又准确地找到所需的中药饮片？

第二节　医院药房

医院药房是集管理、技术、经营、服务等于一体的综合性科室，又称为医疗机构的药剂科，医院药房是医疗机构中从事诊断、治疗疾病所用药品的供应、调剂、配制制剂，提供临床药学服务的一个部门。根据医院的规模，药剂科的名称有所更新，如称为医院药学部（科）、药局等。医院药房又分西药房和中药房，设有门诊药房和住院药房两类。

1. 门诊药房　门诊药房担负着请领、调剂发药、保管及对门诊患者进行药学咨询服务的任务。它对提高临床疗效和医院综合水平有着重要的作用。

2. 住院药房　住院药房是药房调剂的一个组成部分，承担着住院患者用药调配及管理。依据法规调配住院患者处方和临床科室紧急用药请领单，保证住院患者用药准确无误。

一、医院药房的性质与任务

（一）医院药房的性质

1. 专业技术性　药房的工作要求医院药师能分析和调配处方；能评价处方和处方中的药物；掌握配制制剂的技术且有配制医院制剂的能力；能承担药物治疗监护工作；能解答患者和医护人员关于处方中药物的各方面问题。《药品管理法》明确规定，药房必须配备依法认定资格的药学技术人员，非药学技术人员不得直接从事药剂工作。

2. 工作服务性　药剂工作包括行政职能科室性质的工作和专业技术性质工作，既要管人，又要管技术。药学服务工作是为了保证医院诊治工作的用药需要和用药安全。

3. 信息指导性　药学信息是医院药学工作中最基本、最活跃的因素，药剂人员充分运用掌握的专业知识和各种药学情报资料，向医护人员和患者提供药学情报及咨询服务，参与临床工作，提出合理用药建议，以提高医院的用药水平。

4. 综合性　医院药房既有专业技术性，同时又具有经济效益性，还具有对药品质量检查、抽查的监督性。

（二）医院药房的任务

药剂科的基本任务是根据《药品管理法》和药政法规的有关规定，监督、检查本院各科室合理使用药品，防止滥用和浪费，及时准确地为医疗、科研、教学提供各种质优的药品和制剂，为患者服务，配合医疗积极开展临床药学和科研工作，为临床当好参谋，其具体任务如下。

1. 根据本院医疗、科研和教学的需要，按照本院制定的《基本用药目录》采购药品，做好药品的保管、供应及账卡登记。

2. 及时准确地调配处方，按临床需要制备制剂及加工炮制中药材。

3. 做好用药咨询，配合临床做好合理用药、加强药物不良反应监测工作，及时向国家各级药品不良反应监测中心报告，并提出需要改进或淘汰药物品种的意见。

4. 加强药品的质量管理，建立健全药品质量监督和检验制度，对药品质量进行全面的控制，保证临床用药安全有效。

5. 结合临床需要，积极研制医院制剂。

6. 开展临床药学、用药监护工作，做好药物咨询、治疗药物监测、药效学、药代动力学研究，确保患者用药安全、有效、经济。

7. 承担医学院校学生的教学任务、在职人员培训和基层单位的专业技术指导等工作。

二、医院药房的基本布局和设施

药房应该设在方便患者和临床取药的位置，利于为患者和临床提供优质服务。

（一）医院西药房的布局

门诊药房外面应设有环境舒适的患者等候区，配备座椅等方便患者的设施及用药宣传栏。调配区与发药区分开，保持调配区安静。发药区应设置相对隔离的咨询台或药学服务处，便于与患者交流、指导用药和保护患者隐私。

住院药房应设置在病区的中心位置，方便与各病区的业务联系、药品的出入搬运以及患者取药。

1. 医院门诊西药房布局原则

（1）以患者为中心，方便患者就医。

（2）便于药品请领、调剂、发药，提高工作效率。

（3）卫生、整洁、光线充足、水电正常。

（4）与其他诊疗科室相对隔离，保证药品供应。

（5）室内布局合理、药品摆放科学。

（6）做到签方、划价、调配、发药流向一致。

2. 医院门诊药房的位置设置要求

（1）多设于门诊楼一层大厅中心走廊两侧，与各诊室相对较近（图2-5）。

（2）与收费、划价相邻，便于交费取药。

（3）发药划价窗口明亮、卫生。

（4）为急诊、传染病患者单设窗口。

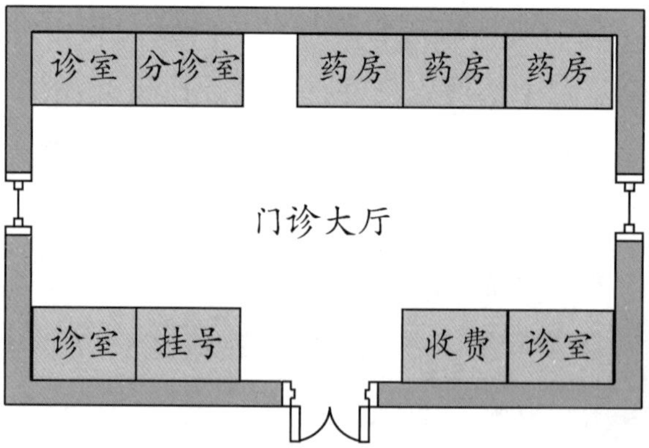

图2-5 医院西药房位置平面示意图

3. 医院住院药房的布局原则

（1）环境安静、卫生、无污染。

（2）建筑、色调、指示牌符合要求。光线充足，水电气正常，温、湿度及调剂场所面积符合要求。

（3）发药窗口设计可采用柜台式，上方安装大面积透明玻璃，利于调剂和沟通。

（4）室内调剂、分装、电脑操作紧凑合理。

（5）药品按规定合理定位，存放于药架及操作台上。

4. 医院住院药房的设置要求

（1）宜设在病区中心位置。

（2）便于医护人员取药。

（3）室内布局根据工作性质，分若干个室，连贯相连，如储藏室、分装室、取药室、核对室等。

（二）医院西药房的主要设施设备

医院西药房在整个医疗过程中，担负着救死扶伤、治病救人的重要作用，药房必须具备完善并能保证药房工作正常运作的设施设备，药学工作者对设施设备的管理、使用必须熟练掌握。医院药房的基本配置如下。

1. 通用设备　药架、配药台、特殊药品柜（保险柜）、冰箱和冷藏柜、分装药品的包装和器具、温度计、湿度计、必要的办公设施。

2. 信息系统　通信设备，至少设置一部固定电话，建议向社会公布咨询电话号码，方便患者联系。网络信息系统、专业软件和终端设备。

3. 专业设备　为患者个体化配方服务需要的临时调剂设备，如净化工作台、天平、量筒、乳钵或粉碎机、加热装置、单剂量调配设备。

4. 安全设备　灭火器、消防设施、防盗安全监视、报警系统设备等。

（三）医院中药房的布局与设施

医院中药房的主要任务是调配本院的中医处方以及为患者煎药。

课堂活动

1. 请去过中医院取中药的同学描述中药房外在布局的特殊性。
2. 在候药区是否可看到中药相关知识宣传栏?
3. 列举几种中药房特殊的设备。

1. 医院中药房的布局

（1）外在布局：中药房的位置应以“方便患者、便于管理、提高效率并与医院整体布局协调”为原则。保持与各诊室、中药贮存室、煎药室、收费室相通便于工作，窗口的设计应体现人性化、地域特点、医院个性等特点。中药房外应有环境舒适的患者候药区，有的中药房外候药区还配备座椅等方便患者，增设中药相关知识宣传栏，如利用多媒体设备将中药煎煮知识、名贵中药材辨别知识以及其他中医药相关知识的视频资料滚动播放，让患者可在候药的过程中了解常用的中医药知识。

（2）内在布局：医院中药房的面积须符合工作量的要求，符合中药处方的调配人员流动（图2-6）。

2. 医院中药房的主要设施设备　中药房的设备（器具）应当与医院的规模和业务需求相适应，主要设备如下。

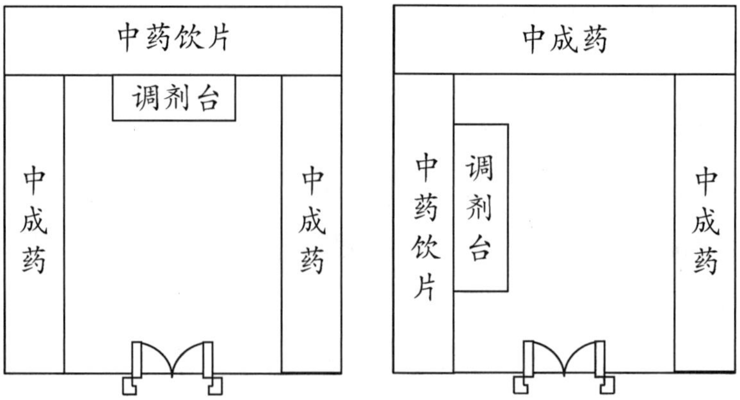

图2-6　医院中药房内在布局示意图

（1）中药存放及调剂设备：药斗（架）、药品柜、调剂台、称量用具（药戥、电子秤等）、粉碎用具（铁碾、铜缸或小型粉碎机）、切药刀、包装袋（纸）、冷藏柜或冷库、除尘设备（可根据实际情况选配）、贵重药品柜、毒麻药品柜、除湿机、通风设备等。

（2）中药煎煮设备（器具）：煎药用具（煎药机或煎药锅）、包装机（与煎药机相匹配）、饮片浸泡用具、冷藏柜、储物柜等。

（3）中药配方颗粒调配机。

（4）其他设备：通信设备、网络、计算机、打印机、办公用品等。

知识链接

中药饮片的"升级版"——配方颗粒

中药配方颗粒改变了传统中药饮片的人工称量调配模式，在医院诊疗中占据着越来越重要的地位。中药配方颗粒在药房管理中有别于传统中药饮片的管理方式。

1. 中药配方颗粒采用统一规格真空密闭的包装，其储存方式均为密封，未打开之前不受温、湿度等外在环境的影响，对药库温、湿度要求较低。中药配方颗粒体积较小，包装形状规则，利于码放，占用空间较小，对药库的面积要求较低。

2. 中药配方颗粒采用配方颗粒调配机进行调剂的方式，自动审方，调配精密度较高。

3. 中药配方颗粒调剂人员不仅需要掌握相关的中医药专业知识，还需要掌握电脑基础操作、配方颗粒调配机保养维护、调配机机械维修等非本专业的相关知识。

三、医院药房的岗位与工作规程

（一）医院药房的组织架构

医院药房应根据医院规模不同设置岗位，一般药房应设置行政管理岗位、药品调剂、制剂、采购、保管与养护、临床药学研究、药学信息收集、药物研究等岗位（图2-7）。

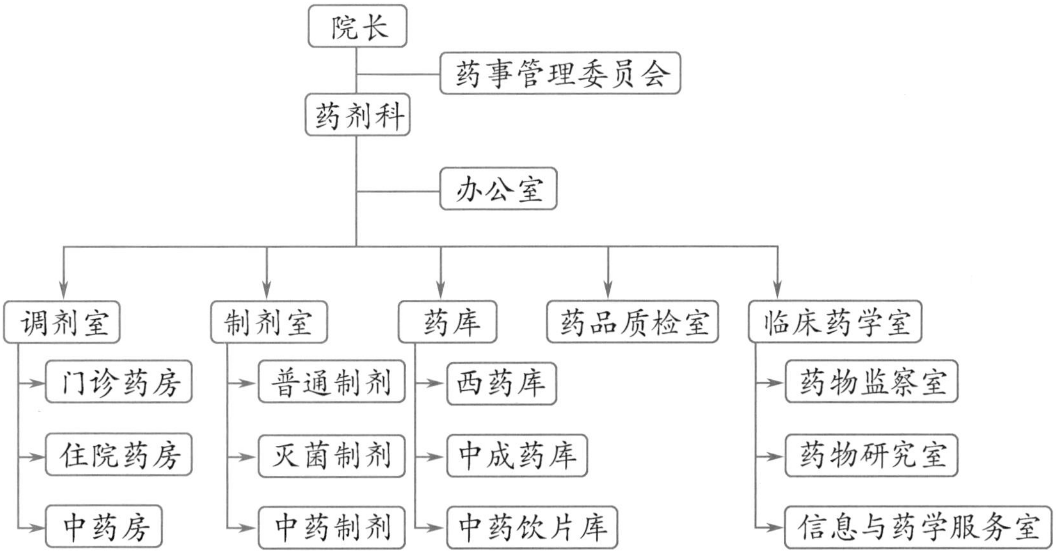

图2-7　医院药房的组织架构示意图

（二）医院药房调剂岗位的特点

1. 住院药房调剂岗位的特点　①住院药房面向的住院患者病情重、病程长、病种复杂，用药情况比较复杂。大输液、血液制品、麻醉药、贵重药、抗感染药等消耗量大，因此，加强贵重药品、特殊药品的管理尤为重要。②住院药房配备工作技术性强，要求调剂人员是专业技术理论和实践水平高、业务知识全面的药学专业技术人员。③调剂人员完成调剂工作的同时，需抽时间深入病房进行用药调查，为安全有效合理用药提供保障。

2. 门诊药房调剂岗位的特点　①门诊药房调剂工作随门诊患者的数量、病种等情况变化而变化，门诊药房调剂工作有一定的随机性。②每个地区、每个季节患者的发病率都有一定的规律，门诊调剂用药也有一定的规律性。③门诊药房在保证供应合格药品前提下，还要为患者提供用药咨询服务，咨询服务或将成为医院药学工作的主流。

课堂活动

医院药学从药品供应服务型向技术服务型转型，药学咨询服务成为医院药学的主流，这对医院药学从业人员的素质提出了什么要求？

3. 中药调剂岗位特点　一般综合性医院仅设一个中药房，中药调剂岗位担负着门诊和住院中药调剂的职责。要求中药调剂岗位工作人员不仅要对调配的中药品种和数量负责，还要对药品的真伪、炮制方法、处方配伍禁忌、毒性中药注意事项、煎服法等均负有责任，所以中药调剂岗位技术性更强。

（三）医院药房的工作规程

医院药房工作人员必须具备良好的职业素养，严格遵守科室的工作制度和各自岗位职责。

1. 药房工作人员的职业素养　药房工作人员通过窗口为患者服务，通过一次次药品的传递，给患者带来精神上的安慰和战胜疾病的信心，使患者通过窗口看到医院整体形象。下面从几个方面来讨论药房工作人员的职业素养。

（1）面对自己要求做到：①积极主动做好上班前的准备工作及下班后的整理工作；②仪容仪表端庄大方，精神饱满，举止文明；③遵纪守法，爱岗敬业，勤奋好学，业务熟练，药学工作者必须具备丰富的业务知识和熟练的职业技能，才能为临床或患者提供科学合理的用药指导。

（2）面对患者要求做到：①礼貌对待患者，耐心解释患者的问题，为患者提供专业、优质的服务；②急人所难，救死扶伤，对患者要有深切的同情心，竭尽全力为患者服务，实行革命的人道主义；③做到对患者一视同仁，尊重患者的隐私，注意保密，建立相互信任的良好医患关系。

（3）面对同行要求做到：①同行之间互助互爱，重视团队合作精神。②虚心听取同行的建议，相互合作、交流，取长补短，不断提高自身的综合素质和实际工作能力。

2. 医院药房的工作制度　为规范医院药房的管理，保证所供应的药品质量，医疗机构制定了医院药房的各项工作制度（包括调剂室工作制度、药品供应保管工作制度等），其中医院药房调剂室工作制度包括以下内容。

（1）收方后应对处方内容、患者姓名及年龄、药品名称、剂型、服用方法、禁忌等详加审查后方能调配。

（2）配方时有关处方事项，应遵照“处方制度”的规定执行。

（3）遇有药品用法用量不妥或有禁忌处方等错误时，由配方人员与处方医师联系更正后再调配。

（4）配方时应细心谨慎，严格遵守调配技术常规和药剂科规定的操作规程，称量准确，不得估计取药，调配西药方剂时禁止用手直接接触药物。

（5）散剂及胶囊的重量差异限度及检查方法按照有关规定办理。

（6）含有毒药、限剧药及麻醉药的处方调配按“毒、限剧药管理制度”及国家有关管理麻醉药的规定办理。

（7）配方时必须使用符合药用规格的原料及辅料，遇有发生变质现象或标签模糊的药品，需询问清楚或鉴定合格后方可调配。

（8）中药方剂需行先煎、后下、冲服等特殊煎法的，应按照医疗要求进行加工，以保证中药汤剂的质量。

（9）处方调配好后应经严格核对后方可发出，调剂室要有两人以上值班，处方配好应经另一人核对，由发药人核对，处方调配人及核对检查人均须在处方上共同签字。

（10）投药瓶的容量要准确，瓶及瓶塞要干净，包装要结实、清洁、美观。

（11）发出的药品，应将服用方法详细写在瓶签或药袋上。凡乳剂、混悬剂及产生沉淀的液体方剂，必须注明“服前摇匀”，外用药应注明“不可内服”等字样。

（12）发药时应耐心向患者说明服用方法及注意事项，不得随意向患者介绍药品性质及用途，避免给患者增加不必要的顾虑。

（13）急诊处方必须随到随配，其余按先后次序配发。

（14）调剂室内储药瓶补充药品时，必须细心核对，做到准确无误。

（15）调剂台及储存瓶等应保持清洁，并按固定地点放置。用具使用后立即洗刷干净，放回原处。

（16）其他人员非公事不得进入调剂室。

3. 医院药房主要岗位职责　医院药房的各个岗位有各自的职责，包括药剂科主任、副主任、主管药师、药品采购人员、药库保管员、药品调剂员等岗位职责。其中，药房药品调剂员岗位职责包括以下内容。

（1）本岗位工作应由具有一定理论知识和实际操作能力的药士以上药学专业技术人员担任。在本室负责人的领导下进行工作并接受上一级技术人员的指导。

（2）认真执行有关药事法规和门诊、急诊、住院药房的各项规章制度，严格执行麻醉药品、精神药品、医疗用毒性药品的管理制度以及处方管理制度。

（3）坚守岗位，不得擅离职守。无特殊原因不得自行换班和无故缺勤，违反者按有关规定处理。必须离开时，应经负责人批准并安排人员代班。

（4）药品调配时必须认真做到“四查十对”：查处方，对科别、姓名、年龄；查药品，对药名、剂型、规格、数量；查配伍禁忌，对药品性状、用法用量；查用药合理性，对临床诊断。对错误和不规范的处方拒绝调配并及时与处方医师联系，说明错误原因进行更改。杜绝差错事故。

（5）药品发出前应认真复核。调配人与核对人在处方上签名后方可发药。发药时应主动向患者或家属交代药品用法及注意事项、饮食禁忌等。

（6）加强与各临床科室的联系。对于新增药品和紧缺药品，应主动、及时地通知临床科室并介绍新药和代用品，为临床提供用药咨询；做好医师合理用药的参谋，注意及时纠正不合理的临床用药。

（7）工作时间应着装整洁，挂牌服务，不会客、聊天和做私事。下班前应做好药品补充和清洁卫生工作。认真做好交接班工作，对于麻醉药品、精神药品、医疗用毒性药品、贵重药品，要当面点清，填写好交班簿。

四、医院药房中药斗谱排列方法

医院药房中药斗谱排列方法同社会药房（店）的中药斗谱排列方法（详见本章第一节）。

第三节　药品调剂的有关规定

一、医院临床合理用药的管理办法

1987年世界卫生组织（World Health Organization，WHO）提出，合理用药的标准是：①处方的药物应为适宜的药物；②在适宜的时间，以公众能支付的价格保证药物供应；③正确地调配处方；④以准确的剂量，正确的用法和疗程服用药物；⑤确保药物质量安全有效。

各医院为促进临床合理用药，保障临床用药安全、有效、经济、适当，全面提高医疗质量，依据《药品管理法》《医疗机构药事管理暂行规定》《抗菌药物临床应用指导原则》《国家卫生健康委办公厅关于持续做好抗菌药物临床应用管理工作的通知》《医院处方点评管理规范（试行）》等法律法规和指南，制定本院临床合理用药的管理办法，同时须经本院药事管理委员会、院长办公会研究通过并执行。其主要包括以下内容。

1. 成立临床合理用药管理督导组和临床合理用药管理专家组，负责全院的合理用药监督管理工作，并制定其相关职责。

2. 确定合理用药检查范围与判断标准，用药完全符合安全、有效、经济的原则为合理，具体要求如下。①因病施治，对症下药，所用药物有相应适应证；②药物选择适当；③药物剂量、给药方法、时间及疗程适当；④符合《处方管理办法》规定；⑤符合抗菌药物临床应用指导原则及分级使用管理原则、麻醉药品临床应用指导原则、一类精神药品临床应用指导原则及相应管理办法。

3. 采用分级管理制度，其中药剂科负责监控全院用药情况，并定期将结果汇总上报。临床药师必须对处方用药进行适宜性和合理性审核，发现不合理用药情况告知开具处方的医师，情况严重的应拒绝调配并向医院临床合理用药管理督导组报告。

二、药品包装的管理规定

药品的包装分为内包装、外包装。内包装指直接与药品接触的包装，如安瓿、大输液瓶、胶囊与片剂的泡罩、铝箔等。内包装以外的包装为外包装，由里向外分为中包装、大包装和运输包装。我国《药品管理法》对药品包装做了专门规定。2004年颁布的《直接接触药品的包装材料和容器管理办法》有详细的规定。其主要内容如下：

1. 直接接触药品的包装材料和容器，必须符合药用要求，符合保障人体健康、安全的标准，并由药品监督管理部门在审批药品时一并审批。

药品生产企业不得使用未经批准的直接接触药品的包装材料和容器。

对不合格的直接接触药品的包装材料和容器，由药品监督管理部门责令停止使用。

2. 药品包装必须符合药品质量的要求，方便储存、运输和医疗使用。

发运中药材必须有包装。在每件包装上，必须注明品名、产地、日期、调出单位，并附有质量合格的标志。

3. 药品包装必须按照规定印有或者贴有标签并附有说明书。

标签或者说明书上必须注明药品的通用名称、成分、规格、生产企业、批准文号、产品批号、生产日期、有效期、适应证或者功能主治、用法、用量、禁忌、不良反应和注意事项等。

4. 麻醉药品、精神药品、医疗用毒性药品、放射性药品、外用药品和非处方药的标签，必须印有规定的标志。

知识链接

实施注册管理的药品包装用材料产品目录

①输液瓶（袋、膜及配件）；②安瓿；③药用（注射剂、口服或者外用剂型）瓶（管、盖）；④药用胶塞；⑤药用预灌封注射器；⑥药用滴眼（鼻、耳）剂瓶（管）；⑦药用硬片（膜）；⑧药用铝箔；⑨药用软膏管（盒）；⑩药用喷（气）雾剂泵（阀门、罐、筒）和药用干燥剂。

三、药品标签的管理规定

药品标签是指药品包装上印有或者贴有的内容，分为内标签和外标签。药品的内标签指直接接触药品的包装的标签，外标签指内标签以外的其他包装的标签。为规范药品标签的管理，根据《药品管理法》和《药品管理法实施条例》，经国家食品药品监督管理局局务会审议通过《药品说明书和标签管理规定》，于2006年3月10日公布，2006年6月1日起实施，要求在中华人民共和国境内销售的药品，其标签应当符合本规定的要求并由国家食品药品监督管理局予以核准。本规定对药品标签中的内容、文字、药品名称、注册商标、有效期的标注格式等方面均做了明确的规定。

（一）文字的管理

1. 药品说明书和标签应当使用国家语言文字工作委员会公布的规范化汉字，增加其他文字对照的，应当以汉字表述为准。

2. 药品说明书和标签的文字表述应当科学、规范、准确。非处方药说明书还应当使用容易理解的文字表述，以便患者自行判断、选择和使用。

3. 药品说明书和标签中的文字应当清晰易辨，标识应当清楚醒目，不得有印字脱落或者粘贴不牢等现象，不得以粘贴、剪切、涂改等方式进行修改或者补充。

（二）内容的管理

1. 药品的内标签应当包含药品通用名称、适应证或者功能主治、规格、用法用量、生产日期、产品批号、有效期、生产企业等内容。包装尺寸过小无法全部标明上述内容的，至少应当标注药品通用名称、规格、产品批号、有效期等内容。

2. 药品外标签应当注明药品通用名称、成分、性状、适应证或者功能主治、规格、用法用量、不良反应、禁忌证、注意事项、贮藏、生产日期、产品批号、有效期、批准文号、生产企业等内容。适应证或者功能主治、用法用量、不良反应、禁忌证、注意事项不能全部注明的，应当标出主要内容并注明“详见说明书”字样。

3. 用于运输、储藏的包装的标签，至少应当注明药品通用名称、规格、贮藏、生产日期、产品批号、有效期、批准文号、生产企业，也可以根据需要注明包装数量、运输注意事项或者其他标记等必要内容。

4. 原料药的标签应当注明药品名称、贮藏、生产日期、产品批号、有效期、执行标准、批准文号、生产企业，同时还需注明包装数量以及运输注意事项等必要内容。

5. 同一药品生产企业生产的同一药品，药品规格和包装规格均相同的，其标签的内容、格式及颜色必须一致；药品规格或者包装规格不同的，其标签应当明显区别或者规格项明显标注。

同一药品生产企业生产的同一药品，分别按处方药与非处方药管理的，两者的包装颜色应当明显区别。

（三）有效期标注方法的管理

药品有效期是指在规定储存条件下，药品能保证其质量合格的期限。药品标签中的有效期应当按照“年、月、日”的顺序标注，年份用四位数字表示，“月、日”用两位数表示。其具体标注格式为“有效期至××××年××月”或者“有效期至××××年××月××日”；也可以用数字和其他符号表示为“有效期至××××.××.”或者“有效期至××××/××/××”等。

（四）药品名称的管理

1. 药品说明书和标签中标注的药品名称必须符合国家药品监督管理局公布的药品通用名称和商品名称的命名原则，并与药品批准证明文件的相应内容一致。

2. 药品通用名称应当显著、突出，其字体、字号和颜色必须一致，并符合以下要求。

（1）对于横版标签，必须在上三分之一范围内显著位置标出；对于竖版标签，必须在右三分之一范围内显著位置标出。

（2）不得选用草书、篆书等不易识别的字体，不得使用斜体、中空、阴影等形式对字体进行修饰。

（3）字体颜色应当使用黑色或者白色，与相应的浅色或者深色背景形成强烈反差。

（4）除因包装尺寸的限制而无法同行书写的，不得分行书写。

（5）药品商品名称不得与通用名称同行书写，其字体和颜色不得比通用名称更突出和显著，其字体以单字面积计算不得大于通用名称所用字体的二分之一。

（五）注册商标的管理

注册商标是指国家工商行政管理局商标局依法定程序核准注册的商标。注册商标具有排他性、独占性、唯一性的特点，属于注册商标所有人独占，受法律保护，任何企业或个人未经注册商标所有权人许可或授权，不得自行使用，否则将承担侵权责任。

药品标签中禁止使用未经注册的商标以及其他未经国家药品监督管理局批准的药品名称。

药品标签使用注册商标的，应当印刷在药品标签的边角，含文字的，其字体以单字面积计算不得大于通用名称所用字体的四分之一。

四、药品说明书的管理

为了确保人民用药安全，一方面要保证药品质量合格，另一方面要遵守用药规范。对于一种药物的使用规范，最具法律效应的参考资料是药品说明书。药品生产企业提供上市销售的最小包装必须附有药品说明书。

药品说明书在用药过程中起重要作用：①科学严谨、实事求是地介绍药品的特性；②帮助医师和患者严格、准确地掌握药物的适应证、用药方法、不良反应、注意事项、配伍禁忌等，指导其合理、安全地使用药品；③科学、合法的药品说明书可增加患者的用药知识，提高用药的安全性；④世界各国将药品说明书置于法规的管理下，并在医疗事故的处理中，将其作为裁判的依据，保护了医师，减少了医疗纠纷。

案例分析

案例：

患者胡某因患偏头痛到医院就诊，医师开具处方让其服用某镇痛药。胡某遵医嘱服药2日后，出现全身皮肤瘙痒难忍症状。患者在服药前和服药期间多次仔细看过药品说明书，未见不良反应中有“过敏反应”内容，故继续服药，随后身体突然出现烦躁不安、面色苍白、大汗淋漓、呼吸浅快、心率加快、脉搏微弱、血压明显降低、神志障碍等症状。送往医院急诊抢救，诊断为药物引起的过敏性休克，经抢救患者脱离危险。

患者找到该药品生产厂家所在地药品监督管理局对该药进行核查，经过查询发现该药厂擅自删除了药品说明书中应写明的5项不良反应。

分析：

药品说明书应当充分包含药品不良反应信息，详细注明药品不良反应。上述厂家违反了《药品说明书和标签管理规定》。

（一）文字管理

同药品标签的文字管理方法管理。

（二）内容管理

1. 药品说明书应当包含药品安全性、有效性的重要科学数据、结论和信息，用以指导安全、合理地使用药品。药品说明书的具体格式、内容和书写要求由国家药品监督管理局制定并发布。

2. 药品说明书对疾病名称、药学专业名词、药品名称、临床检验名称和结果的表述，应当采用国家统一颁布或规范的专用词汇，度量衡单位应当符合国家标准的规定。

3. 药品说明书应当列出全部活性成分或者组方中的全部中药药味。注射剂和非处方药还应当列出所用的全部辅料名称。

药品处方中含有可能引起严重不良反应的成分或者辅料的，应当予以说明。

4. 药品说明书应当充分包含药品不良反应信息，详细注明药品不良反应。药品生产企业未根据药品上市后的安全性、有效性情况及时修改说明书或者未将药品不良反应在说明书中充分说明的，由此引起的不良后果由该生产企业承担。

（三）更改药品说明书的管理

1. 药品生产企业应当主动跟踪药品上市后的安全性、有效性情况，需要对药品说明书进行修改的，应当及时提出申请。

根据药品不良反应监测、药品再评价结果等信息，国家药品监督管理局也可以要求药品生产企业修改药品说明书。

2. 药品说明书获准修改后，药品生产企业应当将修改的内容立即通知相关药品经营企业、使用单位及其他部门，并按要求及时使用修改后的说明书和标签。

3. 药品说明书的核准日期和修改日期应当在药品说明书中醒目标示。

知识链接

《药品说明书和标签管理规定》的分析

《药品说明书和标签管理规定》(2006年版)突出了以下几个方面的管理：①督促药品生产企业收集不良反应信息。②药品说明书必须注明全部活性成分。③药品说明书或标签应加注警示语。④禁止强化药品商品名弱化通用名。⑤增加商标的使用要求。

第四节　药品调剂前的有关工作

一、药品请领

药房中药品调剂用的中西药品储存于药品的中心仓库，调剂所用的药品均应定时向药库领取。

（一）西药和中成药的领取

1. 药房应有专人定时（每周或每天一次）对药品架、橱、柜内现存的药品进行检查，根据药品的消耗情况、季节变化，登记所需补充或增领药品的品种和数量，填写“药品请领单”，提前交给药库保管员。

2. 对缺项药品，应根据药库通知及时更改品种或做其他处理。库房把将发药品备好核对后，按规定时间送至领用部门。

3. 特殊药品应单独编号列单领取，以符合特殊药品管理有关规定和要求。

（二）中药饮片的领取

为保证中药调剂工作的正常进行，通常有专门人员定时查看药斗中中药饮片的存量，以便保证供应，又避免积压。

1. 对药斗的中药饮片进行盘存和清洁药斗　查看药斗中药物的存量，以确定应该重新领取补充的中药饮片数量。盘存同时对斗内的中药饮片进行质量鉴别，及时清除变质药品和杂质。

2. 领料与复核　领料员提前将填写好的领料单交与药库保管员，并将药库发放好的药物逐项核对，复核无误后，将药物及时运送到调剂室。

3. 装斗　调剂室人员将领取的药物核实无误后，按要求加入规定的药斗中。

二、药品核对

严格执行领药复核制度，复核人员对领取的药品要按领用单所列品种、数量逐一进行核对、清点。复核完毕后，药库发药人员、药房领药人员及复核人员均应在“药品领取单”所规定项下签名，以示责任。

三、药品入库

验收人员应根据随货同行单进行药品数量清点、包装检查、标签说明书检查、注册商标检查、批准文号核实、生产批号及药品有效期检查、检验报告或合格证检查、外观性状检查等步骤进行验收，合格药品方可入库，并做好入库验收记录；对数量、质量有疑问的，拒绝收货。

四、药品摆放

药房中的药品摆放又称药品陈列，药品的摆放不仅讲究美观、整洁、科学高效，在药店的陈列展示要做到有效利用资源创造理想的销售空间，以便更好地服务于顾客，实现销售功能和效益最大化。

（一）西药和中成药的摆放基本方法

1. 西药按药理作用分类摆放　如泌尿系统用药、呼吸系统用药、抗感染药等，可以在此基础上再细分。

2. 中成药按科别或功能主治摆放

（1）按科别：儿科用药、妇科用药、五官科用药、骨伤科用药等。

（2）按功能：解表类、清热类、补虚类等。

3. 按剂型分类摆放　常采用丸剂、散剂、片剂、颗粒剂、胶囊剂、口服液、注射液等剂型分类摆放，品种数量多的应注意留有空间余地。

4. 按使用频率摆放　将“热门药品”摆放在显眼易取的位置，提高工作效率、降低劳动强度、方便消费者。

5. 其他分类摆放法　药品与非药品、内服与外用药都要实行分类摆放，并且贴上醒目的标示。

6. 按处方药与非处方药摆放　按处方药（prescription drug，RX）和非处方药（over-the-counter drug，OTC）标示来分别摆放。在分区分类后再按照前面的分类方法细分摆放。

（二）中药饮片的摆放基本方法

1. 常用普通中药饮片摆放于中药柜的格斗内，摆放方法同中药斗谱的排列方法，详见本章第一节。

2. 贵重中药材设配有防盗、防变质的专柜（如细料柜）摆放。

3. 特殊管理的药品（如毒性中药饮片）应按照国家的有关规定存放。

章末小结

1. 医院药房是医疗机构中从事诊断、治疗疾病所用药品的供应、调剂、配制制剂、提供临床药学服务、监督检查药品质量等工作的部门。
2. 药品的包装包括直接接触药品的包装材料和容器、药品的运输包装。必须严格执行国家相关法规。
3. 药品的内标签应当包含药品通用名称、适应证或者功能主治、规格、用法用量、生产日期、产品批号、有效期、生产企业等内容。
4. 药品说明书应当列出全部活性成分或者组方中的全部中药药味。药品说明书应当充分包含药品不良反应信息，详细注明药品不良反应。
5. 药品调剂前的准备工作包括请领、核对、入库、摆放。
6. 药品的摆放可以按照药理作用、科别或功能主治、剂型、使用频率摆放。

思考题

1. 社会药房（店）布局的基本原则是什么？
2. 斗谱编排的基本原则是什么？
3. 为什么说药品说明书在用药过程中起重要作用？

（周素琴）

第三章
处方的管理

第三章
数字内容

学习目标

- 掌握处方的定义、处方管理要求。
- 熟悉处方标准与调配及发药的相关要求和相关法律法规。
- 了解处方点评相关内容。
- 培养认真细心、工作严谨、实事求是、爱岗敬业的职业操守。

情境导入

情境描述：

小青是某药房的药学专业技术人员，某日，一位大叔拿处方到药店调配，处方的临床诊断为冠心病、心绞痛，处方内容如下：

Rp：肠溶阿司匹林片　0.1g×12片

Sig　0.1g　q.d.　p.o.

酒石酸美托洛尔片　50mg×6片

Sig　50mg　b.i.d.　p.o.

大叔问小青，"q.d.　p.o.""b.i.d.　p.o."分别是什么意思。小青解释，"q.d.　p.o."表示一天口服一次，"b.i.d.　p.o."表示一天口服两次。

学前导语：

处方知识是药房调剂工作的基础，是药品调剂工作中医师与药师的桥梁，读懂处方才能审方，才能按规定进行调配和发药，否则没法完成调剂工作。本章节主要介绍处方基本知识以及差错处方的防范与处理。

第一节 处方的概述

一、处方的概念与类别

（一）处方的概念

处方是药品生产企业、医院制剂室药剂制备或药房调配的一项重要书面文件。处方是指由注册的执业医师和执业助理医师（以下简称医师）在诊疗活动中为患者开具的，由取得药学专业技术职务任职资格的药学专业技术人员（以下简称药师）审核、调配、核对，并作为患者用药凭证的医疗文书。处方包括医疗机构病区用药医嘱单。

（二）处方的类别

常见的处方主要有法定处方、医师处方和协定处方，此外还有民间的验方、单方和秘方。

1. 法定处方　指《中国药典》（2020年版）、国家药品监督管理局颁布标准所收载的处方，具有法律约束力。药品生产企业、医院制剂室生产制剂必须遵照法定处方的规定。

2. 医师处方　是医师对个别患者诊断、治疗和预防疾病的书面文件。本章讲解的主要内容即医师处方。

3. 协定处方　是医院药剂科与临床医师根据日常医疗用药的需要，共同协商所制定的处方。医疗机构经相关部门批准，并取得批准文号，可以大量配制和储备，便于提高工作效率，减少患者取药等候的时间。协定处方配制的医疗机构制剂仅限于本单位使用。

知识链接

验方、单方和秘方

验方：是历代文献未收载，而在民间长期积累流行的经验处方，简单有效。

单方：是比较简单的验方，只有一两味中药。

秘方：有一定的独特疗效，秘而不宣，是世代相传，不传外的千古奇方。

二、医师处方

医师处方作为一种传递信息的特殊医疗文件，把医师对患者用药信息传递给药师，以便药师按医师的意图为患者调配药品及讲解药品的使用方法。医师处方既体现了医师的用药要求，又是药学专业技术人员调剂工作的凭证和依据。医师处方的调配、使用技能，与患者的安全用药、有效用药、经济用药、合理用药息息相关，贯穿药品调剂工作的每个环节，是药品调剂工作的重要文书。药学专业技术人员只有掌握处方管理应用的具体要求，才能完成药品调剂工作，防范差错处方，保证合理调配药品，保障患者的权益与用药安全。

（一）意义

处方具有法律性，因开具处方或调配处方所造成的医疗差错或事故，医师和药师分别承担相应法律责任。医师具有诊断权和开具处方权，但无处方调配权；药师具有审核处方权和处方调配权，但无诊断权和开具处方权。因此要求医师和药师在处方上签字，以表示负责任。

处方具有技术性，开具或调配处方者都必须由经过医药院校系统专业学习，并取得专业职业任职资格的医疗卫生技术人员承担。医师对患者做出明确的诊断后，根据医疗、预防、保健需要，按照诊疗规范、药品说明书中的药品适应证、药理作用、用法用量、禁忌、不良反应和注意事项等，在安全、有效、经济、合理的原则下开具处方，处方记载了医师用药的名称、剂型、规格、数量，是药学技术人员审方、调配、发药，指导患者合理用药的依据。

处方具有经济性，处方是药房统计医疗药品消耗及经济收入结账的凭证，是预算采购药品原始依据，是成本核算的资料；也是表明患者已交费，在治疗疾病过程中用药报销、查核（包括事故查核）的真实凭证。

（二）种类

根据《处方管理办法》，目前处方可分为普通处方（白色，标有“普通”字样）、急诊处方（淡黄色，右上角标注“急诊”）、儿科处方（淡绿色，右上角标注“儿科”）、麻醉药品和第一类精神药品处方（淡红色，右上角标注“麻、精一”）、第二类精神药品处方（白色，右上角标注“精二”）和医疗保险处方（白色，标有“医疗保险处方”字样）。

（三）处方内容

处方标准由国家卫生健康委员会统一规定，处方格式由省、自治区、直辖市卫生行政部门统一制定，由医疗机构按规定的标准和格式印制。处方内容主要由前记、正文和后记三部分组成。

1. 前记　包括医疗机构名称、费别、患者姓名、性别、年龄、门诊或住院病历号、科别或病区和床位号、临床诊断、开具日期等。可添列特殊要求的项目。

麻醉药品和第一类精神药品处方还应当包括患者身份证明编号，代办人姓名、身份证明编号。

2. 正文　以Rp或R（拉丁文Recipe“请取”的缩写）标示，分列药品名称、剂型、规格、数量、用法用量。

3. 后记　医师签名或者加盖专用签章，药品金额以及审核、调配、核对、发药的药师签名或者加盖专用签章。

三、处方的书写与监管保存

（一）处方书写的基本要求

1. 处方应该用蓝色或黑色的钢笔或圆珠笔书写，应清晰、完整地填写患者一般情况，患者年龄应填写实足年龄，新生儿、婴幼儿写日、月龄，必要时要注明体重；应当注明临床诊断，特殊情况下，如一些诊断对心理产生影响的疾病、涉及患者隐私的疾病等，可使用国际疾病编码，并与病历记载相一致。每张处方限一名患者使用。若需修改，必须在修改处签名并注明修改日期。

2. 药品名称可使用药品通用名称（监督管理部门批准并公布）、新活性化合物专利药品名称［只准首创（原研开发）企业使用专利药品名称，并应在中国申请有专利保护］、复方制剂药品名称，不能使用自行编制的药品缩写名称或者代号；书写药品名称、剂量、规格、用法、用量要准确规范，药品的用法可用规范的中文、英文、拉丁文或者缩写体书写，但不得使用“遵医嘱”“自用”等含混不清的字句。药品剂量与数量用阿拉伯数字书写（详见第四章第一节）。

3. 西药和中成药可以分别开具处方，也可以开在同一张处方中，中药饮片应当单独开具处方。开具西药、中成药处方时，每一种药品应当另起一行，每张处方不得超过5种药品；中药饮片处方一般按照“君、臣、佐、使”的顺序排列，调剂、煎煮要求注明在药品右上角或右下角，并加括号，如包煎、先煎、后下等；对饮片的产地、炮制有特殊要求的，应当在药品名称之前写明。

4. 药品用法用量应当按照药品说明书规定的常规用法用量使用，特殊情况需要超剂量使用时，应当注明原因并再次签名。

5. 开具处方后的空白处画一条斜线以示处方完毕。

6. 处方医师的签名式样和专用签章应当与院内药学部门留样备查的式样相一致，

不得任意改动，否则应当重新登记留样备案。

7. 医师利用计算机开具普通处方时，需同时打印纸质处方，其格式与手写处方一致，打印处方经签名才有效。

（二）用量

普通处方一般不得超过7日用量；急诊处方一般不得超过3日用量；对于某些慢性疾病、老年疾病或特殊情况，处方用量可适当延长，但必须由医师注明理由。麻醉药品、精神药品、医疗用毒性药品、放射性药品的处方用量应当严格执行国家有关规定。

1. 门（急）诊患者开具的麻醉药品注射剂，每张处方为一次常用量；控缓释制剂，每张处方不得超过7日常用量；其他剂型，每张处方不得超过3日常用量。

2. 第一类精神药品注射剂，每张处方为一次常用量；控缓释制剂，每张处方不得超过7日常用量；其他剂型，每张处方不得超过3日常用量。某些药物对于特殊情况有特殊要求，例如哌甲酯用于治疗儿童多动症时，每张处方不得超过30日常用量（卫办医政函〔2011〕1120号延长哌甲酯治疗儿童多动症处方限定时间的通知）。

3. 第二类精神药品一般每张处方不得超过7日常用量；对于慢性疾病或某些特殊情况的患者，处方用量可以适当延长，医师应当注明理由。

4. 为门（急）诊癌症疼痛患者和中、重度慢性疼痛患者开具的麻醉药品、第一类精神药品注射剂，每张处方不得超过3日常用量；缓控释制剂，每张处方不得超过15日常用量；其他剂型，每张处方不得超过7日常用量。

5. 为住院患者开具的麻醉药品和第一类精神药品处方应当逐日开具，每张处方为1日常用量。对于需要特别加强管制的麻醉药品，如盐酸二氢埃托啡处方为一次常用量，仅限于二级以上医院内使用；盐酸哌替啶处方为一次常用量，仅限于医疗机构内使用。

处方中常见的外文缩写及其含义见表3-1。

（三）处方有效期

处方开具当日有效。特殊情况下需延长有效期的，由开具处方的医师注明有效期限，但有效期最长不得超过3日。

（四）药品调剂的规则

药学专业技术人员应当对处方用药适宜性进行审核。包括下列内容：①对规定必须做皮肤试验（简称皮试）的药物，处方医师是否注明过敏试验及结果的判定；②处方用药与临床诊断的相符性；③剂量、用法的正确性；④剂型与给药途径的合理性；⑤隐藏性重复给药情况；⑥是否有潜在临床意义的药物相互作用和配伍禁忌。

表 3-1 处方中常见的外文缩写及其含义

缩写	中文含义	缩写	中文含义
q.d.	每日1次	Rp.	取
b.i.d.	每日2次	Sig；S	标记（用法）
t.i.d.	每日3次	aa	各
q.i.d.	每日4次	Co.	复方的
q.2d.	每2日1次	Ad.	加至
q.o.d.	隔日1次	q.s.	适量
q.h.	每小时1次	a.m.	上午
q.6h.	每6小时1次	p.m.	下午
q.w.	每周1次	U	单位
q.2w.	每2周1次	IU	国际单位
q.m.	每晨	Tab.	片剂
q.n.	每晚	Cap.	胶囊剂
h.s.	睡前	Pil.	丸剂
a.c.	饭前	Inj.	注射剂
p.c.	饭后	Amp.	安瓿剂
p.r.n.	必要时（可重复数次；长期医嘱）	Sol.	溶液剂
s.o.s	需要时（限用一次；短期医嘱）	Syr.	糖浆剂
Cito！	急！急速地！	Mist.	合剂
Star！；St！	立即	Tinct.	酊剂
Lent！	慢慢地！	Inhal.	吸入剂
p.o.	口服	Ung.	软膏剂
i.d.	皮内注射	Ocul.	眼膏剂
i.h.	皮下注射	Gtt.	滴眼剂
i.m.	肌内注射	Aur.	滴耳剂
i.v.	静脉注射	Nar.	滴鼻剂
i.v.drip；i.v.gtt.	静脉滴注	Supp.	栓剂
us.int.	内服	us.ext.	外用

药学专业技术人员经处方审核后，认为存在用药安全问题时，应告知处方医师，请其确认或重新开具处方，并记录在“处方调剂问题专用记录表”上，经办药学专业技术人员应当签名，同时注明时间。药学专业技术人员发现药品滥用或用药失误，应拒绝调剂，并及时告知处方医师，但不得擅自更改或者配发代用药品。对于发生严重药品滥用和用药失误的处方，药学专业技术人员应按有关规定报告。药学专业技术人员调剂处方时必须做到“四查十对”：查处方，对科别、姓名、年龄；查药品，对药名、剂型、规格、数量；查配伍禁忌，对药品性状、用法用量；查用药合理性，对临床诊断。发出药品时应按药品说明书或处方医嘱，向患者或其家属进行相应的用药交代与指导，包括每种药品的用法、用量、注意事项等。药学专业技术人员在完成处方调剂后，应当在处方上签名。药学专业技术人员对于不规范处方或不能判定其合法性的处方，不得调剂。

（五）处方的监管保存

处方由调剂、出售处方药品的医疗、预防、保健机构或药品零售企业妥善保存。普通处方、急诊处方、儿科处方保存1年，医疗用毒性药品、第二类精神药品及戒毒药品处方保留2年，麻醉药品处方和第一类精神药品保留3年。处方保存期满后，经医疗、预防、保健机构或药品零售企业主管领导批准、登记备案后方可销毁。

第二节　差错处方的防范与处理

一、处方差错的原因

处方差错的原因首先是医药人员缺乏工作严谨性，对于一些易发生混淆、易忽视的情况未加注意，或是图省事而未尽到告知义务，甚至发生工作差错。

（一）发药不仔细

药名接近、药品包装相似易造成差错。如将丽珠得乐误发为丽珠肠乐或丽珠奇乐。丽珠得乐又名枸橼酸铋钾胶囊，为黏膜保护剂，用于胃溃疡、十二指肠溃疡及红斑渗出性胃炎及糜烂性胃炎。丽珠肠乐又名口服双歧杆菌活菌制剂，为止泻药，用于肠道菌群失调引起的急慢性腹泻便秘等。丽珠奇乐是阿奇霉素分散片，属于抗菌药，可用于敏感细菌引起的中耳炎、咽炎、肺炎等。

（二）审方疏忽

药师审方过程中没注意规定必须做皮试的药品、处方医师是否注明过敏试验与试验结果、处方用药与临床诊断是否相符，例如患者干咳，并无感染诊断，却开具抗生素阿奇霉素片；没仔细审核药物剂量与用法的正确性以及药物选用剂型与给药途径的合理性，例如硫酸镁注射剂用于抗癫痫，口服用于利胆、导泻；没留意隐藏的重复给药现象，例如维C银翘片含有氯苯那敏，处方同时又开出氯苯那敏；没注意有潜在临床意义的药物相互作用和配伍禁忌，例如呋塞米与万古霉素合用，可增加耳毒性。

（三）药学服务不到位

药学专业技术人在调配药品时注意力不集中，没交代清楚药物用法、用量、注意事项，甚至在药袋书写或粘贴标签时产生差错。

（四）专业水平不足

药品调剂从业人员未经严格系统的专业训练和教育，专业技术水平较低，业务不熟而造成差错。

（五）医疗机构管理制度不完善

医疗机构对处方书写和调剂重视不够，缺乏有效的管理制度，工作人员态度松散，处方辨认不清，药品放置混乱也可造成差错。

（六）工作环境恶劣

医院是一个人员多而杂的公众场所，当患者、家属较多时，噪声较大，影响医师使其分神，写错方而造成差错。

二、差错处方的防范措施

加强思想教育，强化医药专业技术人员的职业道德和工作责任，牢记“安全第一”“以人为本”的理念，真心为患者提供优质服务。提高医药专业技术人员的专业水平，药学专业技术人员应熟悉每一种药，耐心指导患者用药，只有具有高素质高专业水平，才能在忙碌的工作中，在较短的时间内发现处方中的问题，减少差错。

（一）建立处方点评制度

1. 处方点评的概念　处方点评是根据相关法规、技术规范，对处方书写的规范性及药物临床使用的适应性、用药适应证、药物选择、给药途径、用法用量、药物相互作用、配伍禁忌等进行评价。发现存在或潜在的问题，制订并实施干预和改进措施。促进临床药物合理应用的过程。处方点评是医疗机构持续医疗质量改进和药品临床应用管理的重要组成部分，是提高临床药物治疗学水平的重要手段。

2. 处方点评的组织管理 医疗机构处方点评工作在医疗机构药事管理与药物治疗学委员会（组）和医疗质量管理委员会领导下，由医疗管理部门和药学部门共同组织实施。

3. 处方点评的实施 为规范医院处方管理，提高处方质量，促进合理用药，保障医疗安全，可根据《处方管理办法》、《医院处方点评管理规范（试行）》等相关法律、法规、规章及结合各医院的实际情况，制定处方点评制度。主要是针对处方书写的规范性及药物临床使用的适宜性（用药适应证、药物选择、给药途径、用法用量、药物相互作用、配伍禁忌等）进行评价，促进临床药物合理应用的过程。

医疗管理部门和药学部门依据《处方管理办法》、《抗菌药物临床应用指导原则》、药品说明书等，按处方点评要求的内容，对抽查出的明显的“问题处方”（包括住院医嘱）进行点评，发现不合理用药处方（医嘱），提出合理化建议。同时处方点评小组应当按照医院确定的处方抽样方法随机抽取处方，并按照“处方点评个案分析表”（表3-2）对各科室处方进行点评。

表3-2 处方点评个案分析表

处方点评人：__________ 专业：__________ 处方点评日期：__________

<table>
<tr><td colspan="4">处方编号/住院号：</td><td colspan="2">就诊日期：</td></tr>
<tr><td colspan="2">科室：</td><td colspan="2">处方医师姓名：</td><td colspan="2">处方医师职称：</td></tr>
<tr><td rowspan="2">患者基本情况</td><td colspan="2">性别：</td><td>年龄：</td><td colspan="2">诊断：</td></tr>
<tr><td colspan="3">既往药物过敏史：</td><td colspan="2">是否特殊人群：</td></tr>
<tr><td rowspan="6">患者用药情况</td><td></td><td>药品名称</td><td>剂型及用法</td><td>用药起止时间</td><td>用药指征</td></tr>
<tr><td rowspan="5">使用药品</td><td></td><td></td><td></td><td></td></tr>
<tr><td></td><td></td><td></td><td></td></tr>
<tr><td></td><td></td><td></td><td></td></tr>
<tr><td></td><td></td><td></td><td></td></tr>
<tr><td></td><td></td><td></td><td></td></tr>
<tr><td rowspan="2">处方缺陷类型</td><td colspan="5">1. 未按《处方管理办法》规定的普通、急诊、儿科、麻醉精神药品等处方样式开具处方</td></tr>
<tr><td colspan="5">2. 处方前记中的一般项目未按要求填写完整，如缺性别、年龄等。麻醉药品、第一类精神药品处方缺身份证明编号、代办人姓名或代办人身份证明编号</td></tr>
</table>

续表

处方缺陷类型	3. 新生儿、婴幼儿未写日、月龄，必要时未注明体重
	4. 未注明临床诊断或临床诊断不规范、不具体，特殊情况除外
	5. 药品名称未使用规范中文名称或英文名称
	6. 未书写药品剂型、规格，或药品剂型、规格未按最基本剂量单位书写，如片剂、丸剂、胶囊剂、颗粒剂未以片、丸、粒、袋为单位等
	7. 药品数量未用阿拉伯数字书写，剂量未用法定剂量单位
	8. 一般处方超过7日用量，或急诊处方超过3日用量，且医师未注明理由
	9. 一张处方超过5种药品
	10. 药品用法用量未按照药品说明书规定的常规用法用量使用；特殊情况需要超剂量使用时，没注明原因或没再次签名
	11. 开具处方后的空白处未画一条斜线以示处方完毕
	12. 用法、用量未准确规范地书写，如使用“遵医嘱”“自用”“外用”和“按说明书用”等模糊不清的字句
	13. 需进行皮试的药品，处方上无皮试标识及注明皮试结果
	14. 医师未签全名，执业助理医师开具的处方无执业医师签名。处方调配无药士（师）签名或加盖专用签章，处方审核、核对、发药无药师签名或加盖专用签章
	15. 书写字迹难以辨认，或修改处方缺签名及注明修改日期；其他项目书写有缺项
	16. 临床诊断与选药不相符；药品有明显禁忌证而开具
	17. 未按《抗菌药物临床应用指导原则》要求开具抗菌药物
	18. 药品间有配伍禁忌和相互作用
	19. 注射剂（含粉针剂）溶媒选择不当
	20. 药品的用法和用量中有剂量不正确、用药次数不合理或用药途径不适宜
	21. 其他情况
存在的问题	

（1）处方抽样：门急诊处方的抽样率不应少于总处方量的千分之一，且每月点评处方绝对数不应少于100张；病房（区）医嘱单的抽样率（按出院病历数计）不应少于百分之一，且每月点评出院病历绝对数不应少于30份。

（2）处方点评记录：门急诊处方按照国家卫生健康委员会统一制定的处方点评工作表，记录点评内容。病房区用药医嘱的点评应当以患者住院病历为依据。实施综合点评，点评表格由医院根据本院实际情况自行制定。

（3）点评规则：处方点评结果分为合理处方和不合理处方，不合理处方包括不规范处方用药、不适宜处方及超常处方。

不规范处方主要是违反处方权限、处方书写和处方限量的处方。

不适宜处方是指用药不适宜处方的，用药适宜性审核包括：①处方用药与病症诊断的相符性，无适应证用药，无正当理由超说明书用药，无不合理联合用药，无过度治疗用药；②剂量、用法和疗程的正确性；③选用剂型与给药途径的合理性，能口服（有效）不肌内注射，能肌内注射（有效）不输液；④无重复用药现象；⑤对规定必须做皮试的药品，处方注明过敏试验及结果判定；⑥无潜在临床意义的药物相互作用和配伍禁忌；⑦特殊人群如儿童、老年人、孕妇及哺乳期妇女、器官功能不全患者无用药禁忌。

超常处方是指无适应证用药、无正当理由开具高价药、无正当理由超说明书用药、无正当理由为同一患者同时开具两种以上药理作用相同药物的。

（4）处罚措施：对不按规定开具处方、不按规定使用药品，造成严重后果的或开具处方牟取私利的，应当按照相关法律、法规、规章给予相应处罚。药师未按规定审核处方、调剂药品、进行用药交代或未对不合理处方进行有效干预的，对患者造成严重损害的，应当依法给予相应处罚。

知识链接

中成药中含有化学药成分

我国批准注册的中成药中有部分是中西药复方制剂，医师、药师及患者都必须清楚这类制剂，不能仅作为一般的中成药使用。伴随着中药化学药联合应用和复方制剂的出现，合并使用两种或多种药物的现象增多，若不注意其处方成分，可导致重复用药。因此，在应用中成药前，一定要先认清成分，避免滥用或与化学药累加应用，以防药物过量。中成药中含有化学药成分的品种很多，如在《国家基本药物目录》中列选的鼻炎康片含有马来酸氯苯那敏，消渴丸中含有格列本脲，妇科十味片中含有碳酸钙，维C银翘片中含有对乙酰氨基酚。

4. 不合理用药的后果　不合理用药必然导致不良的后果，这些不良后果有些是简单的，程度轻的；有些是复杂的，后果是严重的。归纳起来，不合理用药导致的后果主要有以下几个方面。

（1）延误疾病治疗：不合理用药直接影响到药物治疗的有效性，轻者降低疗效。治疗失败或得不到治疗，重者可能危及生命。

（2）浪费医药资源：不合理用药可造成药品乃至医疗卫生资源物资、资金和人力的浪费。

（3）损伤患者健康：不合理用药引发药物的不良反应，甚至药源性疾病。药物不良反应和药源性疾病的病原都是药物，差别在于对患者损害的程度。药物不良反应是指合格药品在正常用法用量下出现的与用药目的无关的或意外的有害反应。药源性疾病是指人类在治疗用药或诊断用药过程中，因药物或者药物相互作用所引起的与治疗目的无关的不良反应。致使机体某一个或几个器官，某一或几个局部组织产生功能性或器质性损害而出现的临床症状。

（4）酿成医疗事故：当用药不当给患者带来重度痛苦或不可逆的身体损害称为医疗事故，如致残、致死。药疗事故通常分为三个等级，因用药造成严重不良反应，给患者增加重度痛苦者为三等医疗事故；因用药造成患者残废者为二等药疗事故；因用药造成患者死亡者为一等医疗事故。

知识链接

《中华人民共和国药品管理法》（2019年修订）节选

第五章　药品经营

第五十八条　药品经营企业零售药品应当准确无误，并正确说明用法、用量和注意事项；调配处方应当经过核对，对处方所列药品不得擅自更改或者代用。对有配伍禁忌或者超剂量的处方，应当拒绝调配；必要时，经处方医师更正或者重新签字，方可调配。

药品经营企业销售中药材，应当标明产地。

依法经过资格认定的药师或者其他药学技术人员负责本企业的药品管理、处方审核和调配、合理用药指导等工作。

第六章　医疗机构药事管理

第六十九条　医疗机构应当配备依法经过资格认定的药师或者其他药学技术人员，负责本单位的药品管理、处方审核和调配、合理用药指导等工作。非药学技术人员不得直接从事药剂技术工作。

第七十三条　依法经过资格认定的药师或者其他药学技术人员调配处方，应当进行核对，对处方所列药品不得擅自更改或者代用。对有配伍禁忌或者超剂量的处方，应当拒绝调配；必要时，经处方医师更正或者重新签字，方可调配。

（二）建立处方动态监测制度

为加强医院的药品临床使用管理，建立规范临床用药机制，提高临床合理用药水平，节约药品资源，可根据《处方管理办法》《抗菌药物临床应用管理办法》制定医院临床用药动态监控制度。

1. 统计每月（季度）药品使用情况　医院药学部门应每月（季度）对药品使用情况进行统计，并公示以下内容：①公示各临床科室药品使用比例、新农合药品使用比例、国家基本药物使用比例等情况；②公示医院药品使用排位情况表；③公示住院部用药与门诊药品使用排位情况表；④公示抗菌药物临床使用排位情况表；⑤公示医院、科室和医师抗菌药物使用量、使用率和使用强度等情况；⑥公示使用金额排序药品及相对应药品用量排序医师情况；⑦公示医院临床使用药品波动幅度过大的品种。

2. 对超常药品使用的管理　①限购、限用或暂停使用临床用量连续增长幅度过大的药品，对频繁超适应证、超剂量使用的抗菌药物；②处方监控，以抽查的方式，对高额“大处方”、无适应证用药、无正当理由开具高价药的、无正当理由超说明书用药的、无正当理由为同一患者开具2种以上药理机制相同药物的、普通门诊处方用量超过7日、急诊处方用量超过3日和慢性疾病处方超过一个月用量的处方进行调查统计分析并公开点评。

3. 对不合格处方、不合理用药的干预　在确保患者的用药安全与及时用药的原则下，制定不合格处方、不合理用药的干预制度：①门诊不合格处方的一般处理是通过“四查十对”，发现明显用药错误、配伍禁忌的不予调剂，原处方退回，处方医师更改后调剂。若属于书写规范不合格的情况，在不影响患者用药的情况下，调剂发药。而后通知门诊部，由处方医师在调剂室更改。②住院患者不合理用药医嘱的处理是当检查出不合理用药医嘱单时，应通知医嘱处方医师，临床药学查房发现的问题及时与医嘱医师沟通、修改。

（三）制定合理的药房管理制度

1. 药品合理上架　药品摆放要整洁合理，井井有条，不把药品外包装相似的药品摆放在一路，实施分类摆放，对于药名接近、药品包装相似、有特殊用法用量的药品应放置“温馨提醒”等字样的指示牌，避免药剂人员因外观相似而疏忽大意，造成差错。定时盘点药品。药学技术人员必须做到：①领药计划要尽可能全面和适量，避免药品积压或缺药；②凭“领药申请单”到药库领取药品，在填写“药品请领单”时，字迹要清晰明了；③领药时应仔细核对药库发出的药品（材料），领取的药品及时点验，检查质量和有效期，核实品种、规格、数量等，如发现有问题药品及时联系药库予以解决，防止不合格的药品或材料进入药房；④及时将领回来的药品上架归位，同时告知相关人员；⑤临床上特殊需要、抢救、急用药品时，应与药库及时联系，确保患者用药；⑥麻醉药品、精神药品的领用按照有关规定进行请领和管理。

2. 药师正确调剂　药师审方、调配、复核、发药，主要工作内容有：①调配前必须根据医师处方，进行审核处方，坚持“四查十对”。有疑问时不要凭空猜测，可咨询上级药师或电话联系处方医师，确保处方无误。②调配时必须配齐一张处方的药品后再取下一张处方，以免发生混淆。③贴服药标签时，将服用方法、使用剂量详细写在瓶签或药袋上，再次与处方逐一核对，若发现调配错误，应将药品退回配方人，并提醒配方人注意。④发药前应确认患者的身份，以确保药品发给相应的患者，同时按处方要求耐心向患者或患者家属说明每一种药品的服用方法、服用剂量、服药时的注意事项和可能出现的不良反应，以及当出现不良反应时简单的应对处理方法。对理解服药标签有困难的患者或老年人，需耐心仔细地说明用法并辅以服药标签。⑤在咨询服务中确认患者或家属已了解用药方法。

案例分析

案例：

小兰是某药店的店长，某天顾客特别多，突然有一个顾客手拿本店的票据和曲安奈德益康唑乳膏，气冲冲地说要找店长，要投诉药店工作人员没专业水平，处方是联苄唑凝胶却给了曲安奈德益康唑乳膏，怎能拿患者的生命当儿戏……经了解原来是联苄唑凝胶与曲安奈德益康唑乳膏的外包装太相似，且放在同一药品架上，由于顾客多，药师发错药了。后来小兰根据相关的规定合理解决了此差错事故。

分析：

处方中“联苄唑凝胶”调配时错配成“曲安奈德益康唑乳膏”差错的原因是：

1. 药品包装相似容易混淆，上架不合理。

2. 工作环境嘈杂，影响药学专业技术人员调剂。

3. 药学专业技术人员工作缺乏严谨性，没按照审方、调配、发药、复核程序操作。

三、差错处方的处理方法

所有调配差错一旦发现必须及时向部门负责人报告，进行登记，明确责任，并由部门负责人向药房主任报告，及时与患者的家属联系更正错误，并致歉（如发生严重的不良反应或事故，应及时通报医院主管领导并采取相应措施）。部门负责人应调查差错产生的经过、原因、责任人，分析出现差错危害的程度和处理结果。差错的处理应遵循下列步骤：①建立本单位的差错处理预案。②当患者或护士反映药品差错时，必须立即核对相关的处方和药品；如果是发错了药品或错发给患者，应立即按照本单位的差错处理预案迅速处理并上报部门负责人。③根据差错后果的严重程度，分别采取救助措施，如请相关医师帮助救治，到病房或患者家中更换、致歉、随访，取得谅解。④认真总结经验，对引起差错的环节进行改进，制订防止再次发生的措施。

学以致用

工作场景：

在医院药房上班的小云早上接收了一位大叔的处方，小云看到处方单上面的日期是四天前的，就告诉大叔说这张处方单已经过期无效，得让医师重新开一张。大叔表示不满，但还是让医师重新开了一张处方单，并向医师抱怨小云拒绝调配的事。医师告诉大叔："幸亏药房没有调配，要不您这病就得加重了。因为之前得的是风热咳嗽，现在已经转为风寒咳嗽了。我给您开的新药方与旧药方的药性正好是相反的。"

知识运用：

1. 处方的有效期为当天有效，如有特殊原因可由医师注明延长至3日有效。
2. 因为病情会随着时间改变，处方也应针对病情而有所改变。
3. 工作中应养成严谨的工作态度，按照审方、调配、发药、复核程序操作。

章末小结

1. 处方是指由医师在诊疗活动中为某一特定患者预防、治疗或其他需要而开具的用药指令，由药师调配，并作为患者用药凭证的医疗文书，具有法律、技术和经济上的意义。
2. 处方类别包括普通处方、急诊处方、儿科处方、麻醉药品和第一类精神药品处方、第二类精神药品处方和医疗保险处方。

3. 处方格式由前记、正文、后记三部分组成。
4. 处方开具当日有效，有效期最长不超过3日。
5. 普通处方、急诊处方、儿科处方保存1年，医疗用毒性药品、第二类精神药品及戒毒药品处方保留2年，麻醉药品处方和第一类精神药品保留3年。
6. 差错处方的防范措施有：①建立处方点评制度；②建立处方动态监测制度；③制定合理的药房管理制度。

思考题

1. 简述什么是“四查十对”。
2. 处方的组成有哪些？对处方的审核应注意哪些内容？
3. 各类处方应如何保管？

（区门秀）

第四章

药品剂量与用法

第四章
数字内容

学习目标

- 掌握有关药品的用量、计算，汤剂的用药方法。
- 熟悉药品的给药途径，中药用量、化学药品、中成药的使用方法。
- 培养社会责任担当、专业文化自信、诚信仁爱之心；树立服务患者的意识。

情境导入

情境描述：

小陈是在零售药店工作不久的药剂专业毕业学生，他在工作中经常遇到不少老年患者咨询“抗高血压药该怎么吃啊？”“我的降血脂药早上吃还是晚上吃好？”“我的降血糖药是饭前吃还是饭后吃？”……小陈根据学校所学的有关知识都会做出耐心的解答。其实，这些有关药物的使用方法都是非常有学问的，同时对药物的治疗效果影响非常大。

学前导语：

正确的药物使用剂量与方法，对药物能否达到预期的治疗效果、能否尽量降低药物的不良反应，以及能否提高患者的依从性都有至关重要的作用。本章着重介绍有关药品使用剂量与方法等基本知识，如何合理正确地使用药物。

第一节　使用剂量

一、药品和用法用量的管理规定

我国《药品管理法》对药品的定义描述为：药品是指用于预防、治疗、诊断人的疾病，有目的地调节人的生理机能并规定有适应证或者功能主治、用法和用量的物质，包括中药材、中药饮片、中成药、化学原料药及其制剂、抗生素、生化药品、放射性药品、血清、疫苗、血液制品和诊断药品等。其中规定了药品的种类，并明确了药品必须规定有严格的用法和用量。

《处方管理办法》中的第七条对处方中药品的剂量、规格、用法、用量做出了详细的规定，规定药品剂量与数量用阿拉伯数字书写。剂量应当使用法定剂量单位：重量以克（g）、毫克（mg）、微克（μg）、纳克（ng）为单位；容量以升（L）、毫升（ml）为单位；效价以国际单位（IU）、单位（U）为单位。

另外，片剂、丸剂、胶囊剂、颗粒剂、栓剂分别以片、丸、粒、袋（指最小包装单位）、枚为单位；溶液剂以支、瓶为单位；软膏及霜剂以支、盒为单位；注射剂以支、瓶为单位，应注明含量；饮片以剂或付为单位。药品用法用量应当按照药品说明书规定的常规用法用量使用，特殊情况需要超剂量使用时，应当注明原因并再次签名。

国家在很多管理条例如《新型抗肿瘤药物临床应用指导原则（2021年版）》《抗菌药物临床应用管理办法》《医院处方点评管理规范（试行）》《麻醉药品和精神药品管理条例》和《医疗用毒性药品管理办法》中，都对有关药品的使用剂量、使用方法进行了强调。1987年世界卫生组织（WHO）提出的合理用药标准第四条也明确提出：以准确的剂量，正确的用法和用药时间使用药物。以上充分看出药物正确的使用剂量与使用方法，对药物能否充分发挥临床治疗效果是至关重要的。

知识链接

WHO提出的合理用药五个标准

1987年WHO提出的合理用药标准有五条：①开具处方的药物应适宜；②在适宜的时间，以公众能支付的价格保证药物供应；③正确地调剂处方；④以准确的剂量，正确的用法和用药时间服用药物；⑤确保药物质量安全有效。

二、西药及中成药的用量

一般是指药品在临床应用时的使用剂量。在药理学理论中，针对剂量的概念有不同的描述，如最小有效量、治疗量、极量、中毒量等。最小有效量（也称阈剂量或阈浓度）是出现疗效所需的最小剂量。极量是引起最大效应而不发生中毒的剂量，即安全用药的极限量。治疗量即指药物的常用量，是临床常用的有效剂量范围，一般为介于最小有效量和极量之间的剂量，一般情况下治疗量不应超过极量。最小中毒量是超过极量，并能产生中毒症状，引起轻度中毒的剂量。

一般药品（包括中成药、化学药制剂、抗生素、生化药品等）在说明书中都明确规定有使用剂量，所标剂量是按照国家研发规定严格制定的，有科学可信的试验数据支撑，无论医师临床用药或患者自行购买使用，都应按照说明书的规定剂量用药。然而由于病情轻重、病势缓急、病程长短、患者体质强弱等因素，在用药时也要因病、因药、因人、因时而异，合理确定药品的使用剂量，才能取得良好的治疗效果，达到安全有效的用药目的。

中成药大多数由原生中药材饮片制成，毒性低，安全系数大，但临床报道由于医师用量过大或长期连续用药而引起中成药中毒的病例屡见不鲜。因此，临床医师必须结合患者的个体特点，确定最佳用量，防止用量过小，药力不足或用量过大出现毒副作用的现象。

另外，抗菌药物是临床最广泛应用的药物之一，为保障患者用药安全及减少细菌耐药性，国家相关部门制定了《抗菌药物临床应用指导原则》，对抗菌药物给药剂量做了指导性建议，主要包括：须按各种抗菌药物的治疗剂量范围给药，治疗重症感染（如败血症、感染性心内膜炎等）和抗菌药物不易达到的部位的感染（如中枢神经系统感染等），抗菌药物剂量宜大（治疗剂量范围高限）；而治疗单纯性尿路感染时，由于多数药物尿药浓度远高于血药浓度，则可应用较小剂量（治疗剂量范围低限）。

三、中药饮片的用量

中药饮片的用量是临床应用时的分量。它主要是指每味中药的成人一日量。除特别注明外，每味药物标明的用量，都是指干燥后的中药饮片在汤剂中成人一日的用量。其次是指方剂中每味药之间的比较分量，即相对剂量。

中药绝大部分来源于生药，安全剂量幅度较大，用量不像化学药品严格，但用量是否得当，也是直接影响药效的发挥、临床效果好坏的重要因素之一。药量过小，会起不到治疗作用而延误病情；药量过大，可引起不良后果。同时，中药多是复方应用，其中主要药物的剂量变化可以影响到整个处方的功效和主治病症的改变。因此，对于中药用量应采取科学、谨慎的态度。

一般来说，确定中药的用量，应考虑以下几方面的因素。

（一）药物性质与用量的关系

1. 药材质地　一般来说花、叶、皮、枝类质地轻的药，用量宜小（无毒性一般用量为3~10g）；矿物、贝壳、甲壳、化石类质重的药，用量宜大（无毒性一般用量为10~30g）。

2. 药物性味　性味浓厚，作用强烈药物，用量则宜小；性味淡薄、作用温和药物，用量宜大。

3. 药材质量　质次者药力不足，用量可大一些；质优者药力充足，用量不需过大。

4. 药材有毒无毒　无毒者用量变化幅度可稍大，毒性大者应将剂量严格控制在安全范围内，开始时用量宜小，逐渐加量，一旦病情好转后，应当立即减量或停服，中病即止，防止过量或蓄积中毒。

另外，贵重药材在保证药效的前提下应尽量减少用量。除剧毒药、剧烈药、精制药及某些贵重药外，一般中药常用内服剂量为5~10g；有部分中药的常用量为15~30g；新鲜药物常用量为30~60g。

案例分析

案例：

患者，女性，50岁，腰部疼痛，伴右下肢放射痛、麻木5年，最近5天加重，到某中医院就诊。中医诊断：气滞血瘀证，开方药桂枝芍药知母汤加减，汤剂（内含附子9g），服第三剂1小时后出现恶心，呕吐咖啡样物5~6次，双上肢麻木、乏力、心慌、胸闷，随后在6小时入院治疗。后该患者被诊断为急性乌头碱中毒、急性上消化道出血。

分析：

附子为毛茛科植物乌头子根的加工品，功效为回阳救逆、补火助阳、散寒止痛。临床用常用其炮制品以减小毒性（如盐附子、黑顺片、白附片、淡附片）。附子含乌头类生物碱，在治疗过程中，往往因服药过量而导致中毒，中毒表现为唇、舌、颜面、四肢麻木及流涎、呕吐、烦躁、心慌、心率减慢或心动过速、肤冷、血压下降、早期瞳孔缩小后放大、肌肉强直、呼吸痉挛、窒息而危及生命。

中毒原因分析大致有：①煎煮时间太短，乌头类药物入煎剂，一般要求久煎，即先煎0.5~1小时可减低其毒性。②用药过量，《中国药典》(2020年版)规定附子常用量是3~15g。③配伍不当或用药时间过长，川乌、草乌、附子药学成分相似，如同时服用，易中毒；长期服用含乌头类的中药汤剂和中成药，也易蓄积中毒。④药物炮制不当，乌头类药物内服禁止生用，生用多外用。

（二）药物的剂型、配伍、用药目的与用量的关系

一般情况下，单味药物应用时，用量可较大；入复方应用，用量可减小。同一药物在方剂中作为主药时的用量，一般较作辅药时的用量大。同样的药物入汤剂比入丸、散剂的用量要大。临床用药时，由于用药目的不同，同一药物的用量也可不同，如槟榔用以消积、行气、利水，常用剂量为6~15g；而用以杀姜片虫、绦虫时，即须用到60~120g。

（三）患者个体差异与用量的关系

年龄、体质的不同对药物耐受程度就不同，药物的用量也有差别。一般老年人、儿童、妇女产后及体质虚弱的患者，都要减少用量，成人及平素体质壮实的患者用量宜重。一般5岁以下的儿童用成人药量的1/4。5~12岁的儿童按成人用量减半服用。病情较重，病势缓急，病程长短与药物剂量也有密切关系。一般病情轻、病势缓、病程长者用量宜小；病情重、病势急、病程短者用量宜大。

（四）季节变化与剂量的关系

夏季发汗解表药及辛温大热药不宜多用，冬季发汗解表药及辛温大热药可以多用，夏季苦寒降火要用量宜大，冬季苦寒降火药则用量宜小。

另外，对毒性中药饮片的剂量使用应严格确定。我国《医疗用毒性药品管理办法》所列毒性中药共28种，毒性中药饮片需严格按照规定剂量使用，确保用药安全。毒性中药品种及常用剂量见表4-1。

表4-1 毒性中药品种及常用剂量

品种	常用剂量
砒石（红砒、白砒）	0.002~0.004g，入丸散，外用
砒霜	0.009g，多入丸散，外用适量
红粉	外用药，用时研成细粉

续表

品种	常用剂量
水银	外用适量
轻粉	内服每次0.1~0.2g，一日1~2次，多入丸剂或胶囊，服后漱口。外用适量，研末撒敷患处
白降丹	外用适量
雄黄	0.05~0.1g，多入丸散，外用适量，研末撒敷或香油调涂敷患处
生草乌	外用适量
生川乌	外用适量
生白附子	外用适量
生附子	外用适量
生半夏	外用适量，磨汁涂或研末以酒调敷患处
生天南星	外用适量，研末以醋或酒调敷患处
生巴豆	制成霜入药，0.1~0.3g多入丸散，生巴豆外用
生马钱子	0.3~0.6g，炮制后入丸散
天仙子	0.06~0.6g，多入丸散
闹羊花	0.6~1.5g，浸酒或入丸散，外用
生甘遂	0.5~1g，炮制后多入丸散，生品外用
洋金花	0.3~0.6g，入丸散制剂，外用适量
蟾酥	0.015~0.03g，多用丸散，外用适量，不可入目
红娘虫	0.05~0.1g，外用适量
青娘虫	0.05~0.1g，外用适量
生千金子	1~2g，制霜入丸散，外用适量
生狼毒	0.5~1.5g，外用适量
斑蝥	0.03~0.06g，炮制后多入丸散服，外用生品适量，研末敷贴，或酒，醋浸涂，或作发泡用
雪上一枝蒿	0.06~0.12g，研末或浸酒内服，酒浸外搽
藤黄	0.03~0.06g，多入丸散
红升丹	外用适量

四、药品用量的计算方法

（一）中药剂量的换算

中药的计量单位有重量单位如市制斤、两、钱、分、厘，公制千克、克、毫克；数量单位如片、条、枚、支、角、只等。自明清以来，我国普遍采用16进位制的“市制”计量方法，即1市斤=16两=160钱。自1979年起，我国对中药生产计量统一采用公制，即1公斤=1 000克=1 000 000毫克。为了方便处方和调剂计算方便，按规定以如下近似值进行换算，即1两=30克；1钱=3克；1分=0.3克；1厘=0.03克。

（二）特殊人群的剂量换算

一些特殊人群，如婴幼儿、儿童、老年人由于生理机能方面的不同，在用药剂量方面应特别注意调整。儿童的体重、身高和体表面积随着年龄的增加而变化，不同年龄的儿童用药剂量存在较大的差别，处于生长发育阶段的儿童，许多脏器（如心、肝、肾）、神经系统功能发育尚不完全，对多数药物极为敏感，用药不当或剂量不当都会对机体重要器官带来严重损害，所以，选择最佳的治疗剂量极为重要，使用药物时应根据体重、年龄或体表面积对用药剂量进行换算及调整。

老年人因机体各器官功能趋于减弱、退化和萎缩，其对药物的吸收、分布、代谢、排泄都会发生不同程度的改变。①由于胃、肠功能减弱，胃酸分泌减少，排空延迟，从而使药物吸收减慢；②由于老年人体内总水分与肌肉组织减少，在按体重或体表面积给药时会出现较高血药浓度；③脂肪的增加使得脂溶性药物也易在体内蓄积，如巴比妥类药物；④由于老年人肝、肾功能下降，使药物的代谢与排泄也受到极大影响，如果不调整剂量，仍按照一般成人剂量服用势必会导致严重的不良后果。

目前我国相当多的药品只规定了成人剂量，儿童用药剂量可按照以下三种方法计算。

1. 根据年龄按成人剂量折算（表4-2）

表4-2 老幼用药剂量折算表

年龄	剂量
初生~1个月	成人剂量的1/18~1/14
1个月~6个月	成人剂量的1/14~1/7
6个月~1岁	成人剂量的1/7~1/5
1~2岁	成人剂量的1/5~1/4
2~4岁	成人剂量的1/4~1/3

续表

年龄	剂量
4~6岁	成人剂量的1/3~2/5
6~9岁	成人剂量的2/5~1/2
9~14岁	成人剂量的1/2~2/3
14~18岁	成人剂量的2/3~全量

2. 按体重计算

（1）按儿童体重计算：如果《中国药典》（2020年版）或说明书中有儿童每千克体重用药剂量的推荐，则儿童每次（日）剂量=儿童体重×每次（日）剂量/kg。

（2）根据成人剂量，按儿童体重计算：若不知儿童每千克体重用药剂量，则儿童剂量=成人剂量×儿童体重/成人体重（60kg或70kg），进行计算。

3. 按体表面积计算

（1）药品说明书按体表面积已推荐儿童用量，则儿童剂量=儿童体表面积（m^2）×每次（日）剂量/m^2。

（2）药品说明书未按体表面积推荐儿童用量，则儿童剂量=成人剂量×儿童体表面积（m^2）/1.73m^2。式中1.73m^2是成人按70kg体重计算出的体表面积（body surface area，BSA）。儿童的体表面积可以根据体重或年龄来计算：

体重≤30kg的儿童，BSA（m^2）=（年龄+5）×0.07或BSA（m^2）=0.035×体重+0.1。

体重>30kg的儿童，在30kg体重的BSA=1.15m^2的基础上，每增加体重5kg，BSA增加0.1m^2。

课堂问答

一个5岁儿童因病需要服用红霉素，红霉素的药量为每天2g，则其每天口服红霉素的总量用多少？如分3次服用，则每次服多少毫克？

由于很多生理过程（如基础代谢、肾小球滤过率等）与体表面积的关系比与体重、年龄更为密切，因此按体表面积计算剂量更为合理，适用于各个年龄段，包括新生儿至成人，即不论任何年龄，其每平方米体表面积的用药剂量是相同的。尤其适用于安全范围窄、毒性较大的药物，如抗肿瘤药、激素等。

另外，《中国药典》(2020年版)规定60岁以上老年人用药剂量为成人的3/4。中枢神经系统抑制药应以成人剂量的1/2或1/3作为起始剂量，剂量宜偏小。对抗生素用量也宜小，一般用正常治疗量的1/2~2/3为宜。

知识链接

体重与体表面积粗略折算表

体重/kg	体表面积/m^2	体重/kg	体表面积/m^2	体重/kg	体表面积/m^2
3	0.21	8	0.42	16	0.70
4	0.25	9	0.46	18	0.75
5	0.29	10	0.49	20	0.80
6	0.33	12	0.56	25	0.90
7	0.39	14	0.62	30	1.10

第二节　给药途径

临床上使用的药物有各种剂型，不同的剂型有不同的给药途径和应用方法，一般分为经胃肠道给药途径和不经胃肠道给药途径。经胃肠道给药途径包括口服给药和直肠给药，不经胃肠道给药途径包括注射给药、呼吸道给药、皮肤给药、黏膜给药等，不同的给药途径，药物的作用速度、作用时间、作用强度、持续时间及毒副作用均有不同，所以，了解不同给药途径是非常有意义的。不同给药途径（除静脉注射外，其没有吸收过程，直接进入血液循环，起效最快），药物吸收的速率按快慢排序依次为：吸入给药>舌下给药>肌内注射>皮下注射>口服给药>外用给药。

一、外用给药

外用给药主要是指皮肤给药，供涂、敷、喷、搽或贴于皮肤表面上使用，临床上有很多剂型都是皮肤给药制剂，如软（乳）膏剂、凝胶剂、膏药、贴膏剂、透皮贴剂、洗剂、搽剂等，有些散剂、喷雾剂、气雾剂、酊剂、酒剂、锭剂也可外用给药。

外用给药大多是针对皮肤局部疾病的，起保护皮肤和局部治疗作用，如抗感染、抗过敏、止痒、止痛、收敛、杀菌、活血化瘀和局部麻醉等，但皮肤给药也可以达到全身治疗作用，如透皮贴剂作为全身作用的经皮给药系统，属长效的控释制剂，药物首先从制剂中释放并溶解在皮肤表面，进入角质层，再通过活性表皮，然后达到真皮，被毛细血管吸收进入血液循环发挥全身治疗作用。这种制剂释放速率相对保持恒定，不受胃肠道因素的影响，无首过效应，药物的吸收代谢个体差异较小，并可随时终止给药，如临床上用于治疗重度慢性疼痛的芬太尼透皮贴剂（作用可持续72小时）。

二、口服给药

口服给药是临床上最常用的给药方式之一，药物口服后都要经过胃肠道吸收。胃肠道由胃、小肠、大肠三部分组成，胃的表面积较小，吸收的量有限，主要是一些弱酸性药物在胃中有一定吸收；小肠可分为十二指肠、空肠和回肠，小肠的表面积大，约200m^2，因此小肠（特别是十二指肠）是药物吸收的主要部位；大肠包括盲肠、结肠和直肠，大肠表面积较小，不是药物吸收的主要部位。

药物口服后通过胃肠道上皮细胞进入全身循环系统发挥药效，影响胃肠道吸收的生理因素很多，包括胃肠道pH、胃排空速率、胃肠道蠕动速度、血流速率和食物等。口服给药经胃肠道吸收后，大多数药物需经肝脏代谢后到达病灶部位发挥疗效，所以对某些首过效应比较强的药物不宜选择口服给药，如硝酸甘油等。口服给药的剂型有很多，包括片剂、胶囊剂、散剂、口服液、糖浆剂、丸剂、汤剂等。

三、舌下给药

舌下给药是将药物制剂置于舌下或嚼碎置于舌下，药物通过血流量丰富的颊黏膜、舌下静脉吸收而迅速发挥药效的一种给药途径。舌下给药时，药物不经过胃肠道直接进入血液循环，因此，可以避免口服给药的首过效应，同时因给药部位血流丰富，吸收迅速，见效快，适合一些急症患者和某些经胃肠道、肝脏药效降低或失效的药物。临床上常见的心绞痛治疗药物硝酸甘油、速效救心丸，镇痛药二氢埃托啡，平喘药异丙肾上腺素等都是舌下给药制剂（口服均无效），给药后几分钟即可起效，常用于急救，可以迅速缓解病情。另外，硝苯地平、尼群地平、硝酸异山梨醇、卡多普利等药物，一般治疗时可口服给药，紧急危重情况也可舌下给药，快速起效。

舌下给药时应注意一定要将药片置于舌下或嚼碎置于舌下，舌下黏膜丰富的静脉丛利于药物的迅速吸收。如口腔干燥可口含少许水，有利于药物溶解吸收。普通包衣片、胶囊剂如需舌下给药，不能直接放在舌下，应嚼碎或将胶囊壳去除后给药。

四、吸入给药

吸入给药制剂吸收的主要部位是在肺泡中进行，肺泡壁由单层上皮细胞组成，并与血流量丰富的毛细血管紧密相连，加之肺泡总面积较大，药物在肺部可迅速吸收，并直接进入全身循环，不受首过效应的影响。但这类制剂的吸收所受影响因素也较复杂。此外，气管、支气管和终末细支气管等也有一定的吸收能力。

肺部吸入给药是防治哮喘、慢性阻塞性肺疾病等呼吸道疾病的首选给药方式，常见的吸入给药制剂包括定量吸入气雾剂、干粉吸入剂和雾化吸入剂，所用药物主要为β_2受体激动剂、抗胆碱药物、吸入性糖皮质激素及其复方制剂等。

五、注射给药

注射剂也是临床应用最多的剂型之一，有多种注射途径（图4-1），其中除了血管内给药（静脉给药）没有吸收过程外，其他途径入皮内注射、皮下注射、肌内注射、腹腔注射等都存在吸收过程。由于注射部位周围有丰富的血液或淋巴液循环，且影响吸收的因素比口服制剂要少，故一般注射给药吸收快，生物利用度比较高，一些口服不吸收或在胃肠道易降解的药物，以及不能口服给药的患者，或需要快速起效的药物等，都可以采用不同部位的注射给药。

皮内注射的部位在皮肤的表皮与真皮之间，主要用来做过敏试验。皮下注射的部位在真皮与肌肉组织之间的皮下组织，注射部位通常位于上臂三角肌下缘、上臂外侧、腹部、后背及大腿外侧方，临床上最常采用皮下注射的有胰岛素、预防接种及局部麻醉用药等。

影响注射部位吸收的因素较多。如药物的分子量，药物分子量越大吸收越慢，其次注射部位的血流速度变化对吸收影响也很大，此外，还包括药物分子和生物膜的理化性质、给药部位和药物浓度等。

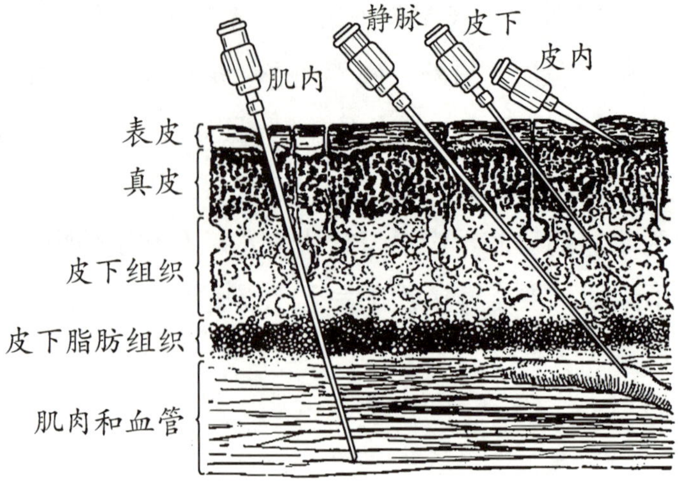

图4-1　注射剂给药途径示意图

六、直肠给药

直肠给药的剂型主要有栓剂和灌肠剂，直肠黏膜表面积比小肠要小得多，故直肠不是药物吸收的主要部位，但近肛门端血管丰富，是直肠给药（如栓剂）的主要吸收部位，吸收效果良好。临床上使用的栓剂有些是在腔道内发挥局部作用的，发挥润滑、收敛、抗菌消炎、杀虫和止痒等作用，如痔疮栓。有些栓剂可由腔道吸收进入血液循环而发挥退热、镇静、镇痛、兴奋、扩张血管和抗菌消炎等全身作用，如小儿退热栓。可发挥全身作用的栓剂，使用得当可使大部分药物直接进入体循环，较少经过肝脏，减少肝脏的首过效应，一般认为栓剂塞入距肛门口约2cm处，吸收时有1/2以上的药物可以直接进入体循环，而当栓剂塞入肛门口约6cm处时，则大部分药物要经过肝脏的首过效应后才能发挥作用，从而使药物制剂疗效降低。

知识链接

栓剂在直肠的吸收途径

肛门栓剂在直肠吸收主要有以下三个途径：①通过直肠上静脉，进入肝脏，经肝脏代谢等作用（首过效应）再进入体循环（塞入距肛门口约6cm处）；②通过直肠中、下静脉和肛管静脉直接进入体循环，从而绕过肝脏，药物免受了肝脏的首过效应，使血液中的药物浓度提高（塞入距肛门口约2cm处）；③通过直肠淋巴系统，经胸导管直接进入体循环。

七、黏膜给药

黏膜给药通常包括口腔黏膜给药、眼黏膜给药、阴道黏膜给药及鼻黏膜给药。口腔黏膜分布着丰富的血管，药物吸收迅速，随血液循环向全身分布，前述舌下给药即属口腔黏膜给药。

鼻黏膜具有丰富的细微绒毛，可增加药物吸收的有效表面积，而鼻黏膜上皮细胞下大量的毛细血管和淋巴管，可促使药物快速通过血管壁进入血液循环，同时避免首过效应。

阴道血管丰富，药物随血液流最终进入腔静脉，可避免肝脏的首过效应。与鼻腔、直肠黏膜相比，药物从阴道吸收速度较慢，原因主要是阴道上皮具有多层细胞，形成了吸收屏障，一般药物很难从阴道吸收发挥全身作用。临床上阴道给药制剂大多是在阴道内起抗菌、消炎、止痒、节育等作用，常用的剂型有阴道栓剂、阴道泡腾片、阴道凝胶剂和洗剂等。

临床上使用的滴眼剂、眼膏剂和眼用凝胶剂等剂型均属眼黏膜给药。

课堂问答

请同学们说说在临床上常见药物的给药途径和剂型有哪些，药物按不同给药途径给药其作用有何不同。

第三节　用药方法

一、中药汤剂的用药方法

汤剂是药材加水煎煮一定时间后，去渣取汁制成液体剂型，主要供内服，少数外用多作洗浴、熏蒸、含漱用。它是我国应用最早、最广泛的一种剂型，在防治疾病中发挥了很大作用，仍为中医临床应用的重要剂型之一。汤剂主要的优点有：能适应中医辨证论治的需要，其中处方组成用量可以根据病情变化，适当加减，灵活应用；复方中有利于充分发挥药物成分的多效性和综合作用；汤剂为液体制剂，吸收快，能迅速发挥药效；以水为溶剂，无刺激性及副作用；制备简单易行。清代著名医学家徐灵胎就曾讲：“病之愈不愈，不但方必中病，方虽中病而服之不得其法，则非特无功，反而有害……”其指出正确地服用汤剂可以加速病情的好转，而错误的服用方法会使病情恶化。由此可见汤剂服用方法正确与否，直接影响药物在体内的吸收和治疗效果。通常，服用汤剂应注意以下几个方面问题。

1. 服药温度　根据病情需要中药汤剂分为温服、冷服和热服。

温服：一般汤剂均宜温服，特别是一些胃肠道有刺激作用的药物，温服可和胃益脾，减轻对胃肠道的刺激，以达到治疗的目的。

冷服：将煎好的中药汤剂放凉后服用。一般来说，寒剂宜冷服，适用于热证。凡是止吐、解毒、清热的药均宜冷服。

热服：将煎好的中药汤剂趁热服下。一般来说，热剂宜热服，适用于寒证。比如外感风寒时一定要热服，并且服后还须盖好衣被，或吃热粥，以帮助出汗，这样才能更好地发挥药效。

2. 服用剂量　汤剂一般一天一剂，一般头煎、二煎合并分两次服用，根据病情需要，分为分服、顿服及一些特殊情况。

分服：适用于慢性疾病、病情轻的、可慢慢调治的患者。一剂汤药可分2~3次口服，每次100~200ml。呕吐的患者要先少后多，分多次服下。儿童口服汤剂时，应将汤剂浓缩，以少量多次为好，不要急速灌服。

顿服：适用于急性疾病及病情较重的，应急速治疗的患者。一剂汤药可1次服下。这样药力大而猛，能充分发挥药效。

此外，危重症患者应该少量多次服用；呕吐患者可以浓煎药汁，少量频服。在应用发汗、泻下、清热药时，若药力较强，要注意患者个体差异，中病即止，以免损伤人体正气。在使用峻烈、有毒的药物时，要从小剂量开始，逐渐加量，中病即止，以免发生中毒反应或损伤人体正气。对于昏迷患者，吞咽困难者，可以采用鼻饲法给药。

3. 服药时间　一般来讲，病在胸膈以上（心、肺）者，如眩晕、头痛、目疾、咽痛等宜饭后服，使药力停留较久；如病在胸腹以下者，如胃、肝、肾等疾患，则宜饭前服用，有利于药物消化吸收；对胃肠有刺激性及消食药应在饭后服；驱虫类药宜早上空腹服，滋补药宜空腹服，此时胃中空虚容易吸收；安神药宜睡前服；急性疾病、呕吐、惊厥及咽喉病须煎汤代茶饮者，按需服用。特殊治疗目的的汤剂应遵医嘱服。除特殊药物，一般情况无论饭前或饭后，服药与进食应间隔1小时左右，以免影响药效的发挥和食物的消化吸收。

4. 饮食禁忌　服用汤药时，一般忌食生冷、油腻、腥膻、刺激性食物。若与西药联用，应与西药错开时间服用。

二、中成药的用药方法

正确使用中成药是充分发挥药效、保证用药安全的前提，中成药的使用方法主要包括内服、外用、注射三种。

1. 内服　内服中成药剂型多为丸剂、片剂、散剂、颗粒剂等，主要用于脏腑气血功能失常所致病症，一般药性多平和。主要分为送服、冲服、调服、含化。

（1）送服：大多数中成药多采用温开水送服，为最常用的内服方法。此外，部分中成药为了增强药效，可采用药引，如生姜煎汤送服或黄酒送服。

（2）冲服：在服用颗粒剂、糖浆剂、煎膏剂时，需要冲服。某些芳香的中药或不能入煎剂的药物，如芒硝、牛黄常需冲服。

（3）调服：将药物（散、丸、片剂等）用温开水调成糊状后服用。用于儿童或吞咽困难患者。

（4）含化：将药物含于口中，缓慢溶解，慢慢咽下。如六神丸、金嗓子喉宝等用于治疗急慢性咽炎、扁桃体炎的中成药。

2. 外用　外用中成药剂型多为贴膏剂、散剂、搽剂、气雾剂等，主要用于疮疡、皮肤、耳、鼻、眼、口腔等疾病。其中有些药物具有毒性、刺激性，应用时仅限于局部使用，不可内服。常用方法有以下几种：涂抹患处多用于治疗跌打损伤、手足癣，如红花油；撒布患处多用于肌肤溃烂、伤口出血，如生肌散；吹布患处多用于咽喉肿痛、牙龈肿痛，如冰硼散；贴患处用于跌打损伤、风湿痹痛，如云南白药。

3. 注射　中药注射剂用于静脉注射、肌内注射、穴位注射等，起效迅速。

4. 注意事项

（1）多种中成药的联合使用：中成药的某种成分可能重复，发生毒副作用。如果是毒性药材或者药性峻烈的药味则可能会产生严重的毒性反应，如金匮肾气丸与附子理中丸一起应用，两种中成药都含有附子，由于附子剂量增大，其主要成分乌头碱的含量增加，易引起毒性作用。某些中成药的成分之间存在“十八反”“十九畏”，产生配伍禁忌，如含有乌头类中药的祛风舒筋丸与含有半夏的二陈汤不宜联合使用。有些中药毒性虽然较小，但长期服用，也可导致蓄积中毒，故中成药也不可长期服用。

（2）各种禁忌：如证候禁忌，中医强调辨证论治，只有对症治疗才能达到最佳疗效，每种中成药都有其特定的功效和适用范围，对于临床证候都有所禁忌，即证候禁忌。其他如妊娠禁忌、饮食禁忌、特殊人群禁忌等也不能忽视。

（3）正确理解药品说明书对功能主治的描述以及注意事项中的用语：如注意事项中常出现“慎用”、“忌用”和“禁用”，虽然都是警示用语，但警示的程度是不同的。

“慎用”为可以使用，但要留神慎重；“忌用”表示不适宜使用或应避免使用的意思；“禁用”就是禁止使用。

三、化学药品的用药方法

一般化学药品制剂、抗生素药品等，在临床上应用的种类和剂型繁多，给药途径、应用方法也各不相同。口服给药是临床最常用的给药途径之一，安全、方便、经济。口服给药看似简单，但服药方法要根据每种药物的药效学、药动学以及药物与食物的关系等多种因素来决定。只有正确服药，才能达到药物防治疾病的预期效果。下面主要就口服给药的服药时间、相关药品及剂型的用药注意事项等问题加以讨论。

（一）口服给药的服药时间

口服给药的服药时间一般有清晨空腹、饭前、饭后、用餐时、睡前、必要时、顿服等几种情形。

1. 清晨空腹服用　清晨空腹服用的药品有激素类、长效抗高血压药、驱虫药、盐类泻药等，因空腹时，胃和小肠基本没有食物，胃排空快，此时服用药物迅速到达小肠，吸收充分，作用迅速有效。

例如临床常见的肾上腺皮质激素类药物地塞米松（氟米松），宜清晨空腹服用。因为人体内激素的分泌高峰出现在早晨7—8时，此时服用可避免药品对激素分泌的反射性抑制作用，对下丘脑－垂体－肾上腺皮质的抑制较轻，可减少不良反应。

2. 饭前服用　一般是指饭前30~60分钟服用。饭前胃里食物少，有利于药物与胃壁充分接触，发挥最大的治疗作用。凡对胃无刺激性或需要作用于胃壁的药物均应饭前服用，有利于吸收。如收敛药、胃黏膜保护药（如复方氢氧化铝）、胃肠促动药（如多潘立酮）、抑制胃酸分泌的药物（如奥美拉唑、雷尼替丁类）、降血糖药（如格列本脲）、利胆药。

3. 餐时服用　是指在吃饭或者进食的同时，将药物或其他可食性东西一起服用。一般随餐服用的药品大部分都是指脂溶性产品，不溶于水，需要胃肠中有一定的脂肪含量才可正常吸收，达到既定的血液浓度。时间没有特殊限定，最好在10分钟以内。如助消化药、降血糖药（二甲双胍、阿卡波糖）、抗真菌药（伊曲康唑胶囊）、非甾体抗炎药（如吡罗普康）、治疗胆结石和胆囊炎药等。

例如常用口服降血糖药阿卡波糖的作用机制是，抑制小肠的α－葡糖苷酶，抑制食物的多糖分解，使食物中糖的吸收相应减缓，从而减少餐后高血糖，因此，阿卡波糖的最佳服用时间为开始吃第一口饭时服药，餐前、餐后效果均不佳。

4. 饭后服用　指饭后15~30分钟服用，饭后服药食物会影响药物与胃壁接触，所以对胃黏膜刺激性大的药物宜饭后服用。如具刺激性的阿司匹林、保泰松、吲哚美辛、苯妥英钠等，如若空腹服用会加重不良反应，诱发胃溃疡，所以应饭后服用。另外维生素、脂溶性药物等饭后服用，有利于吸收。

5. 睡前服用　指睡前15~30分钟服用，如镇静催眠药、平喘药、降血脂药等。例如，降血脂药晚间服用是因为人的血脂主要包括胆固醇、甘油三酯等，体内合成胆固醇时会受到一种酶的影响，而降血脂的他汀类药物能抑制该酶活性，进而阻断胆固醇的合成。由于胆固醇具有夜间合成增加的特点，所以对于此类药物，如每日给药一次，则最好在晚间服用。

6. 必要时服用　指病情需要时服药。如解热镇痛药复方阿司匹林在发热或疼痛时服用；抗晕动药在乘车、乘船、乘飞机前服用；心绞痛发作时速在舌下含服速效硝酸甘油片。

7. 顿服法　指病情需要一次性服药。某些疾病如肾病综合征、顽固的支气管哮喘，需长期服用糖皮质激素来控制病情时，采用顿服法，即将每日的总量，在每天清晨一次顿服，正好与正常的人体激素分泌高峰一致，对促皮质激素及肾上腺皮质功能的抑制较小，从而减轻长期用药引起的不良反应。

（二）口服给药的注意事项

1. 整片吞服还是咀嚼服用　一般包衣片、胶囊剂、肠溶衣片、缓释片、控释片和胃内漂浮片等都要整片吞服，不宜掰开或嚼碎服用，否则不仅可能增加药物刺激性，还会带来严重的不良反应，特别是缓、控释制剂，有可能在短时间大量释放药物，发生严重的毒性反应。

通常需要咀嚼后吞服的药物是胃黏膜保护剂，如氢氧化铝片、酵母片等，嚼碎后可快速在胃壁上形成保护膜。另外，某些急救药品如缓解心绞痛的硝酸甘油片，嚼碎含于舌下，能迅速缓解心绞痛；高血压患者血压突然升高，将硝苯地平（心痛定）嚼碎舌下含化，能快速起效，迅速降低血压。

2. 服药水温及饮水量　药品服用时一般用温开水送服，水温以40~50℃为宜。含消化酶的助消化药、维生素类、含蛋白质或益生菌类（胃蛋白酶、胰酶、乳酶生、多酶片等）、微生态活菌制剂、肠溶软胶囊等不宜用热水服用以免失去药效（如临床上使用的桉柠蒎肠溶软胶囊需用凉水整片吞服，避免胶囊遇热软化黏附于喉咙或食管上破损），微生态活菌制剂还应避免与抗菌药同服，如必须同服时，需间隔2小时左右。

对一般口服药物的饮水量没有特殊规定，但有些药物服用后需增加饮水量，包括主要经肾脏排泄并易形成结石的药物，如抗痛风药丙磺舒片、磺胺类药和喹诺酮类抗菌药等，为避免尿路结石的形成，服药后应大量饮水，每日最少应超过200ml以上，必要时还需口服碳酸氢钠碱化尿液，以利于药物排泄。但也有些药物服用后不宜多饮水的，如需要在胃部吸收的药物，大量饮水会加速胃排空，使吸收减少。胃黏膜保护剂、止咳糖浆剂也不宜多饮水，否则不能在胃部呼吸道形成保护膜，影响疗效。舌下片含服后至少5分钟内也要避免饮水。

3. 首剂加倍　临床用药过程中，有些药物常采用首剂加倍的给药方法，即第一次服药时，用药剂量增加一倍，使药物在血液中的浓度迅速达到有效值，起到治疗作用。如果首剂不加倍，药物不能迅速达到有效浓度，影响疾病的治疗效果。

常用的需要首剂加倍的药物有磺胺类药；用于治疗肠道菌群失调引起的肠功能紊乱的微生态活菌制剂，如口服地衣芽孢杆菌、灭活冻干的嗜酸乳杆菌；抗疟药氯喹，为迅速控制症状，必须加快血液中药物浓度上升速度，以便及时抑制红细胞内的疟原虫。但是，也应特别注意，服用药物是否首剂加倍，有时还与所治疾病种类有关，比如替硝唑，用来治疗腹腔感染、肺炎、牙周感染等各种厌氧菌感染性疾病，通常需要首剂加倍，但用于治疗阴道滴虫病等感染性疾病时，则无须遵循这样的规则。

（三）其他剂型用药注意事项

肛门栓剂一般应排便后使用，塞入深度以距肛门口2cm为宜；混悬剂一定要用前摇匀；胃内漂浮片应早上服用，切忌晚上用药，否则不能达到治疗目的；透皮贴剂不能分拆、切割或以任何形式损坏，否则会导致药物释放失控，使用时皮肤温度升高会使药物浓度增加，所以发热患者应注意，同时避免贴用部位与电热毯、热水袋、“暖宝宝”等接触，也要避免强烈日光浴，贴用部位也不能使用肥皂油剂、洗剂或其他有机溶剂，因其可能会刺激皮肤或改变皮肤的性质。

案例分析

案例：

周末，在药店工作的小王去郊区亲戚家见到邻居张奶奶，张奶奶才从医院回来，前两天查出有“三高”，加上胃溃疡又复发了，医师开了好几种药，但让张奶奶苦恼的是她记不清医师交代的服药方法了，说明书上的字又太小看不清楚，正好看到小王就来咨询。小王了解了情况，详细地给张奶奶做了解释：长效抗高血压药应每天早上起来7点左右空腹整片服药；降血脂药辛伐他汀应晚上服用；降血糖药阿卡波糖一日三次，需要用餐时服用效果才好；治疗胃溃疡的奥美拉唑肠溶胶囊应早晚各一次，饭前半小时服用。

分析：

1. 长效缓、控释制剂和肠溶制剂等都要整片吞服，不宜掰开或嚼碎服用。

2. 血压一日的最高峰在早上9—11时，因此24小时的长效抗高血压药，一日一次最好在早上7时空腹服用；胆固醇具有夜间合成增加的特点，所以他汀类降血脂药每日给药一次，最好在晚间服用；降血糖药阿卡波糖最佳服用时间为开始吃第一口饭时服药，餐前、餐后效果均不佳；奥美拉唑系抑制胃酸分泌的药物，宜饭前服用。

章末小结

1. 药物的使用剂量对能否充分发挥临床治疗作用是至关重要的。
2. 药品剂量的换算可用老幼剂量折算表，或根据儿童体重、体表面积进行换算。
3. 不同给药途径的药物吸收速率快慢不同，吸入给药＞舌下给药＞肌内注射＞皮下注射＞口服给药＞外用给药。
4. 有较强的首过效应的药物，在应用时应避免口服给药，可根据具体情况选择舌下、吸入、注射、直肠、透皮等给药途径。
5. 各种不同的给药途径，吸收的影响因素各不相同，应用时需注意的问题也不同。
6. 无论是汤剂、中成药还是化学药物制剂，服用方法是否正确，直接关系到药物的治疗效果和毒副反应。
7. 不同类别的药物服用时应注意采取适宜的时间，如清晨空腹、饭前、饭后、用餐时、睡前、必要时、顿服等，有些药物需首剂加倍用药。
8. 不同种类、性质及治疗作用的药物服用方法及注意事项各不相同，应仔细加以甄别。

思考题

1. 给药的途径有哪些？
2. 简述口服给药的注意事项。
3. 降血脂药为什么适宜在睡前服用？

（陶敏婕）

上篇

西药房调剂

第五章 国家基本药物在常见疾病中的合理应用

第五章
数字内容

学习目标

- 掌握呼吸系统、消化系统、心血管系统药物的用药方法及注意事项。
- 熟悉内分泌代谢疾病、中枢神经系统退行性疾病的合理用药。
- 了解我国国家基本药物的发展历程。
- 学会指引患者正确应用呼吸系统、消化系统、心血管系统常用药物。
- 培养认真细心、工作严谨、实事求是、爱岗敬业的职业操守。

情境导入

情境描述：

小玲是一名在连锁大药房实习的实习生。刚到门店的时候，经常有顾客询问某药属于国家基本药物吗？小玲对国家基本药物的概念一知半解，不能很好地为顾客解答。经过一段时间的学习以后，她能够流利地为顾客答疑解惑了。

学前导语：

国家基本药物是适应我国基本医疗卫生需求，剂型适宜，价格合理，能够保障供应，公众可公平获得的药品。纳入《国家基本药物目录》的品种具有安全、必须、有效、价廉的特点。国家卫生健康委员会根据经济社会的发展、医疗保障水平、疾病谱变化、基本医疗卫生需求、科学技术进步等情况，不断优化基本药物品种、类别与结构比例，对基本药物目录实行动态管理。

国家基本药物是指由国家政府制定的《国家基本药物目录》中的药品。制定《国家基本药物目录》的目的是加强国家对药品生产和使用环节的科学管理，保证人民防病治病的基本需求，适应医疗体系改革，打击药价虚高，《国家基本药物目录》所收集的品种是专家和基层广大医药工作者从我国临床应用的各类药物中通过科学评价，筛选出来的具有代表性的药物。这些药物具有疗效好、不良反应小、质量稳定、价格合理、使用方便等特点。制定该《国家基本药物目录》的目的是要在国家有限的资金资源下获得最大的合理的全民保健效益。基本药物是公认的医疗中的基本药物，也是对公众健康产生最大影响的药物。基本药物不是最便宜的药品，但基本药物是经过综合考虑，能满足临床基本和必要的需求。由于疗效好，使得治疗总成本最低，即具有临床最大治疗效益的同时又兼顾保证大多数人民保健的最佳选择。

第一节　国家基本药物的发展历程

一、国家基本药物的定义

国家基本药物是适应我国基本医疗卫生需求，剂型适宜，价格合理，能够保障供应，公众可公平获得的药品。基本药物的主要特征是安全、必需、有效、价廉。

二、国家基本药物的起源

基本药物的概念已有20多年的历史。最早由世界卫生组织（WHO）提出这一概念。由于发展中国家与发达国家医疗水平相差巨大，在医疗水平不发达地区，医药资源分配的不平衡性在药品分配上显得尤为突出。为此，1977年WHO在第615号技术报告中正式提出基本药物的概念：基本药物是能够满足大部分人口卫生保健需要的药物。WHO将基本药物概念推荐给一些经济较落后、药品生产能力低的国家，使其能够按照国家卫生需要，以有限的费用、合理的价格购买和使用质量及疗效都有保障的基本药物。但是，随着世界各国基本药物行动规划的实践，基本药物概念的内涵已不断发展和延伸。

1985年，WHO在划时代的内罗毕会议上扩展了基本药物的概念，宣告基本药物与合理用药相结合的新时代的到来，以求两者都获得更强的生命力。同时，WHO在推荐基本药物目录遴选程序时，将基本药物遴选的过程与标准治疗指南和国家处方集的制定过程结合起来。

三、我国国家基本药物的发展

1979年4月，我国政府积极响应并参与WHO基本药物行动计划，在卫生部、国家医药管理总局的组织下成立了“国家基本药物遴选小组”，开始着手国家基本药物的制定工作。

1982年，我国颁布第一版《国家基本药物目录》，共包含287种药品。

1992年2月，卫生部发布《制定国家基本药物工作方案》(卫药发〔1992〕第11号)，明确国家基本药物系指从我国目前临床应用的各类药物中经过科学评价而遴选出的在同类药品中具有代表性的药品。

1996年，发布了第二版《国家基本药物目录》。

1997年，中共中央、国务院公布的《关于卫生改革与发展的决定》中提出“国家建立基本药物制度”。

2007年，党的十七大报告提出“建立国家基本药物制度，保证群众基本用药”的要求。

2009年8月18日，卫生部联合9部委发布《关于建立国家基本药物制度的实施意见》，标志着我国正式实施国家基本药物制度。《国家基本药物目录(基层医疗卫生机构配备使用部分)》(2009版)，自2009年9月21日起施行。

2012年9月21日，《国家基本药物目录》(2012年版)经卫生部部务会议讨论通过，自2013年5月1日起施行。

2018年10月25日，国家卫生健康委员会正式发布《国家基本药物目录(2018年版)》，目录将于11月1日起在全国正式实施。

2021年11月15日，国家卫生健康委员会药政司发文就《国家基本药物目录管理办法(修订草案)》公开征求意见。此次基本药物范围中新增加了“儿童药品”。文件明确指出：基本药物遴选按照“突出基本、防治必需、保障供应、优先使用、保证质量、降低负担”的功能定位，坚持中西药并重、临床首选的原则，参照国际经验合理确定。

知识链接

《国家基本药物目录》

《国家基本药物目录》是医疗机构配备使用药品的依据，包括化学药品和生物制品目录、中药目录和儿童药品目录等。目录中的药品是适应基本医疗卫生需求，剂型适宜，价格合理，能够保障供应，公众可公平获得的药品。

我国自2009年9月21日起正式施行国家基本药物目录制度。至今已经发布了五版，具体版本见表5-1。

表5-1　各版《国家基本药物目录》信息汇总表

目录版本	颁布年份	化学药品	生物制剂	中成药	药品总数
第一版	1981年	共278种		无	278种
第二版	1996年	共699种		1 699种	2 398种
2009年版	2009年	共205种		102种	307种
2012年版	2012年	共317种		203种	520种
2018年版	2018年	共417种		268种	685种

不得纳入《国家基本药物目录》遴选范围的品种如下：

1. 国家濒危野生动植物药材。

2. 主要用于滋补保健作用，易滥用的药物。

3. 非临床治疗首选的；因严重不良反应，国家药品监督管理部门明确规定暂停生产、销售或使用的药物。

4. 违背国家法律、法规，或不符合伦理要求的药物。

5. 国家基本药物工作委员会规定的其他情况。

第二节　我国基本药物制度

一、国家基本药物制度

中国国家基本药物制度是对基本药物目录制定、生产供应、采购配送、合理使用、价格管理、支付报销、质量监管、监测评价等多个环节实施有效管理的制度。国家基本药物制度可以改善目前的药品供应保障体系，保障人民群众的安全用药。

二、国家基本药物的组织与机构

我国专门成立了国家基本药物工作委员会。负责协调解决制定和实施国家基本药物制度过程中各个环节的相关政策问题，确定国家基本药物制度框架，确定《国家基本药物目录》遴选和调整的原则、范围、程序和工作方案，审核《国家基本药物目录》，各有关部门在职责范围内做好国家基本药物遴选调整工作。

三、国家基本药物的遴选原则

国家基本药物的遴选遵循防治必需、安全有效、价格合理、使用方便、中西药并重、基本保障、临床首选的原则。

四、国家基本药物的配套机制

（一）《国家基本药物目录》

《国家基本药物目录》是医疗机构配备使用药品的依据。《国家基本药物目录》中的药品是能够适应基本医疗卫生需求，剂型适宜，价格合理，能够保障供应，公众可公平获得的药品，我国自2009年9月21日起施行国家基本药物制度。2018年9月，国家卫生健康委员会公布了调整后的2018年版《国家基本药物目录》，总品种由原来的520种增至685种，包括西药417种、中成药268种。《国家基本药物目录》在保持数量相对稳定的基础上，实行动态管理，原则上每3年调整一次。根据管理办法，必要时，经国家基本药物工作委员会审核同意，《国家基本药物目录》可适时组织调整。

（二）《国家基本药物目录》管理办法

《国家基本药物目录管理办法》是2015年2月13日发布的管理办法。为进一步巩固国家基本药物制度，建立健全《国家基本药物目录》遴选调整机制，2021年11月15日，国家卫生健康委员会药政司发布关于就《国家基本药物目录管理办法（修订草案）》公开征求意见的公告，并形成《国家基本药物目录管理办法（修订草案）》（简称《修订草案》）。

第三节　国家基本药物在呼吸系统疾病中的合理应用

一、呼吸系统疾病简介

呼吸系统疾病是危害人们健康的一种常见疾病、多发疾病。主要病变在气管、支气管、肺部及胸腔，常见症状为咳嗽、咳痰、咯血、气急、哮鸣、胸痛等。病变轻者多咳嗽、胸痛，呼吸受影响；重者呼吸困难、缺氧，甚至因呼吸衰竭而致死。疾病类型分为呼吸道感染、气管炎、支气管炎、肺炎、哮喘、慢性阻塞性肺疾病、肺心病、肺结核、肺癌等。本节以最常见的呼吸系统疾病，即流行性感冒、哮喘以及典型的咳嗽、痰多症状作为切入点讲解呼吸系统疾病的临床用药。

二、镇咳药的合理应用

咳嗽是一种常见的呼吸道症状，是人体清除呼吸道内的分泌物或异物的保护性呼吸反射动作。但频繁的咳嗽会影响人们的工作和学习，失去了其保护意义。病理性的咳嗽多由呼吸道疾病引起。引起咳嗽的原因有很多，如感染、气候变化、吸入物、运动、精神因素或是药物诱发咳嗽。

轻微咳嗽一般无须用药，剧烈干咳主要以应用镇咳药对症治疗为主，痰多者可以使用祛痰药。具体的镇咳药见表5-2。

【用药指导】

（1）因镇咳药可抑制咳嗽反射，使痰多者痰液阻塞呼吸道，故痰多患者禁用或慎用；呼吸功能不全患者禁用；哮喘患者应慎用。

（2）孕妇及哺乳期妇女慎用中枢镇咳药；早产儿、新生儿禁用含可待因的制剂；有精神病史者禁用右美沙芬。

（3）服用磷酸苯丙哌林片时应整片吞服，嚼碎服用可引起口腔麻木。该药物孕妇慎用。

表 5-2 临床常用镇咳药

药物类型		药品名称	适应证	用法用量
中枢镇咳药	有成瘾性	复方磷酸可待因口服溶液	用于缓解感冒症状及上呼吸道感染引起的咳嗽、咳痰、支气管哮喘、鼻塞、流涕、喷嚏、肌肉酸痛、头痛乏力等症状	口服。成人，1次10~15ml，1日3次
		复方福尔可定口服液	用于感冒及急、慢性支气管炎所致的咳嗽	口服。6岁以上儿童及成人，每次服10ml，每天服3~4次
	无成瘾性	氢溴酸右美沙芬胶囊（15mg/粒）	用于干咳，包括上呼吸道感染、支气管炎等引起的咳嗽	口服。一次1~2粒，一日3~4次
		枸橼酸喷托维林片（25mg/片）	无痰干咳症状的疾病，如急性支气管炎、慢性支气管炎及各种原因引起的咳嗽	成人：每次1片，一日3~4次。儿童：5岁以上儿童每次半片，一日2~3次
外周镇咳药		磷酸苯丙哌林片（26.4mg/片）	用于刺激性干咳，如急、慢性支气管炎及各种原因引起的咳嗽	口服，每次1~2片，一日3次
其他类		复方甲氧那明胶囊	用于支气管哮喘和喘息性支气管炎，以及其他呼吸系统疾病引起的咳嗽、咳痰、喘息等症状	饭后口服。≥15岁，1日3次，每次2粒。≥8岁且<15岁，每次1粒，1日3次

（4）哺乳期妇女、未满8岁的儿童及哮喘危象、严重心血管疾病患者禁用复方甲氧那明胶囊。孕妇慎用复方甲氧那明胶囊。

（5）镇咳药用于咳嗽的对症治疗，一般不超过7日。尤其是中枢镇咳药（可待因、福尔可定）久用易产生耐受性及成瘾性。

知识链接

咳嗽伴发症状与提示

咳嗽的同时可能伴有其他的症状，对疾病的诊断也有很大帮助。具体咳嗽伴发症状及诊断线索见表5-3。

表5-3　咳嗽伴发症状及诊断线索

伴发症状		诊断方向	可能罹患疾病类型
高热		急性感染性疾病	急性支气管炎、肺炎、流行性感冒、肺脓肿、急性渗出性胸膜炎
胸痛		胸膜疾患	急性渗出性胸膜炎
		肺部疾病	肺癌、肺炎、肺栓塞
咳痰	黄/黄绿色	支气管/肺部疾病	支气管炎、支气管扩张、肺脓肿、肺炎
	红/棕红色	支气管/肺部疾病	支气管扩张、肺癌、肺结核
	铁锈色	肺部疾病	急性肺水肿、大叶性肺炎、肺梗死
	粉红泡沫	心脏病变	左心衰竭
	棕褐色	寄生虫	阿米巴肺脓肿、肺吸虫病
大量咯血		支气管/肺部疾病	支气管扩张、空洞性肺结核

三、祛痰药的合理应用

痰是呼吸道炎症的产物。痰液是由黏液、异物、病原微生物、各种炎症细胞以及坏死脱落的黏膜上皮细胞等成分组成的。痰可刺激呼吸道黏膜引起咳嗽，并会加重感染。祛痰药是一类能使痰液变稀，黏稠度降低，易于咳出的药物。

祛痰药按其作用机制不同可分为黏痰溶解剂、刺激性祛痰药和黏痰溶解药三大类。刺激性祛痰药是指口服后可刺激胃黏膜感受器，引起轻微的恶心，反射性地促进呼吸道腺体分泌增加，使痰液稀释，易于咳出的药物。黏痰溶解药是指能分解痰液的黏性成分如黏多糖和黏蛋白，使痰液液化，黏滞性降低而易于咳出的药物。黏液稀释剂是指作用于气管和支气管的黏液产生细胞，促使它们分泌黏滞性更低的分泌物，痰液进而变得稀薄，易于咳出的药物。临床常用的祛痰药见表5-4。

表5-4 临床常用祛痰药

药物类型	药品名称	适应证	用法用量
黏液稀释剂	羟甲司坦片（0.25g/片）	用于治疗慢性支气管炎、支气管哮喘等疾病引起的痰液黏稠、咳痰困难患者	口服。12岁以上儿童及成人一次2片，一日3次
	厄多司坦片（150mg/片）	用于急性和慢性支气管炎痰液黏稠所致的呼吸道阻塞	口服。成人，一次2片，一日2次
	盐酸美司坦片（50mg/片）	用于各种原因引起的痰液稠厚和咳痰困难	口服。成人，一次2片，一日3次
黏痰溶解剂	乙酰半胱氨酸片（0.6g/片）	用于呼吸感染疾病的祛痰治疗	口服。成人，一次1片，一日1~2次
	盐酸氨溴索口服溶液（100ml : 0.6g）	用于痰液黏稠而不易咳出者	餐时口服。成人及12岁以上的儿童：一次10ml，一日2次
	盐酸溴己新片（8mg/片）	用于慢性支气管炎、哮喘等引起的黏痰不易咳出的患者	口服。成人，一次1~2片，一日3次
刺激性祛痰药	愈创甘油醚糖浆	用于呼吸道感染引起的咳嗽、多痰	饭后口服。成人及12岁以上的儿童，一次5~10ml，一日3次
	喷托维林氯化铵糖浆	用于各种原因引起的咳嗽、咳痰	口服。成人，一次10ml，一日3~4次

【用药指导】

（1）2岁以下幼儿、老年人、孕妇、哺乳期妇女、有消化道溃疡史者、支气管哮喘、严重肝肾功能不全者慎用祛痰药。

（2）服用祛痰药时应避免同服强效镇咳药，以免痰液堵塞气管。

（3）祛痰药仅用于咳痰的对症治疗，应及时查明咳嗽、咳痰的原因。使用7日后，症状未缓解需及时就医。

四、感冒药的合理应用

流行性感冒，简称流感，是由多种流感病毒引起的一种急性呼吸道疾病，属于丙类传染病。流感病毒主要通过空气飞沫传播，发病率高，人群普遍易感，易引起暴发性流行。临床上多见高热、畏寒、浑身无力、头痛、咳嗽、全身肌肉酸痛等全身症状较重，影响工作和学习，而呼吸道症状较轻。轻型流感患者3~14日可自愈；重症流感患者可能出现其他并发症而危及生命。预防和控制流感大流行最有效的办法是接种疫苗。目前，治疗流感的药物主要包括两类：一类是对症治疗的药物，是指针对咳嗽、高热、鼻塞、肌肉酸痛等症状给予止咳、解热镇痛、缓解鼻黏膜充血的药物（详见本教材第八章第二节）；第二类是对因治疗的药物，主要是指抗流感病毒的药物。一旦出现疑似流感的症状，48小时之内服用抗流感病毒药物可以大大降低并发症的发生率。具体的抗流感病毒药物见表5-5。

表5-5 临床常用抗流感病毒药物

药品名称	适应证	用法用量	注意事项
磷酸奥司他韦颗粒（15mg/25mg）/粒	成人和1岁及1岁以上儿童的甲型和乙型流感治疗 成人和13岁及13岁以上青少年的甲型和乙型流感的预防	口服。成人及13岁以上青少年：一次75mg，一日2次，连续用药5日	妊娠期、哺乳期患者用药需经医师评估
扎那米韦吸入粉雾剂（5mg/吸）	用于成人及7岁以上儿童的甲型和乙型流感治疗	经口吸入。一日2次，一次两吸，连续用药5日	对扎那米韦或乳糖过敏患者禁用

【用药指导】

（1）抗流感病毒药物不能取代流感疫苗。

（2）在服用磷酸奥司他韦后48小时内不应使用减毒活流感疫苗。使用扎那米韦之后48小时内不应使用鼻内减毒流感疫苗。

（3）一旦出现类似流感症状，应尽快开始应用抗流感病毒药物进行治疗，不应晚于感染初始症状出现后48小时。扎那米韦与奥司他韦治疗流感的疗程均为5日。

（4）磷酸奥司他韦用于与流感患者密切接触后的预防用药时，应在密切接触后2日内开始用药，至少连续用药7日。

知识链接

流感大流行警戒级别

根据WHO规定，流感大流行警戒级别共分6级。

1级：在自然界中，流感病毒长期在动物尤其是鸟类中传播，但从未有此类病毒导致人类感染的报告，即便从理论上讲它们有可能进化为可引发人类流感大流行的病毒。

2级：在家养动物或野生动物间流行的已知的动物流感病毒导致了人类感染，被视为有流感大流行的潜在威胁。

3级：某种动物流感病毒或动物流感病毒与人类流感病毒重组后的病毒，已经在人群中造成零星或小规模传染，但尚未出现足以导致人际间大流行的传播能力。

4级：某种动物流感病毒或动物流感病毒与人类流感病毒重组后的病毒，已经证实可在人际间传播，并在社区层面暴发，这是流感大流行风险增大的重要节点，但并不意味着流感大流行肯定会出现。

5级：某种流感病毒在同一地区至少两个国家的人际间传播。尽管在这一级别，其他大多数国家仍未受影响，但它是一个重要信号，表明流感大流行“正在逼近”。

6级：某种流感病毒在疫情发源地以外其他地区的至少一个国家发生了社区层面的暴发，表明病毒正在全球蔓延，这也是流感大流行级。

五、平喘药的合理应用

哮喘是一种气管慢性炎症疾病。气管高反应为哮喘的特征，临床表现为反复发作性的喘息、胸闷、呼吸困难、咳嗽等症状，多在夜间或清晨发作。多数患者可自行或经治疗后缓解。诱发哮喘的因素主要包括过敏性诱发因素如尘螨、食物、花粉，动物毛屑等；非过敏性诱发因素如感染、气温改变、运动等。治疗哮喘主要目标是控制病情，减少和减轻急性发作。治疗哮喘的药物主要分为抗炎药和支气管扩张剂两大类，具体的药物见表5-6。

表5-6 临床常用平喘药物

药物类型		药品名称	用法用量
抗炎药	吸入性糖皮质激素	丙酸倍氯米松气雾剂（50μg/喷）	经口吸入。成人：一次1~2喷，一日3~4次
		布地奈德粉吸入剂（100μg/吸）	经口吸入。成人：一次200~400μg，一日1次
		丙酸氟替卡松吸入气雾剂（50μg/揿；125μg/揿；250μg/揿）	经口吸入。成人及16岁以上的儿童：一次100~1 000μg，一日2次
	白三烯受体拮抗剂	孟鲁司特钠片（10mg/片）	睡前口服。一次1片，一日1次
		普仑司特胶囊（112.5mg/粒）	口服。早饭后及晚饭后各服2粒
支气管舒张剂	β_2受体激动剂	硫酸特布他林雾化液（2ml : 5.0mg）	成人及20kg以上儿童：经雾化器吸入1个小瓶，一日3次
		硫酸沙丁胺醇吸入气雾剂（100μg/揿）	经口吸入。用于缓解哮喘时，成人起始剂量为1揿，必要时可增至2揿
		富马酸福莫特罗粉吸入剂（4.5μg/吸；9.0μg/吸）	经口吸入。成人常规剂量为一日1次或2次，一次4.5~9μg，早晨和/或晚间给药
		盐酸妥洛特罗片（0.5mg/片）	口服。成人一次1~2片，一日2次
		盐酸班布特罗片（10mg/片）	每晚睡前口服。成人初始计量为10mg

续表

药物类型		药品名称	用法用量
支气管舒张剂	抗胆碱药	异丙托溴铵气雾剂（20μg/撤）	经口吸入。成人和6岁以上儿童：1~2撤，一日数次
		噻托溴铵吸入粉雾剂（18μg/吸）	经口吸入。将一粒胶囊装入药粉吸入装置，按说明书操作并吸入药物，每日一次
	茶碱类	氨茶碱片（0.1g/片）	口服。成人：一次1~2片，一日3次
		多索茶碱片（0.2g/片）	口服。成人：一次1~2片，一日2次，饭前或饭后3小时服用

临床上常将吸入型糖皮质激素与长效吸入型β_2受体激动剂合用，具有协同抗炎、平喘的作用，可减少单纯的大剂量吸入激素治疗引起的不良反应，提高患者的依从性。常见的复方制剂见表5-7。

表5-7　常用吸入性糖皮质激素与长效β_2受体激动剂复合制剂

药品名称	规格	用法用量
布地奈德福莫特罗粉吸入剂	160μg/4.5μg（布地奈德/富马酸福莫特罗）	经口吸入。成人，1~2吸/次，一日2次
沙美特罗替卡松吸入粉雾剂	1. 50μg/100μg（沙美特罗/丙酸氟替卡松） 2. 50μg/250μg（沙美特罗/丙酸氟替卡松） 3. 50μg/500μg（沙美特罗/丙酸氟替卡松）	经口吸入。成人和12岁以上的青少年，一次1吸（规格1/2/3），一日2次
糠酸氟替卡松维兰特罗吸入粉雾剂（Ⅱ）	100μg/25μg（糠酸氟替卡松/维兰特罗）	经口吸入。成人，一次1吸，一日1次

【用药指导】

（1）提醒患者在应用吸入性糖皮质激素，应及时漱口。既可减轻声音嘶哑和咽部不适感，还可预防口腔黏膜的真菌感染。

（2）提醒患者严格遵医嘱，并坚持用药，不可自行停药或是加减剂量。即使症状缓解，也应按维持量继续治疗。

（3）特殊人群如儿童、孕妇与哺乳期妇女、肝肾功能不全患者，应用平喘药物应遵循医嘱。

（4）鼓励患者病情稳定时，适当锻炼身体，增强抵抗力。并远离过敏原，降低哮喘发作风险。

（5）吸入性糖皮质激素与口服给药相比，副作用发生率低。但长期用药仍要关注是否出现肥胖、多毛、皮肤菲薄、水肿、高血压、糖尿病、骨质疏松等症状。

知识链接

气雾剂的给药方法

临床上，治疗哮喘的最常见剂型即气雾剂。具有直达患处、快速有效、不良反应轻微、使用方便、便于携带等优点。但是不正确的使用方法往往事倍功半，无法达到满意疗效。正确的气雾剂使用方法可以概括为：摇→开→呼→吸→屏→洗。

1.“摇”——摇匀：将药瓶上下倒置摇晃数次，使内容物充分混匀。

2.“开”——开盖：打开吸嘴盖。注意不要用手触碰吸嘴。

3.“呼”——呼气：缓慢呼气，直到不再有空气从肺内呼出。

4.“吸”——吸入：将头往后仰，把吸嘴放入口中，双唇包裹住吸嘴，按下药罐将药物释放，并深吸气。

5.“屏”——屏气：将气雾剂喷口撤出，尽量屏气约10秒，然后缓慢呼气。

6.“洗”——漱口：盖好装置，用药后应漱口。

第四节　国家基本药物在消化系统疾病中的合理应用

一、消化系统疾病简介

消化系统疾病是指食管、胃、肠、肝、胆、胰及腹膜、肠系膜等脏器的疾病。包括急性消化性溃疡、幽门螺杆菌（helicobacter pylori，Hp）感染、胃食管反流病、炎性肠病、胆囊炎、肝硬化等疾病。本节以最常见的消化道疾病——胃食管反流病及消化性溃疡作为切入点讲解消化系统疾病的临床用药。其他常见症状如消化不良、腹泻、便秘的药物治疗详见本教材第八章第二节。

二、胃食管反流药的合理应用

胃食管反流病是指胃内容物反流入食管、口腔、肺部所致一系列临床症状和/或并发症的一种统称，是一种常见的上消化道动力障碍性疾病。胃食管反流病最典型的临床症状是烧心和反流，烧心是指胃部或胸骨后的烧灼感，多在餐后发生，卧位、弯腰或腹压升高时可加重；反流是指胃内容物（胃酸或食物）逆流进入食管、口腔或咽部。非典型症状多且复杂，多见胸骨后疼痛或不适、喉咙异物感、吞咽困难、嗳气等。

胃食管反流病治疗目标是去除病因，缓解症状，提高生活治疗，预防复发和并发症。临床上建议患者改变生活习惯，戒烟戒酒，忌浓茶、咖啡、巧克力，避免进食高油、高脂肪及刺激性食物，还应该适当减重，同时也要避免便秘造成的腹内压升高。除了改变生活习惯以外，常应用H_2受体拮抗剂、质子泵抑制剂、胃黏膜保护药、胃肠促动药等药物进行治疗。对伴有抑郁症或焦虑症的患者还可以选用抗抑郁药及抗焦虑药物治疗。临床常用治疗胃食管反流病的药物详见表5-8。

表5-8　临床常用治疗胃食管反流病的药物

药物类型	药品名称	用法用量
质子泵抑制剂	奥美拉唑肠溶片（20mg/片）	口服。一次1~3片，一日1~2次。晨起吞服或早晚各一次
	兰索拉唑肠溶片（15mg/片）	口服。一次2片，一日1次
	雷贝拉唑钠肠溶片（10mg/片）	口服。早晨餐前服用。成人的维持治疗量为一次2片，一日1次
	泮托拉唑钠肠溶片（40mg/片）	口服。一日早晨餐前服1片
	艾普拉唑肠溶片（5mg/片）	口服。一日早晨餐前服2片
H_2受体拮抗剂	西咪替丁胶囊（0.2g/粒）	口服。成人，一次1粒，一日2次
	盐酸雷尼替丁胶囊（0.15g/粒）	口服。成人，一次1粒，一日2次。于清晨和睡前服用
	法莫替丁片（20mg/片）	口服。成人，一次1片，一日2次，于早、晚餐后服

续表

药物类型	药品名称	用法用量
胃黏膜保护药	硫糖铝混悬凝胶（1g/袋）	口服。一次1袋，一日2次。晨起饭前1小时及晚间休息前空腹服用
	胶体果胶铋胶囊（100mg/粒）	口服。一次2粒，一日4次，分别于三餐前0.5~1小时和睡前服用
	枸橼酸铋钾胶囊（0.3g/粒）	口服。成人，一次1粒，一日4次，前3次于三餐前半小时服用，第4次于晚餐后2小时服用；或一日2次，早晚各服2粒
	瑞巴派特片（0.1g/片）	口服。一次1片，一日3次，饭后30分钟服用
	替普瑞酮胶囊（50mg/片）	口服。一次1粒，一日3次，饭后30分钟服用
胃肠促动药	甲氧氯普胺片（5mg/片）	口服。成人常用量为一次1~2片，一日3次
	枸橼酸莫沙必利片（5mg/片）	口服。一次1片，一日3次，饭前服用
	盐酸伊托必利片（50mg/片）	口服。一次1片，一日3次，饭前服用

【用药指导】

（1）质子泵抑制剂疗程通常为4~8周。应该在早餐前0.5~1小时服用。若需服用2次，另一次可安排在晚餐前0.5~1小时服用。对严重肾功能不全者，肠溶片应整片吞服，不可嚼碎服用。

（2）服用质子泵抑制剂时无须同时服用其他抗酸药。

（3）婴幼儿、孕妇与哺乳期妇女慎用质子泵抑制剂。

（4）8岁以下儿童及孕妇与哺乳期妇女、严重肝功能不全患者禁用H_2受体拮抗剂。

（5）除瑞巴派特及替普瑞酮应在饭后服用以外，其他的保护胃黏膜药物应在空腹或饭前0.5~1小时服用。

（6）胃肠促动药应在餐前30分钟左右服用。禁用于中重度肝肾功能不全、消化道出血、机械性消化道梗阻的患者。特别要留意观察应用甲氧氯普胺以后可能出现的锥体外系反应。

三、消化性溃疡药的合理应用

消化性溃疡是指各种致病因素（Hp感染，胃酸过多，长期应用非甾体抗炎药，应激）导致的发生在十二指肠以及胃部的慢性溃疡。

十二指肠溃疡患者典型的症状为上腹部疼痛，空腹时及夜间疼痛明显，进餐后可明显缓解。故称为“餐前痛”或是“夜间痛”。

胃溃疡患者典型的症状为在餐后0.5~1小时后，剑突下正中或偏左部出现疼痛，持续1~2小时后缓解，下次进餐后又出现疼痛，故称为“餐后痛”。

消化性溃疡与幽门螺杆菌感染有密切相关性，感染引起慢性胃炎和胃黏膜屏障受损，是导致消化性溃疡发生且难以愈合的重要原因。治疗消化性溃疡的目标是去除病因，控制症状，促进溃疡面的愈合，防止溃疡复发以及并发症。常用的药物有抑制胃酸的药物（H_2受体拮抗剂、质子泵抑制剂、中和胃酸药物）、胃黏膜保护剂。如存在Hp感染，则需要联合根除Hp的药物进行治疗。Hp感染是消化性溃疡的主要诱因，本节将针对这一诱因，讨论消化性溃疡的临床用药。

临床常用四联疗法治疗幽门螺杆菌感染。

四联疗法：质子泵抑制剂+铋剂+2种能根除Hp的抗生素。

四联疗法的作用机制如下：

1. 质子泵抑制剂　抑制胃酸分泌，提高胃内pH，以此增强抗生素的作用。

2. 胃黏膜保护剂　常用铋剂，可防止胃黏膜进一步损伤，促进组织修复和溃疡愈合；同时铋剂能包裹幽门螺杆菌体，影响干扰其代谢，达到杀灭幽门螺杆菌的作用。

3. 根除Hp抗生素　用于杀灭幽门螺杆菌。常选用阿莫西林+克拉霉素、阿莫西林+呋喃唑酮；如患者对阿莫西林过敏，可以选择四环素+甲硝唑、克拉霉素+四环素、克拉霉素+甲硝唑等。

具体用药方案见表5-9。

表 5-9　四联疗法用药方案

方案	质子泵抑制剂	铋剂	抗生素 1	抗生素 2	用药天数
1	奥美拉唑 20mg b.i.d./ 兰索拉唑 30mg b.i.d./ 泮托拉唑 40mg b.i.d.	枸橼酸铋钾 200mg b.i.d./ 胶体果胶铋 150mg t.i.d.	阿莫西林 1g　b.i.d.	克拉霉素 0.5g　b.i.d.	14 日
2	奥美拉唑 20mg b.i.d./ 兰索拉唑 30mg b.i.d./ 泮托拉唑 40mg b.i.d.	枸橼酸铋钾 200mg b.i.d./ 胶体果胶铋 150mg t.i.d.	阿莫西林 1g　b.i.d.	呋喃唑酮 100mg　b.i.d.	14 日
3	奥美拉唑 20mg b.i.d./ 兰索拉唑 30mg b.i.d./ 泮托拉唑 40mg b.i.d.	枸橼酸铋钾 200mg b.i.d./ 胶体果胶铋 150mg t.i.d.	甲硝唑 400mg b.i.d.	克拉霉素 500mg　b.i.d.	14 日
4	奥美拉唑 20mg b.i.d./ 兰索拉唑 30mg b.i.d./ 泮托拉唑 40mg b.i.d.	枸橼酸铋钾 200mg b.i.d./ 胶体果胶铋 150mg t.i.d.	甲硝唑 400mg b.i.d.	四环素 750mg　b.i.d.	14 日

【用药指导】

（1）质子泵抑制剂疗程通常在早餐和晚餐前半小时服用，肠溶片应整片吞服，不可嚼碎服用。

（2）铋剂可安排在餐前1小时和晚上睡前1小时服用，注意与质子泵抑制剂分开服用。服用铋剂可能造成牙齿、舌苔、大便染黑，停药后可恢复。

（3）根除Hp的抗生素可安排在饭后半小时服用。

（4）治疗期间禁止饮酒，不可随意停药。

（5）感染幽门螺杆菌患者不能与他人共用餐具，防止传染他人。

知识链接

幽门螺杆菌

幽门螺杆菌是一种革兰氏阴性菌，常在人体胃部寄生，进而对胃部功能造成影响。具有很强的隐蔽性、传染性和致癌性。大部分胃溃疡和十二指肠溃疡病是由于幽门螺杆菌感染而引起的。临床症状表现为上腹部饱胀、不适或疼痛，常伴有嗳气、腹胀、反酸和食欲减退等。有些患者还可出现反复发作性剧烈腹痛、上消化道少量出血等症状。

幽门螺杆菌的主要传播途径可以概括为以下三种。

1. 接吻传播　幽门螺杆菌感染的患者的唾液中可能存在该病菌。伴侣之间的接吻行为可使该病菌通过唾液传播的方式感染他人，影响他人健康。

2. 餐具传播　在就餐的过程中，不使用公筷，筷子经常相互接触，幽门螺杆菌可能通过唾液传播。提倡分餐制，无论家居或是外出就餐，都应使用独立的餐具，可以避免经口传播。

3. 粪口传播　如患者便后未洗手的情况下触碰马桶、厕纸、门把手，他人触碰后也可能导致感染。

第五节　国家基本药物在心血管系统疾病中的合理应用

一、心血管系统疾病简介

心血管系统疾病是由于人体内血管和心脏发生病变所致。国家心血管病中心发布的《中国心血管病健康和疾病报告2021》指出：中国现患心血管疾病的人数达3.30亿人。心血管病的发病率和死亡率均居各种疾病之首。心血管疾病的危害不容小觑。

心血管疾病涵盖了心力衰竭、心律失常、冠心病、高血压、心肌病、先天性心脏病、心瓣膜病等。患者常表现出胸闷、心悸不宁、心慌气短；心律不齐；胸痛、胸骨后或心前区疼痛；气紧、晕厥、虚弱。本节介绍最常见的心血管疾病——高血压和高脂血症临床用药情况。

二、抗高血压药的合理应用

（一）一线抗高血压药

《国家基层高血压防治管理指南（2020版）》指出：治疗高血压的主要目的是降低心脑血管并发症的发生和死亡风险。同时，指南也对高血压的诊断做出明确的说明：首诊发现收缩压≥140mmHg和/或舒张压>90mmHg，建议在4周内复查2次，非同日3次测量均达到上述诊断界值，即可确诊。血压水平的分类详见表5-10。

表5-10　血压水平的分类

分类	收缩压/mmHg		舒张压/mmHg
正常血压	<120	和	<80
正常血压高值	120~139	和/或	80~89
高血压	≥140	和/或	≥90
（1级）轻度高血压	140~159	和/或	90~99
（2级）中度高血压	160~179	和/或	100~109
（3级）重度高血压	≥180	和/或	≥110

临床常用的一线抗高血压药有五大类，分别是利尿药、β受体拮抗剂、钙通道阻滞剂、血管紧张素转换酶抑制剂、血管紧张素Ⅱ受体阻滞剂。具体的制剂品种见表5-11。

表5-11　临床常用一线抗高血压药

药物类型	药品名称	用法用量
利尿药	氢氯噻嗪片（25mg/片）	治疗高血压：每日1~4片，分1~2次服用
	吲达帕胺缓释片（1.5mg/片）	每日早晨服1片
	托拉塞米片（5mg/片）	起始剂量：每日1片，每日一次
	布美他尼片（1mg/片）	起始剂量：0.5~2片，必要时每隔4~5小时重复，每日最大剂量可达10~20片

续表

药物类型	药品名称	用法用量
β受体拮抗剂	酒石酸美托洛尔片（25mg/50mg/100mg）/片	治疗高血压：每次100~200mg，分1~2次服用
	富马酸比索洛尔片（2.5mg/5mg）/片	每晨进餐时口服，每次5mg，每日1次
	阿替洛尔片（12.5mg/25mg）/片	起始剂量：6.25~12.5mg，每日2次
	盐酸普萘洛尔片（10mg）	治疗高血压：初始剂量10mg，每日3~4次
钙通道阻滞剂	硝苯地平缓释片（10mg/20mg/30mg）/片	详见表5-15
	非洛地平缓释片（2.5mg/5mg）/片	起始剂量：每次5mg，每日1次，后续经医师评估后调整剂量
	苯磺酸氨氯地平片（5mg/10mg）/片	起始剂量为5mg，每日1次。如果调整剂量需要经过医师评估决定
	盐酸地尔硫䓬缓释胶囊（90mg/120mg/粒）	起始剂量：每次1粒，每日1~2次
	盐酸维拉帕米缓释片（0.24g/片）	起始剂量：每日早晨服用1片
血管紧张素转换酶抑制剂	卡托普利片（12.5mg/25mg）/片	口服，每次12.5mg，每日2~3次，按需要1~2周内增至50mg，每日2~3次
	盐酸贝那普利片（5mg/10mg）/片	起始剂量：10mg，每日1次，若疗效不佳，可加至每日20mg，每日1次
	赖诺普利片（5mg/10mg）/片	起始剂量：10mg，每日1次，可安排在早饭后服用
	福辛普利钠片（10mg/片）	1. 没有服用利尿剂患者：起始剂量为10mg，每日一次 2. 正在服用利尿剂患者：起始剂量为10mg，需严密观察血压，以防血压过低

续表

药物类型	药品名称	用法用量
血管紧张素Ⅱ受体阻滞剂	厄贝沙坦片（75mg/150mg）/片	起始剂量：150mg，每日1次
	奥美沙坦酯片（20mg/片）	起始剂量为20mg，每日1次，如有必要，1周后可增至40mg
	坎地沙坦酯片（4mg/8mg）/片	起始剂量：4~8mg，每日1次，必要时可增加剂量至12mg
	缬沙坦胶囊（80mg/粒）	推荐剂量为80mg，每日1次，未能充分控制血压的患者，日剂量可增至160mg或加用利尿剂

【用药指导】

（1）利尿剂可用于各型高血压。尤其适用于老年人高血压、单纯性收缩期高血压及高血压伴心力衰竭者。高尿酸血症以及严重肾功能不全者慎用。长期应用需监测血钾浓度。

（2）β受体拮抗剂可用于各型高血压。尤其适用于高血压合并冠心病、肥厚型心肌病、快速型心律失常的患者。服用时应从小剂量开始，间隔2~4周剂量加倍，直至最大耐受量，并长期服用。糖、脂代谢异常患者慎用；支气管痉挛、二度房室传导阻滞、严重心动过缓患者禁用。

（3）钙通道阻滞剂可用于各型高血压。尤其适用于高血压合并冠心病、心绞痛、肾功能不全、支气管哮喘、糖尿病、高脂血症等患者，妊娠期高血压患者也可用。二氢吡啶类药物典型的不良反应有踝部水肿、面部潮红、牙龈增生等；维拉帕米和地尔硫䓬不但用于高血压，还可以用于治疗室上性心动过速，不良反应是房室传导功能异常。通常建议患者在饭前1小时或饭后2小时服用钙通道阻滞剂。

（4）血管紧张素转换酶抑制剂可用于各型高血压。尤其适用于伴肥厚型心肌病、心衰、冠心病、糖尿病或糖尿病肾病的高血压患者、老年性高血压、容量依赖性肾性高血压。不良反应常见刺激性咳嗽，不能耐受者可选择血管紧张素Ⅱ受体阻滞剂。长期应用需定期检测血钾。双侧肾动脉狭窄患者、高血钾患者及孕妇禁用。

（5）血管紧张素Ⅱ受体阻滞剂可用于各型高血压。不会出现干咳、血管神经性水肿等不良反应。双侧肾动脉狭窄患者、高血钾患者及孕妇禁用。

知识链接

高血压高危因素

高血压是临床上常见的慢性疾病，也是心脑血管病变最主要的诱发因素，严重威胁患者的健康，影响患者的生活质量。哪些人群是容易患高血压的高危人群呢？

1. 有高血压家族史。父母有高血压的患者。

2. 肥胖人群。肥胖与高血压的关系不仅取决于总体重，还与脂肪的分布有关。

3. 吸烟人群。包括长期吸入二手烟的人群。尼古丁可兴奋交感神经和中枢神经，使得心率加快；同时儿茶酚胺释放增加，进而引起小动脉收缩，使得血压升高。

4. 长期过量饮酒的人群。饮酒后交感神经兴奋，引起血压升高；同时心率加快，血管收缩，血压升高。

5. 缺乏运动的人群。有研究表明，缺乏运动人群中高血压的发病率明显高于运动活跃人群。

6. 有糖尿病的患者。糖代谢异常加速肾动脉及全身小动脉硬化，使外周阻力增加，血压升高。

7. 长期高盐饮食的人群。高盐饮食会引起水钠潴留，增加血容量，导致血压上升。

（二）单片复方制剂

高血压患者在选择药物治疗时，首选单一药物控制血压，但是应用单一药物已无法使血压达标时，选择两种以上药物联合治疗则成为首选方案。《国家基层高血压防治管理指南（2020版）》强调，对于高血压控制采用惯用治疗法，联合治疗被列入血压控制一线用药。

单片复方制剂是由两种不同作用机制的抗高血压药组成。两种成分的机制互补，从而达到协同降血压作用，呈现出1+1>2的降血压效果，同时降低不良反应风险，更好地保护靶向器官。具有使用方便、降血压效果好、安全性高、经济实惠、患者依从性高等优点，故在临床上的应用颇为广泛。目前临床上常用复方抗高血压药主要是沙坦类药物或普利类药物，与二氢吡啶类药物或利尿剂类药物的组合。对于血压超过160/100mmHg的高血压患者，以及服用单方药物无法控制血压达标的患者，复方抗高血压药都是首选应用的药物。临床常用单片复方制剂见表5-12。

表5-12 临床常用单片复方制剂

药品名称	成分与规格	用法用量
复方盐酸阿米洛利片	阿米洛利2.5mg+氢氯噻嗪25mg	每次1~2片，每日1次，必要时每日2次，早晚各1次
厄贝沙坦氢氯噻嗪片	厄贝沙坦150/300mg+氢氯噻嗪12.5mg	每次1片，每日1次，空腹或进餐时使用
氯沙坦氢氯噻嗪片	氯沙坦50mg+氢氯噻嗪12.5mg	每次1片，每日1次，效果不佳时，剂量可增加至每次2片，每日1次
缬沙坦氢氯噻嗪片	缬沙坦80mg+氢氯噻嗪12.5mg	每次1片，每日1次，降压效果不满意时，可增加至每次2片，每日1次
替米沙坦氢氯噻嗪片	替米沙坦80mg+氢氯噻嗪12.5mg	每次1片，每日1次。餐前或餐后服用
氨氯地平贝那普（Ⅱ）	氨氯地平5mg+贝那普利10mg	每次1片，每日1次
依那普利氢氯噻嗪片	依那普利10mg+氢氯噻嗪25mg	每次1~2片，每日1次，最大剂量不超过2片
比索洛尔氢氯噻嗪片	比索洛尔2.5mg/5mg+氢氯噻嗪6.25mg	初始剂量：2.5mg/6.25mg，每日1次。效果不佳者可增至5mg/6.25mg，每日1次
培哚普利吲达帕胺片	培哚普利4mg+吲达帕胺1.25mg	早餐前口服1片，每日1次

【用药指导】

（1）如每日只需服用1次的单片复方制剂，可建议患者清晨服用。

（2）中度高血压患者在起始治疗时可以选择单片复方制剂；目前正在接受抗高血压药治疗但血压控制不满意的患者，可在医师的指导下更换或是加用单片复方制剂进行治疗。

（3）虽然单片复方制剂有利于减少药物不良反应，但是在应用时的禁忌证与原药相同。

（4）患者不得随意调整复方制剂的剂量，调整用药方案需经过医师评估。

（三）其他抗高血压药

临床上还有一些其他抗高血压药，如α受体拮抗剂（盐酸特拉唑嗪片）虽然不作为抗高血压的一线用药，但它适用于高血压伴有前列腺增生的患者；血管舒张药（硝普钠）适用于高血压伴有急性心衰患者的治疗。在学习中，也不能忽略其他抗高血压药的临床价值。常用的其他抗高血压药见表5-13。

表5-13　临床常用其他抗高血压药

药物类型	药品名称	用法用量
血管舒张药	注射用硝普钠（50mg/25mg）	用于高血压急症：静脉滴注
	米诺地尔片（2.5mg/5mg）/片	起始剂量：每次2.5mg，每日2次。后续在医师指导下调整剂量
α受体拮抗剂	盐酸特拉唑嗪片（2mg/片）	起始剂量：睡前服用1mg(半片)，后续在医师指导下调整剂量
	乌拉地尔缓释胶囊（30mg/粒）	起始剂量：每次1粒，每日1次。效果不佳时间隔1~2周后调整为每次2粒，每日2次
	甲磺酸多沙唑嗪缓释片（4mg/片）	每次1片，每日1次，最大剂量不得超过2片
	盐酸哌唑嗪片（1mg/片）	起始剂量：睡前服用0.5mg（半片），后续在医师指导下调整剂量
中枢抗高血压药	可乐定控释贴（2.5mg/贴）	外用，首次贴1片，贴于胸部或耳后无头发的干燥皮肤
	盐酸莫索尼定片（0.2mg/片）	个体化给药。初始剂量：每次1片，每日1次，于早晨服用
肾素抑制剂	阿利吉仑片（150mg/片）	150mg，每日1次，对于血压仍不能完全控制的患者，剂量可以增加至300mg，每日1次

【用药指导】

（1）硝普钠注射剂不可与其他药物配伍，应从小剂量开始滴注，用药期间注意监测血压、心率。停药之前应先口服抗高血压药，以免出现病情“反跳”。

（2）α受体拮抗剂适用于高血压伴前列腺增生患者。开始用药时建议患者在睡前服用，防止直立性低血压的发生。

（3）正在服用抗高血压药的患者，如需使用可乐定缓释贴剂，不可马上停用原抗高血压药，应逐渐减少口服药量，使用控释贴3日后方可停服原药。该缓释贴最大剂量为同时使用3片。

（4）应用阿利吉仑后，需注意观察，如发生严重和持续的腹泻，应立即停药。严重充血性心力衰竭患者慎用；妊娠中期和晚期妇女禁用。

（四）特殊人群高血压患者用药

在临床工作中，除普通高血压病患者以外还有很多特殊人群高血压，包括老年人、脑血管病及冠心病、心力衰竭、妊娠高血压、糖尿病高血压。特殊人群高血压应根据病情，积极稳妥地采取相应的治疗措施，选用适合的抗高血压药，平稳有效地控制血压。具体六类特殊人群高血压的治疗药物可参考表5-14。

表5-14 特殊人群高血压用药方案

特殊人群高血压	用药方案						血压控制目标
	利尿药	β受体拮抗剂	钙通道阻滞剂		血管紧张素转换酶抑制剂	血管紧张素Ⅱ受体阻滞剂	
			二氢吡啶类	非二氢吡啶类			
老年高血压患者	√	√	√	√	√	√	65~79岁：可耐受时降至<140/90mmHg；80岁及以上：<150/90mmHg
妊娠高血压患者		√	√		×	×	<130/80mmHg
高血压伴冠心病患者		☆			√	√	<130/80mmHg
高血压伴糖尿病	√			√	☆	☆	<130/80mmHg

续表

特殊人群高血压	用药方案						血压控制目标
	利尿药	β受体拮抗剂	钙通道阻滞剂		血管紧张素转换酶抑制剂	血管紧张素Ⅱ受体阻滞剂	
			二氢吡啶类	非二氢吡啶类			
高血压肾病	√	√	√	√	☆	☆	无蛋白尿者：<140/90mmHg；有蛋白尿者：<130/80mmHg
血压伴心力衰竭		√			☆	√	<130/80mmHg

注："☆"表示首选药物；"√"表示可选药物；"×"表示禁用。具体的用药方案需经过临床医师的诊断及评估。

【用药指导】

（1）妊娠高血压首选的拉贝洛尔，也可以选择硝苯地平以及甲基多巴。

（2）高血压伴糖尿病患者首选血管紧张素转化酶抑制剂和血管紧张素Ⅱ受体阻滞剂。不仅有降血压作用，还可以减少尿蛋白的形成，延缓糖尿病肾病的发生。

（3）保护肾脏的角度考虑，高血压合并肾病患者建议选择血管紧张素转化酶抑制剂和血管紧张素Ⅱ受体阻滞剂进行治疗，在有效降血压的同时也可以延缓肾功能的衰竭。

（4）高血压合并冠心病患者，首选β受体拮抗剂，血压控制不佳时可加用钙通道阻滞剂。

（5）高血压合并心力衰竭患者首选血管紧张素转换酶抑制剂。如不能耐受，可选用血管紧张素Ⅱ受体阻滞剂、β受体拮抗剂。

知识链接

硝苯地平及硝苯地平缓释片（Ⅰ）、（Ⅱ）、（Ⅲ）的区别

硝苯地平属于钙通道阻滞剂，为一线抗高血压药，但是该药物属于短效抗

高血压药，起效快，作用时间短，每日需要服用3~4次，一旦漏服很容易引起血压波动。目前临床常用的硝苯地平缓释片可以减少血压波动的风险，作用维持时间长，不良反应发生率更低，有效地提高了患者的依从性。硝苯地平缓释片（Ⅰ）、（Ⅱ）、（Ⅲ）的区别在于主药含量不同，用法与用量也不同。具体区别见表5-15。

表5-15 硝苯地平各种剂型的区别

药品名称	每片主药含量	用法用量	作用维持时间
硝苯地平片	10mg	一次1片，一日3次	4~8小时
硝苯地平缓释片（Ⅰ）	10mg	一次1~2片，一日2次	12小时
硝苯地平缓释片（Ⅱ）	20mg	一次1片，一日1~2次	12小时
硝苯地平缓释片（Ⅲ）	30mg	一次30mg，一日1次	24小时

三、调血脂药的合理应用

高脂血症是指体内脂质代谢紊乱导致血脂水平升高的一种病症。具体表现为脂肪代谢或转运异常，血清中总胆固醇（total cholesterol，TC）和/或甘油三酯（triglyceride，TG）含量升高；高密度脂蛋白胆固醇（high density lipoprotein-cholesterol，HDL-C）含量降低。

根据病因分类，可分为原发性和继发性高脂血症。原发性高脂血症与先天性遗传有关，是单基因缺陷或多基因缺陷或环境因素所致；继发性高脂血症多发于代谢紊乱性疾病。

根据血清中TC、TG、HDL-C的测定结果，高脂血症分为高甘油三酯血症、高胆固醇血症、低高密度脂蛋白血症、混合型高脂血症。

高脂血症的治疗原则是预防动脉粥样硬化性心血管疾病，降低心肌梗死和缺血性脑卒中的发生率，降低冠心病死亡率。临床上一般采用饮食干预和药物治疗的方式治疗高脂血症。饮食干预的目的是让患者保持合适的体重，降低过高的血脂。药物治疗常用降低TC的药物和降低TG的药物。具体的制剂详见表5-16。

表 5-16 临床常用调血脂药

药物类型		药品名称	用法用量
主要降低TC的药物	羟甲基戊二酸单酰辅酶A（HMG-CoA）还原酶抑制剂	阿托伐他汀钙片（10mg/20mg）/片	起始剂量：每次10mg，每日1次，服药时间不受进食影响，调整剂量周期为4周
		瑞舒伐他汀钙片（5mg/10mg/20mg）/片	起始剂量：每次5mg，每日1次，服药时间不受进食影响，调整剂量周期为4周
		洛伐他汀片（20ng/片）	成人：每次1/2~1片，每日1次，晚餐时服用，剂量可按需调整，不得超4片/d
		匹伐他汀钙片（1mg/片）	成人：每次1~2片，每日1次，饭后口服，剂量可按需调整，不得超4片/d
		辛伐他汀片（10mg/20mg）/片	起始剂量：每日5~40mg，晚间1次服用。调整剂量周期为4周
		氟伐他汀胶囊（20mg/40mg）/片	成人：20~40mg，每日1次。晚餐时或睡前服用
	胆固醇吸收抑制剂	依折麦布片（10mg/片）	成人：每次10mg，每日1次。服药时间不受进食影响，可与他汀类或贝特类药物联合应用
	胆汁螯合剂	考来烯胺散（5g∶4g）	成人维持量：1/2~6袋，分3次于饭前服或与饮料拌匀服用
	抗氧化剂	普罗布考片（0.25g/片）	成人：每次2片，每日2次，早、晚餐时服用
	PCSK9抑制剂	依洛尤单抗注射液（1ml∶140mg）	皮下注射，每次420mg，每月1次
主要降低TG的药物	苯氧芳酸类（贝特类）	非诺贝特胶囊（200mg/粒）	成人：每次1粒，每日1次，与餐同服
		苯扎贝特片（0.2g/片）	成人：每次1~2片，每日3次，餐时与食物同服或餐后服
	烟酸类	阿昔莫司胶囊（0.25g/粒）	成人：每次1粒，每日2~3次，餐后服用
	多不饱和脂肪酸类	多烯酸乙酯软胶囊（0.5g/粒）	成人：每次1~2粒，每日3次

【用药指导】

（1）高脂血症患者必须经过医师的诊断及评估进行个体化给药。从小剂量开始服用，在治疗期间的4~6周内，复查各项血脂指标，以便医师及时调整用药剂量或治疗方案。孕妇和哺乳期妇女禁用或慎用调血脂药。用药期间需定期监测肝、肾功能。

（2）高胆固醇血症患者首选他汀类药物，也可以选择普罗布考和烟酸类药物。如胆固醇水平仍不达标，可采用他汀类和胆固醇吸收抑制剂联合治疗。应用他汀类药物期间应定期监测肝功能，如出现肌肉疼痛、乏力或疲劳应及时就医。

（3）高甘油三酯血症的患者可选择贝特类和多不饱和脂肪酸类药物。值得注意的是有肝脏、胆囊或严重肾脏疾病的患者禁用贝特类药物。

（4）便秘患者慎用考来烯胺散，长期应用该药的患者应补充维生素A、维生素D、维生素E等脂溶性维生素。

（5）服用阿昔莫司之前应先采取低胆固醇、低脂肪饮食并严格禁酒。肾功能不全患者需调整剂量。

（6）当单用他汀类药物患者不能耐受或是低密度脂蛋白不达标，经过医师专业评估后可考虑联合用药，用药方案由医师根据患者的具体情况制订。

第六节　国家基本药物在内分泌代谢疾病中的合理应用

一、内分泌代谢疾病简介

内分泌代谢疾病是指下丘脑、脑垂体、甲状腺、甲状旁腺、肾上腺、胰腺、性腺等腺体分泌功能和/或结构异常、激素或物质代谢失常所导致的疾病。常见的内分泌疾病有糖尿病、甲状腺疾病、肾上腺疾病、甲状旁腺疾病、垂体疾病等。本节将从临床最常见的糖尿病入手进行合理用药介绍。

二、降血糖药的合理应用

糖尿病是由于胰岛素绝对或相对分泌不足和/或胰岛素利用障碍而引起的以高血糖为特征的代谢性疾病。长期高血糖得不到控制，容易引起多系统的并发症，如心脏、神经、肾、眼、血管等组织出现慢性进行性病变，甚至出现心肌梗死、脑梗死、肾衰竭等疾病。临床常见症状有“三多一少”症状——多饮、多食、多尿、体重减少。也常见患者体型肥胖、困乏无力。

按照发病机制及病因，可将糖尿病分为以下两种类型。①1型糖尿病：由于胰腺分泌胰岛素的细胞受到损伤或功能障碍，导致胰岛素分泌绝对不足，引起血糖升高，多见于青少年和儿童。这一类患者口服降血糖药无效，必须终身依赖外源性胰岛素注射治疗。②2型糖尿病：由于胰岛素分泌不足或胰岛素抵抗，出现高血糖症状，是最常见的糖尿病，成人多发。这一类患者优先考虑口服降血糖药治疗，如血糖控制不佳或是存在严重并发症，则需选用胰岛素。

糖尿病的近期治疗目标：降低血糖，使血糖控制达标，改善糖尿病临床症状，纠正代谢紊乱。糖尿病的远期治疗目标：将血糖控制在适当的水平，预防和减少糖尿病的并发症的发生。

临床上常用的降血糖药按照剂型来分类，分为两大类，一类是口服降血糖药，第二类是胰岛素的注射剂。其中口服降血糖药又分为六类：α-葡糖苷酶抑制剂、双胍类药物、胰岛素促泌剂、胰岛素增敏剂、二肽基肽酶-4（dipeptidyl peptidase-4，DPP-4）抑制剂、钠-葡萄糖协同转运蛋白2（sodium-dependent glucose transporter 2，SGLT-2）抑制剂。胰岛素注射剂根据作用时间可分为长效胰岛素、中效胰岛素、短效胰岛素、速效胰岛素和预混胰岛素五类。具体的口服降血糖药详见表5-17；临床常用的胰岛素注射剂详见表5-18。

表5-17 临床常用口服降血糖药

药物类型	药品名称	用法用量
α-葡糖苷酶抑制剂	阿卡波糖胶囊（50mg/片）	餐前即刻口服，起始剂量：每次1粒，每日3次
	伏格列波糖胶囊	餐前即刻口服。每次1粒，每日3次
双胍类药物	盐酸二甲双胍片（0.5g/片）	餐中或餐后即刻服用。起始剂量：每次0.25~0.5g，每日3次
	盐酸苯乙双胍片（25mg/片）	餐前即刻口服。起始剂量：每次1片，每日1次，数日后可增加给药次数至每日2~3次

续表

药物类型		药品名称	用法用量
胰岛素促泌剂	磺酰脲类	格列本脲片（2.5mg）	起始剂量：每次1片，早餐及午餐前各1次
		格列喹酮片（30mg）	餐前即刻口服，每次1片，每日1次
		格列齐特缓释片（30mg）	早餐时服用，每次1~4片，每日1次
		格列美脲片（1mg/2mg）	早餐前即刻服用。起始剂量：每次1片，每日1次。后续监测血糖，调整剂量
	非磺酰脲类	瑞格列奈片（0.5mg/1.0mg/2.0mg）/片	餐前15分钟内服用。起始剂量：0.5mg，每日1次。后续监测血糖，调整剂量
		那格列奈片（60mg/120mg）/片	餐前15分钟内服用120mg，每日1次
胰岛素增敏剂		罗格列酮片（4mg/片）	起始剂量：4mg/d，每日1次，服药与进食无关
		盐酸吡格列酮片（15mg/30mg）/片	无充血性心力衰竭的患者起始推荐剂量为每日1次15mg或30mg，每日1次
DPP-4抑制剂		磷酸西格列汀片（100mg/片）	推荐剂量为100mg，每日1次。服药与进食无关
		利格列汀片（5mg/片）	推荐剂量为5mg，每日1次。服药与进食无关
SGLT-2抑制剂		达格列净片（10mg/片）	起始剂量：5mg/次，每日1次，早晨服用，不受进食限制
		恩格列净片（10mg/25mg）/片	早晨服用10mg，每日1次，空腹或进食后给药

【用药指导】

（1）α-葡糖苷酶抑制剂宜在用餐前即刻整片吞服或与前几口食物一起咀嚼服用。禁用于消化道梗阻、肠道炎症患者、孕妇、哺乳期妇女、18岁以下儿童。

（2）二甲双胍适用于没有心血管疾病，且经饮食和运动疗法后血糖水平仍未达标的肥胖型2型糖尿病患者，作为首选降血糖药；可作为糖尿病基础用药与磺酰脲类药物或胰岛素联合应用。

（3）胰岛素促泌剂应从小剂量开始应用，应用不当可能导致低血糖。禁用于1型糖尿病、重度肝肾功能不全、孕妇和哺乳期妇女、儿童和青少年。糖尿病严重感染、创伤及大手术期间、糖尿病酮症、酮症酸中毒期间均不得应用。

（4）胰岛素增敏剂有导致水肿或体重增加可能。不宜用于1型糖尿病或糖尿病急性并发症患者。用药期间建议患者定期监测肝功能。禁用于严重心功能不全、心衰患者、严重肝肾功能不全、孕妇和哺乳期妇女、18岁以下儿童。

（5）服用DPP-4抑制剂不受时间、食物的影响，餐前、餐中、餐后，任意时间服用均可。不宜用于1型糖尿病或糖尿病酮症酸中毒患者。孕妇和哺乳期妇女、18岁以下儿童禁用。

（6）SGLT-2抑制剂的优势在于降血糖作用不依赖于胰岛素，无低血糖风险，不会引起体重增加。建议患者早晨空腹服用，一日一次，如漏服，在发现漏服后尽快服用，不得同一日内服用两次。泌尿生殖感染者慎用；孕妇和哺乳期妇女、18岁以下儿童不推荐应用。

表5-18　临床常用胰岛素制剂

类型	来源	药品名称	维持时间	给药时间
长效	动物胰岛素	精蛋白锌胰岛素注射液（10ml：400U）	24~36小时	早/晚餐前即刻注射，每日1~2次
	胰岛素类似物	甘精胰岛素注射液（3ml：300U）		
		地特胰岛素注射液（3ml：300U）		
中效	动物胰岛素	低精蛋白锌胰岛素注射液（10ml：400U）	18~24小时	早/晚餐前1小时注射，每日1~2次
	人胰岛素	精蛋白锌重组人胰岛素注射液（3ml：300U）		

续表

类型	来源	药品名称	维持时间	给药时间
短效	人胰岛素	重组人胰岛素注射液（3ml：300U） 生物合成人胰岛素注射液（10ml：400U） 常规重组人胰岛素注射液（3ml：300U）	6~8小时	餐前30分钟注射，每日3次
超短效	胰岛素类似物	门冬胰岛素注射液（3ml：300U） 谷赖胰岛素注射液（3ml：300U） 赖脯胰岛素注射液（3ml：300U）	3~5小时	餐前即刻注射，每日3次
预混胰岛素	人胰岛素	精蛋白生物合成人胰岛素注射液（30R） 精蛋白生物合成人胰岛素注射液（50R） 50/50混合人胰岛素注射液 精蛋白重组人胰岛素注射液30/70 精蛋白重组人胰岛素注射液50/50	10~16小时	早/晚餐前30分钟注射，每日2次
	胰岛素类似物	门冬胰岛素30注射液 门冬胰岛素50注射液 精蛋白锌重组赖脯胰岛素注射液（25R） 精蛋白锌重组赖脯胰岛素注射液（50R）	10~16小时	早/晚餐前即刻注射，每日2~3次

【用药指导】

（1）胰岛素制剂应皮下注射，预混胰岛注射前应充分摇匀。注射部位可选择腹部、上臂外侧、臀部、大腿外侧。注射后针头应在皮下停留至少10秒。应定期更换注射部位，尽量避免在一个月内在同一部位重复注射，相邻注射点之间应间隔2~3cm。

（2）应用胰岛素制剂期间，应自我监测血糖，避免发生低血糖。若发生低血糖，要立即进食含糖高的食物，如糖果、果汁、白糖水。

（3）胰岛素制剂应在2~8℃避光保存，在不高于25℃的条件下可保存28天，超过此期限不得使用。

知识链接

预混胰岛素

预混胰岛素是厂家为满足患者的需求，将两种作用时间不同的胰岛素，如超短效或短效胰岛素与中效胰岛素按一定比例混合而成，生产出既能降低餐后血糖又能降低空腹血糖的双时相胰岛素。患者只需一日注射2次，就可以全面控制空腹及餐后血糖，有效地提高了依从性。

根据来源和化学结构分类，预混胰岛素分为预混人胰岛素和预混人胰岛素类似物两大类。

根据短效和中效胰岛素比例的不同，预混胰岛素分为低预混胰岛素（25/75剂型，30/70剂型）和中预混胰岛素（50/50剂型）。30/70胰岛素和50/50胰岛素。30/70说明短效或超短效胰岛素占比30%、中效胰岛素占比70%；25/75胰岛素中短效胰岛素占比25%、长效胰岛素占比75%；50/50胰岛素中短效与中效胰岛素各占50%。

第七节　国家基本药物在中枢神经系统退行性疾病中的合理应用

一、中枢神经系统退行性疾病简介

中枢神经系统退行性疾病是指一组由慢性进行性的中枢神经组织退行性变性而产生的疾病总称。主要疾病包括帕金森病、阿尔茨海默病、亨廷顿病、肌萎缩侧索硬化等。帕金森病患者表现为静止性震颤、肌强直、运动迟缓、姿势步态异常；阿尔茨海默病患者则表现为记忆力减退，病情会逐渐加重，逐渐发展为生活不能自理，给患者家属与社会带来沉重的负担。

二、帕金森病的合理用药

帕金森病是一种常见的中老年人神经系统变性疾病。临床症状表现为静止性震颤（患者的手或臂不受控制地发抖）、肌强直、行动缓慢、动作起动困难和姿势异常等。发病机制与中枢神经系统黑质纹状体损伤、退变及多巴胺合成减少有关。临床上用于帕金森病的药物主要有六大类，具体制剂见表5-19。

表5-19 临床常用抗帕金森病药物

药物类型	药品名称	用法用量
复方左旋多巴制剂	多巴丝肼片（左旋多巴+苄丝肼）	个体化给药，需经过医师评估后确定剂量
	复方卡比多巴片（卡比多巴+左旋多巴）	个体化给药，需经过医师评估后确定剂量
多巴胺受体激动剂	吡贝地尔缓释片（50mg/片）	帕金森病单一用药，每日3~5片，分3~5次服用
	盐酸普拉克索片（0.25mg/0.75mg/1.0mg）/片	采用剂量递增给药，起始剂量为每日0.375mg。每周加量1次，每次日剂量增加0.75mg，每日最大剂量为4.5mg
	盐酸罗匹尼罗片（0.5mg/片）	第一周：0.25mg/次，每日3次 第二周：0.5mg/次，每日3次 第三周：0.75mg/次，每日3次 第四周：1mg/次，每日3次
B型单胺氧化酶抑制剂	盐酸司来吉兰片（5mg/片）	起始剂量为早晨5mg，可增至每日10mg（早晨1次服用或分开2次服）
	甲磺酸雷沙吉兰片（1mg/片）	无论是否与左旋多巴联合用药，用量均为1片，每日1次

续表

药物类型	药品名称	用法用量
COMT抑制剂	恩他卡朋片（0.2g/片）	每次服用左旋多巴制剂时，服用1片，每日最大剂量不超过10片
抗胆碱药物	盐酸苯海索片（2mg/片）	开始每日1~2mg，每3~5日增加2mg，增量后每日不超过10mg，分3~4次服用
其他类	盐酸金刚烷胺片（0.1g/片）	1片/次，每日1~2次，一日最大剂量为4片

【用药指导】

（1）治疗帕金森病药物应该从小剂量开始服用，根据病情逐渐增加剂量的同时也要考虑不良反应。

（2）应用含左旋多巴的药物不能突然停药，以免发生停药综合征（精神行为异常、肌强直和自主功能紊乱），甚至可能危及患者生命。

（3）孕妇及哺乳期妇女及儿童禁用或慎用抗帕金森病药物。

（4）严重精神病、癫痫、消化性溃疡、闭角型青光眼、肝肾功能不全、心血管疾病患者慎用或禁用抗帕金森病药物。

（5）复方左旋多巴制剂、多巴胺能受体激动剂、苯海索等都可能造成患者精神方面异常如妄想、偏执、躁动、幻觉或强迫症等，需要家属密切关注。

（6）金刚烷胺和B型单胺氧化酶抑制剂可能引起睡眠障碍，如失眠、多梦、易醒，建议患者避免在睡前服用。

三、阿尔茨海默病的合理用药

阿尔茨海默病是一种老年人常见的进行性发展的神经系统退行性疾病。该病症的核心表现为认知功能的下降，还可能出现记忆力减退和丧失；视空间技能损害；定向力、计算力、判断力等丧失；相继出现人格、情感和行为改变；逐渐丧失自理能力。随着人口的老龄化，阿尔茨海默病的发病率逐年上升，严重危害老年人的身心健康。

阿尔茨海默病的治疗目标是帮助患者改善认知功能，延缓疾病进展，提高生活质量，减轻照料者负担。临床常用的治疗药物有两类，一类是胆碱酯酶抑制剂，包括多奈哌齐、卡巴拉汀和加兰他敏；第二类是兴奋性氨基酸受体拮抗剂，包括美金刚。临床常用治疗阿尔茨海默病的药物见表5-20。

表5-20　临床常用治疗阿尔茨海默病药物

药物类型	药品名称	用法用量	禁忌证
胆碱酯酶抑制剂	盐酸多奈哌齐片（5mg/片）	初始剂量：每日1次，每次1片（睡前服），后续需医师评估后增加药量	消化性溃疡、哮喘、慢性阻塞性肺疾病、孕妇慎用。哺乳期妇女禁用
	重酒石酸卡巴拉汀胶囊（1.5mg/粒）	起始剂量：每次1粒，每日2次，后续需医师评估后增加药量	消化性溃疡、哮喘、慢性阻塞性肺疾病患者慎用
	石杉碱甲片（50μg/片）	常用量为每次2~4片，每日2次	癫痫、肾功能不全、机械性肠梗阻、心绞痛等患者禁用
	氢溴酸加兰他敏片（5mg/片）	饭后1小时口服，起始剂量：每次1片，每日4次；3日后改为每次2片，每日4次	心血管病变、癫痫、消化性溃疡、哮喘、慢性阻塞性肺疾病患者慎用
兴奋性氨基酸受体拮抗剂	盐酸美金刚片（10mg/片）	个体化给药，需经医师评估后确定剂量	癫痫患者、有惊厥病史患者慎用

【用药指导】

（1）应用治疗阿尔茨海默病的药物应当从小剂量开始用药，根据各个患者的具体情况制订个体化用药方案。

（2）阿尔茨海默病患者应避免使用抗胆碱能药物（如颠茄、苯海拉明、茶苯海明、三环类抗抑郁药、氯氮唑、硫利达嗪）。

（3）建议患者于早晨和晚上与食物同服卡巴拉汀。

（4）美金刚避免与金刚烷胺、氯胺酮、右美沙芬同时使用，以免发生药物中毒。

知识链接

阿尔茨海默病的分期

阿尔茨海默病分为痴呆前阶段和痴呆阶段。痴呆前阶段可以没有任何认知障碍的临床表现，或仅有极轻微的记忆力减退主诉，客观的神经心理学检查正常。痴呆阶段根据认知损害的程度分为轻、中、重三期。

轻度主要表现是记忆障碍，首先出现的是近事记忆减退，判断能力下降。

中度除记忆障碍继续加重外，还会出现视空间能力下降、定向障碍，认知能力进一步衰退，特别是原已掌握的知识和技巧出现明显的衰退。

重度的患者除了上述各项症状逐渐加重以外，还有情感淡漠、哭笑无常、言语能力丧失，不能完成日常简单的生活事项如穿衣、进食，终日无语而卧床，与外界逐渐丧失接触能力。

章末小结

1. 胃溃疡的典型症状为“餐后痛”，十二指肠溃疡的典型症状为“餐前痛”。
2. 幽门螺杆菌感染是消化性溃疡的主要诱因。应用四联疗法需按疗程服用，餐前一小时服铋剂；餐前半小时服质子泵抑制剂；餐后半小时服用根除幽门螺杆菌的抗生素。
3. 咳、痰、喘是呼吸道疾病的常见症状，给患者推荐药物时，应充分考虑患者的年龄、生理及病理因素。
4. 无痰干咳的患者推荐应用中枢性非依赖性镇咳药物进行治疗；有痰的患者应加服祛痰药。
5. 吸入型糖皮质激素是哮喘长期治疗的首选药物。中重度持续哮喘可选用吸入糖皮质激素和长效β_2受体激动剂的联合制剂。

6. 高血压患者首选一线抗高血压药，推荐长效抗高血压药，避免一天之内血压大幅波动。
7. 轻度高血压患者在起始治疗时，宜采用单药治疗，仅在单药治疗无法达到降血压目标时，考虑加量或联合其他药物；中度高血压患者在起始治疗时，可选用单片复方制剂或自由联合用药。
8. 二甲双胍可作为没有心脏或肾脏方面疾病的2型糖尿病患者的首选用药。
9. 合并动脉粥样硬化等心血管疾病或心血管风险高危的2型糖尿病患者，可在应用二甲双胍的基础上联合应用SGLT-2抑制剂。
10. 超重和肥胖成人2型糖尿病患者的治疗手段除药物治疗以外，还包括生活方式干预。
11. 应用抗帕金森病药物和抗阿尔茨海默病药物时，应注意患者是否属于禁忌人群。
12. 抗阿尔茨海默病用药应从小剂量开始，制订个体化用药方案应用血脂调节剂应当从小剂量开始，再调整至最佳剂量。

思考题

1. 为什么孕妇禁用含伪麻黄碱的复方感冒制剂？
2. 哮喘稳定期可以使用的药物如孟鲁司特钠片，急性发作期也可以使用吗？
3. 请说出保护胃黏膜药、胃肠促动药、H_2受体拮抗剂、直接中和胃酸药、质子泵抑制剂的具体用药时间。
4. 为什么高血压合并高脂血症患者不宜选择β受体拮抗剂和利尿剂？
5. 请详细说明磺脲类药物、α-葡糖苷酶抑制剂、双胍类药物的用药时间。
6. 酮症酸中毒患者应选择哪种类型的降血糖药？请说明原因。
7. 患者，男性，60岁。高血压病史10年，近日夜间时长出现胸闷，伴频发的阵发性室上性心动过速。医师开具盐酸维拉帕米缓释片。请分析医师不选用硝苯地平缓释片的原因。
8. 案例分析：

   消化内科门诊，患者，男，29岁。既往体健，无药物过敏史。经检查后诊断为幽门螺杆菌阳性慢性胃炎。医师开具处方如下：

兰索拉唑肠溶片	15mg	b.i.d.	餐前半小时口服
枸橼酸铋钾颗粒	220mg	b.i.d.	餐前半小时口服
阿莫西林胶囊	1g	b.i.d.	餐后口服
克拉霉素片	0.5g	b.i.d.	餐后口服

患者用药2周后，经复查Hp仍为阳性，请分析原因。

（廖可叮）

第六章

化学药品与中成药的调剂

第六章
数字内容

学习目标

- 掌握化学药品与中成药处方调剂的操作规程与处方审核的内容。
- 熟悉化学药品与中成药处方调剂过程中的调配要点。
- 了解调剂过程中的用药咨询和用药知识教育。
- 学会化学药品与中成药品的调剂操作。
- 培养科学严谨、实事求是、爱岗敬业的职业精神。

情境导入

情境描述：

患者刘某58岁，因患有脑梗死等慢性疾病需长期服用华法林钠片。某日，刘某像往常一样去医院开药，但服用一周后出现不适，就医时才发现所服药物并不是华法林钠片，而是地高辛片。最终，刘某因大面积脑梗死而去世。

学前导语：

华法林钠片和地高辛片两种药在包装、大小、颜色上存在相似之处，但适应证却完全不同。此事故由于调配人员没有遵守操作规程，态度不够认真严谨，核对、发药人员也没有及时发现问题，造成严重的调配差错，为此相关人员均承担法律责任。本章将学习化学药品与中成药调剂的操作流程、注意事项以及处理问题的方法等调剂内容。

第一节　概述

正确合理地进行药品调剂是确保药品准确、快速调配的重要因素，一般调剂流程如图6-1所示。

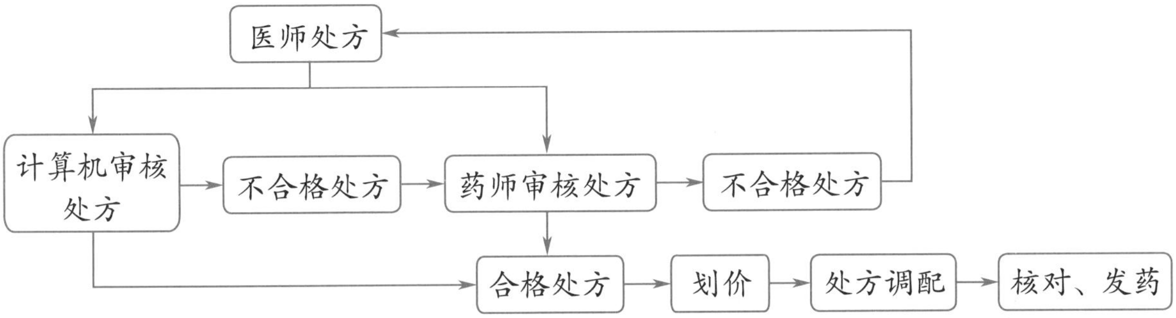

图6-1　药品调剂流程示意图

一、审方与计价

（一）审方

审方是药师及以上药学专业技术人员运用专业知识与实践技能，依据相关法律法规、规章制度对医师为患者开具的处方进行合法性、规范性和适宜性审核的过程，是药品调剂程序中的重要环节，可防范用药错误及不良事件的发生。

1. 合法性审核

（1）处方开具人是否根据《执业医师法》取得医师资格，并执业注册。

（2）处方开具时，处方医师是否根据《处方管理办法》在执业地点取得处方权。

（3）麻醉药品、第一类精神药品、医疗用毒性药品、放射性药品、抗菌药物等药品处方，是否由具有相应处方权的医师开具。

2. 规范性审核

（1）处方是否符合规定的标准和格式，处方医师签名或加盖的专用签章有无备案，电子处方是否有处方医师的电子签名。

（2）处方前记、正文和后记是否符合《处方管理办法》等有关规定，文字是否正确、清晰、完整。

（3）患者年龄应当为实足年龄，新生儿、婴幼儿应当写日、月龄，必要时要注明体重。

（4）中药饮片、中药注射剂要单独开具处方。

（5）开具西药、中成药处方，每一种药品应当另起一行，每张处方不得超过5种药品。

（6）药品名称应当使用经药品监督管理部门批准并公布的药品通用名称、新活性化合物的专利药品名称和复方制剂药品名称，或使用由国家卫生健康委员会公布的药品习惯名称；医院制剂应当使用药品监督管理部门正式批准的名称。

（7）药品剂量、规格、用法、用量准确清楚，符合《处方管理办法》规定，不得使用“遵医嘱”“自用”等含混不清字句。

（8）普通药品处方量及处方效期符合《处方管理办法》的规定，抗菌药物、麻醉药品、精神药品、医疗用毒性药品、放射品、易制毒化学品等的使用符合相关管理规定。

（9）中药饮片、中成药的处方书写应当符合《中药处方格式及书写规范》。

3. 适宜性审核　处方适宜性审核是处方审核的重点和难点，是对处方用药的安全性、合理性、经济性做出判断，并对存在安全性、合理性问题的用药进行事前干预。西药及中成药要处方的审核内容主要包括以下内容。

（1）处方用药与诊断是否相符。

（2）规定必须做皮试的药品，是否注明过敏试验及结果的判定。

（3）处方剂量、用法是否正确，单次处方总量是否符合规定。

（4）选用剂型与给药途径是否适宜。

（5）是否有重复给药和相互作用情况，包括西药、中成药、中成药与西药、中成药与中药饮片之间是否存在重复给药和有临床意义的相互作用。

（6）是否存在配伍禁忌。

（7）是否有用药禁忌：儿童、老年人、孕妇及哺乳期妇女、脏器功能不全患者用药是否有禁忌使用的药物，患者用药是否有食物及药物过敏史禁忌证、诊断禁忌证、疾病史禁忌证与性别禁忌证。

（8）溶媒的选择、用法用量是否适宜，静脉输注的药品给药速度是否适宜。

（9）是否存在其他用药不适宜情况。

在处方审核时，药师应逐项认真审阅，如为合理处方，药师在纸质处方上手写签名（或加盖专用印章）、在电子处方上进行电子签名，处方经药师签名后方可进入划价收费和调配环节。如为不合理处方，应与其他药师讨论，确认为医师处方有误后，告知处方医师，建议其修改或重新开具处方；药师发现不合理用药，处方医师不同意修改时，药师应当作好记录并纳入处方点评；如发现严重不合理用药或用药错误，药师应当拒绝调剂，及时告知处方医师，并做好记录，按有关规定报告。

（二）计价

1. 人工计价　药价要执行当地物价部门核准的价格，不得随意变动，更不得任意估价。计价员要清楚药品的规格、数量、剂型、价格，且计价一定要准确，金额应书写清楚。

2. 计算机计价　目前计算机收费系统已得到广泛应用，若药品价格有变动，可改动程序中的价格数据即可，这提高了处方划价的工作效率，降低了出错概率。

二、调配操作

调配操作是指药品调剂人员（药士）按审查通过的处方要求，进行药品调配的过程。具体操作如下：

1. 调配前仔细阅读处方，发现问题及时与审方人员沟通。

2. 调配时应按照药品顺序逐一调配。

3. 对贵重药品及特殊管理药品（主要包括麻醉、精一、精二类药品）等分别登记账卡。

4. 药品配齐后，对照处方逐条核对药名、剂型、规格、数量和用法。

5. 完成一张处方的调配后再调配下一张处方，以免造成混淆，出现差错。

6. 在每种药品外包装上分别贴上用法用量、贮存条件等标签，对需要特殊保存的药品加贴醒目的标签提示患者注意。

7. 检查药品的批准文号，注意药品的有效期。

核对无误后，在处方上签名或加盖专用签章转入核发窗口。

三、复核与发药

（一）复核

药品调配完成后，由药师以上专业技术人员对调配处方药品进行全面细致的核对，防止出现调配差错。复核内容主要包括：

1. 核对所调配的药品与处方药名是否一致。

2. 核对所调配的药品规格、剂量、剂型是否与处方一致。

3. 检查药品有效期，确保患者用药安全、有效。

4. 检查药品外观质量是否合格，如有破损或标签不清等情况严禁调配发药。

在复核过程发现有错误，应将处方和药品一并退回调配人员，并及时更正。核对无误后，在处方上签名或加盖专用签章转入发药窗口。

（二）发药

发药是将调配好、核对好的药品发给患者的过程，是调剂工作的最后一个环节。

医院门诊患者和社会药房（店）患者的用药是由药剂人员直接发放的，而住院患者的用药大多是通过护士发放或直接使用于患者，故护理人员应进行必要的岗前培训，以确保付发质量。药品发放时应注意：

1. 核对患者信息　窗口发药时，发药人员应先核对患者的姓名、科别等基本信息是否一致，核对无误后，将药品逐一付发给患者或其家属；病房床头发药时，护理人员应先问清楚患者姓名、所住床号，才能付发药品；药店发药时，还应核对已付费盖章的POS结算清单，一式两份，药店留存一份，患者一份。

2. 用药交代　药品的用法、用量及用药注意事项一般在所发药品的投药包装上都已有标注，但发药者仍应向患者逐条交代，语言要简洁明了，通俗易懂。

发药完成后在处方上签名或加盖专用签章，并将处方按规定归档储存。

知识链接

“禁用”和“慎用”的区别

禁用是不得使用，否则“有可能”或“很可能”，甚至“肯定”发生某种严重后果。以非甾体抗炎药为例：活动性消化性溃疡患者禁用布洛芬，否则肯定会加重胃肠溃疡，很可能会发生胃出血（不良后果）；确诊的缺血性心脏病或脑血管病患者禁用依托考昔，否则有可能会发生心脑血管事件（严重后果）。

慎用即有条件地使用。以氨基糖苷类抗生素为例：因有明确的耳、肾毒性，一般情况下6岁以下儿童避免使用。有条件使用的情况为：①当临床有明确应用指征，且无其他毒性更低的抗菌药物可选用时，儿童可使用氨基糖苷类抗生素；②需要在治疗过程中严密观察不良反应，有条件者还需进行血药浓度监测，根据血药浓度检测结果个体化给药。

第二节　化学药品与中成药的调剂要点

一、化学药品调剂要点

（一）审方要点

1. 处方用药与临床诊断的相符性　处方用药的适应证应符合临床诊断。如不相符，药师应与医师沟通，更换药品；如诊断不全，应补全诊断。

2. 药品规格与剂量　同一药品由于治疗的需要，会有多种规格，应审核医师处方中的药品规格与药房现有药品规格是否一致，如不一致，应及时联系医师，避免出现剂量的计算和使用差错。比如阿司匹林肠溶片有25mg、50mg和100mg等多种规格，低剂量主要用于预防血栓的形成，高剂量用于解热镇痛或抗炎抗风湿。在审查处方时还应注意核对药品的剂量和计量单位，将药品的剂量控制在安全范围之内。若患者为老年人、儿童、肝功能不全或肾功能不全，其用药剂量要注意调整。

3. 药品剂型　临床使用药物应根据疾病的轻重缓急选择不同的剂型，如普通患者和慢性疾病患者一般选择口服制剂，如片剂、胶囊剂、控（缓）释胶囊（片）等；而危重患者应选择注射剂。另外，同一种药物也有不同的剂型，剂型不同，药物作用可能不同，如硫酸镁口服可导泻、利胆，注射可降血压和抗惊厥，外敷可消肿。因此，药品调剂人员应熟悉各种药品的给药途径，实际用药时可根据病情和药物性质做出适当的选择。

4. 用药方法　根据患者的病情及药动学或药效学特点，口服药物需要选择适宜的服药时间。一般情况下，餐前空腹服用有利于药物的吸收，刺激性较大的药物宜餐后服用，有些药物需餐中服用。如胃肠促动药适宜在餐前半小时服用，进餐时药物已起效，促使消化道正常蠕动，如甲氧氯普胺、多潘立酮等；非甾体抗炎药、甲硝唑等药物的胃肠道反应较大，适宜餐后服用；降血糖药阿卡波糖、二甲双胍等适宜餐中服用；糖皮质激素、抗高血压药、抗抑郁药等适宜清晨服用；调血脂药、缓泻药、平喘药、抗过敏药、助眠药等则适宜睡前服用。药品调剂人员须审查药品用法是否合适，并指引患者正确用药，以期达到充分发挥药物疗效，减少不良反应的目的。

5. 是否存在重复用药　国内上市的药品中存在同一药物有多个商品名称、多个药品中含有同一种药物成分以及相同作用机制的同类药物合用等现象，易在医师开具处方、药师调剂处方以及患者使用药品过程中发生混淆，带来很大的安全隐患。比如奥美拉唑的商品名有奥美拉唑、奥克等多种，含有对乙酰氨基酚成分的感冒药有数十种。某些中成药中也含有化学成分，比如消渴丸中含有格列苯脲，珍菊降压片中含有氢氯噻嗪，维C银翘片中含有对乙酰氨基酚等。因此，药师应认真审查药品名称，防止出现重复用药、用药过量等问题。

6. 皮试药品信息　需做皮试的药品，如青霉素类、部分头孢菌素类、含碘制剂、细胞色素C、普鲁卡因、破伤风抗毒素等，处方医师应注明过敏试验及试验结果。

7. 药物配伍禁忌　配伍禁忌包括体外配伍禁忌和体内不良相互作用。体外配伍禁忌是指两种或两种以上的药物混合使用时发生体外相互作用，出现使药物中和、水解、破坏失效等理化反应。如阿米卡星注射液和头孢哌酮钠他唑巴坦钠注射剂在同一输液器中输注，阿米卡星与β-内酰胺类抗生素混合时可导致相互失效，联用时必须分瓶、分管滴注。

体内不良相互作用，如左氧氟沙星片与铝碳酸镁片同时服用，铝碳酸镁中的铝、镁可减少左氧氟沙星的吸收，从而降低左氧氟沙星的疗效。体内不良相互作用的情况还存在于药物分布、代谢和排泄过程，其中部分不良相互作用可通过给药顺序、间隔一定时间来避免，审方时应给予重视并对患者进行用药的指导。

8. 用药禁忌　用药禁忌包括特殊人群（儿童、老年人、孕妇、哺乳期妇女、肝肾功能不全者和过敏者）禁忌和疾病禁忌。特殊人群的用药禁忌如8岁以下儿童禁用头孢噻肟钠静脉滴注给药，禁用喹诺酮类药物静脉滴注给药等；孕妇禁用沙利度胺、利巴韦林、阿司匹林、甲氧氯普胺、庆大霉素、卡那霉素等；哺乳期妇女及儿童禁用四环素，新生儿禁用氯霉素等；60岁以上老年人用药剂量不建议超过成人剂量的3/4。疾病的用药禁忌如左氧氟沙星、亚胺培南不宜用于癫痫患者。

案例分析

案例：

×××医院门诊处方

费别：公费　自费　　　　　　　　　　　　　　　　　　No.00001

科室：　　　　　　　　　　　　　　　　　　　　××××年××月××日

<table>
<tr><td rowspan="2">姓名</td><td rowspan="2">×××</td><td>性别</td><td>男</td><td>年龄</td><td colspan="3">5岁</td></tr>
<tr><td>门诊病历号</td><td colspan="6">××××××</td></tr>
<tr><td colspan="2">单位或家庭住址</td><td colspan="6">××××××</td></tr>
<tr><td colspan="2">临床诊断及症状</td><td colspan="6">细菌性肠炎</td></tr>
<tr><td colspan="8">Rp：
盐酸左氧氟沙星胶囊　0.1g×6粒/盒×1盒
　　0.2g　p.o.　b.i.d.
酪酸梭菌活菌散　0.5g×21袋/盒×1盒
　　1.0g　p.o.　t.i.d.
蒙脱石散　3g×10袋/盒×1盒
　　3g　p.o.　t.i.d.</td></tr>
<tr><td>医师</td><td colspan="2">×××</td><td colspan="2">药品金额及收讫章</td><td colspan="3"></td></tr>
<tr><td>审核</td><td></td><td>调配</td><td></td><td>核对</td><td></td><td>发药</td><td></td></tr>
</table>

请对此处方进行分析并补充发药交代。

分析：

1. 处方分析　此处方为不合理处方，问题有以下几方面。

（1）存在用药禁忌：盐酸左氧氟沙星胶囊禁用于18岁以下儿童。

（2）药品用量不适宜：酪酸梭菌活菌散应一次0.5g。

（3）联合用药不适宜：酪酸梭菌活菌散为微生态制剂，对抗菌药物敏感，与盐酸左氧氟沙星胶囊合用会使其活性降低；蒙脱石散有吸附作用，可使其他合用药品疗效降低。

解决方法：应与医师联系，由医师更改、修正后方可调配。

2. 发药交代　左氧氟沙星胶囊有光敏反应，用药期间应避免阳光暴晒，服药期间应多饮水，含铝、镁的制酸药、铁剂均可减少左氧氟沙星的吸收，应避免使用；酪酸梭菌活菌散为活菌制剂，勿将其置于高温处，溶解时水温不得高于40℃；蒙脱石散具有吸附作用，应与其他药品间隔使用。

（二）调剂要点

1. 谨慎读方　严防相似相近药品名称的混淆，比如阿拉明（间羟胺，抗休克药）和可拉明（尼可刹米，呼吸兴奋药）、安定（地西泮，镇静催眠药）和安坦（盐酸苯海索，抗帕金森病药）、阿糖腺苷（抗病毒药）和阿糖胞苷（抗肿瘤药）、氟胞嘧啶（抗真菌药）和氟尿嘧啶（抗肿瘤药）等。若读方不慎，极易造成张冠李戴以致发生差错事故。因此，必须谨慎读方。

2. 严格遵守操作规程　在调配操作过程中，应严格遵守操作规程。取药前先查看所取药品标签上的药名是否和处方中的药名一致，取药时再查看所取药品是否和处方中的药品性状一致，取药后还需要查看所取药品的包装，核对是否和所调配的药品相一致。尤其应注意同一厂家的不同药品品种或同一药品不同剂型、不同规格所采用的包装材料、尺寸、颜色可能非常相似，需特别关注。比如，某药厂生产的10mg黄体酮注射剂和20mg黄体酮注射剂外包装极其相似，区别仅在于右上角的规格标注；某药厂的连花清瘟胶囊和连花清瘟颗粒，除剂型不同外，其余均相似，调配时较易混淆。

3. 书写注射通知单　处方中有注射剂时，调配人员应按照规定将患者姓名、药品名称、规格、剂量、注射方式、每日注射次数等内容准确书写在注射通知单上，以便于护士根据注射通知单为患者注射。书写时还应注意易引起过敏，需要做皮试的药物，必须在注射通知单上注明是否需要做皮试。若采用电子处方，药师审核无误后，患者可在注射室打印治疗证（完整准确地显示注射通知单的各项内容），凭证进行注射。

（三）发药要点

1. 做好用药交代 发药人员应根据瓶签或说明书的情况，将每日服用剂量换算成每次服用的片数、粒数、丸数等。特定的用法与用量，应详加说明。比如药品的特定服用时间（饭前服、餐中服等）；特定服用剂量（如首剂加倍）以及特殊使用方法（如高锰酸钾1∶5 000溶液坐浴）。有些饮食会对某些药物的药效产生影响，因此，应根据药物特性，正确交代患者使用药品时应控制哪些饮食，以提高药品的疗效。

2. 做好用药咨询和用药知识教育 患者咨询用药问题时，应耐心细致地解答；语言通俗易懂以确保患者能准确掌握用药方法和注意事项，尤其是遇老年人、儿童或者文化水平低的患者，应特别交代，最大限度地发挥药物疗效，降低不良反应的发生率。

常见的用药知识教育有：①不要自行根据症状选用药物或者应用他人药物，也不要将自己的药物随便给其他人使用；②在怀孕或哺乳期间，不要自行应用任何药物；③应该知道所用药物的用量、用法，了解用药期间的一般注意事项和控制饮食情况，不明确的地方要咨询专业人员；④不要随意更改处方中任何一种药物的用量和服药时间；⑤已经变色、潮解、过期、发霉的药物不能再服用；⑥将药品置于儿童不能触及的位置，以免误服。

3. 发药时应注意尊重患者的隐私。

知识链接

用药提示

1. 缓控释制剂的片或胶囊应整个吞服，不宜掰开或嚼碎服用。

2. 服用易引起头晕、嗜睡或影响定向性的药物时，不宜从事驾驶车辆或高空作业等危险性工作。

3. 具有光敏反应的药物应避免阳光直射皮肤，以免引起过敏。

4. 栓剂用药前应先除去外层的玻璃纸或塑料薄膜，再放入指定的腔道内。

5. 混悬剂用前应充分振摇。

6. 舌下片不可用水直接送服，应将药物放置舌下含化，含化30分钟内不宜饮水、进食等。

7. 外用药品禁止口服或禁用于破损皮肤。

二、中成药调剂要点

除上述要点外，在审查含中成药的处方时还需注意以下事项。

1. 药证是否相符。依据“寒者热之，热者寒之”的辨证思想。若“热证”用“热药”，“寒证”用“寒药”，无异于火上加油，加重病情。

2. 熟悉中成药的主要成分、用法、用量及注意事项等。如含有关木通、马兜铃、广防己的中成药含有马兜铃酸，具有明显的肾毒性，使用不当会导致肾损害；含有中药材黄药子的中成药，有明显的肝毒性，过量或长期应用，可导致肝脏损害；含蟾酥的中成药，使用不当会导致心脏损害和心律失常；含马钱子的中成药，使用过量会引起神经系统损害；外用的中成药一般避免内服。

3. 联合用药应遵循药效互补及增效减毒原则。

（1）多种中成药联合应用时，应注意功能相同或基本相同的中成药不宜叠加使用，毒性药材或者药性峻烈的药味应避免重复使用。如附子理中丸与金匮肾气丸配合应用，因两种中成药均含有附子（主要成分为乌头碱）这味中药，可能引起毒副作用；中药的“十八反”“十九畏”，如祛风止痛片、木瓜丸等含川乌、草乌，若与含有贝母、半夏的蛇胆川贝液、通宣理肺丸等止咳化痰药合用则会出现配伍禁忌（乌头反半夏、贝母）；九气心痛丸、胆宁片等疏肝利胆药大多含有郁金，若与含有丁香的苏合香丸、六应丸等合用就违反了“十九畏”的禁忌。

（2）中成药与西药联合应用时，应注意某些中成药与西药联合应用时会形成难溶性物质，如含金属离子的中成药能使四环素类抗生素生成难溶性物质，降低西药的疗效；某些中成药或西药中含有毒性成分，配伍不当会增加药物的毒副作用，如三七片、元胡止痛片等与氨基糖苷类药物合用时，可增强听神经的毒性。

章末小结

1. 化学药品和中成药的调剂流程包括收方、审方、划价、调配、复核、包装和发药。
2. 审方是药品调剂程序的重要环节，包括处方合法性审核、规范性审核及适应性审核。
3. 化学药品调剂时应注意处方用药与临床诊断是否相符、药品规格与剂量是否正确、药品剂型与给药途径是否正确、需皮试的药品是否注明过敏试验及皮试结果、是否存在重复用药、配伍禁忌等。

4. “四查十对”为查处方，对科别、姓名、年龄；查药品，对药名、剂型、规格、数量；查配伍禁忌，对药品性状、用法用量；查用药合理性，对临床诊断。

5. 调配操作应认真、细致，避免出现调配差错。

思考题

1. 简述化学药品和中成药的调剂流程。
2. 简述处方适宜性审核的内容。
3. 简述药品调剂人员应具备的职业素养。

（黄金凤）

第七章

特殊药品的调剂

第七章
数字内容

学习目标

- 掌握麻醉药品和精神药品的调剂流程。
- 熟悉麻醉药品和精神药品的调配操作。
- 了解麻醉药品和精神药品的相关管理规定。
- 学会特殊药品的调剂操作。
- 培养认真严谨、实事求是、爱岗敬业的职业素养。

情境导入

情境描述：

张阿姨今年50岁，经常焦虑，入睡困难，临床诊断为失眠。医师为其开具普通处方，药品为地西泮片0.25g×42片，用法为口服，一日3次，一次2片。药师在调剂过程中发现问题，拒绝发药，经与医师沟通后，该医师为其重新开具了处方。

学前导语：

地西泮属于第二类精神药品，应使用专用处方，且应注意处方限量等事项。本章将学习麻醉药品和精神药品的调剂以及相关管理规定。

第一节　概述

麻醉药品系指具有依赖性潜力的药品，滥用或不合理使用易产生身体依赖和精神依赖的药品；麻醉药品的范围包括：阿片类、可卡因类、大麻类、合成麻醉药品及其他易产生依赖性的药品、药用原植物及其制剂。精神药品系指作用于中枢神经系统，使之兴奋或抑制，连续使用能产生依赖的药品；依据精神药品使人体产生的依赖性和危害人体健康的程度，分为第一类精神药品和第二类精神药品。

2013年，国家食品药品监督管理总局、公安部及国家卫生和计划生育委员会颁布了《麻醉药品品种目录》和《精神药品品种目录》，自2014年1月1日起施行。根据《麻醉药品和精神药品管理条例》有关规定，国家药品监督管理局、公安部、国家卫生健康委员会决定将含羟考酮复方制剂等品种列入精神药品管理，2019年9月1日起施行。

知识链接

羟考酮复方制剂的管理规定

根据《麻醉药品和精神药品管理条例》有关规定，国家药品监督管理局、公安部、国家卫生健康委员会决定将含羟考酮复方制剂等品种列入精神药品管理。公告如下：

1. 口服固体制剂每剂量单位含羟考酮碱大于5mg，且不含其他麻醉药品、精神药品或药品类易制毒化学品的复方制剂列入第一类精神药品管理。
2. 口服固体制剂每剂量单位含羟考酮碱不超过5mg，且不含其他麻醉药品、精神药品或药品类易制毒化学品的复方制剂列入第二类精神药品管理。
3. 丁丙诺啡与纳洛酮的复方口服固体制剂列入第二类精神药品管理。

麻醉药品和精神药品在临床诊治过程中是必不可少的医疗药品，但若使用不当，会使人产生依赖性，甚至通过非法途径成为毒品。麻醉药品和精神药品的滥用已经成为社会的一大危害，严重威胁着人们的生理和心理健康，同时影响人们的正常生活秩序。故国家对麻醉药品和精神药品实行特殊管理：麻醉药品和第一类精神药品不得零售；禁止使用现金进行麻醉药品和精神药品交易，个人合法购买麻醉药品和精神药品的除外。

一、麻醉药品、第一类精神药品的调剂

麻醉药品、第一类精神药品也要遵循收方、审查处方、调配处方、核对处方和发药的调剂流程，但又与普通药品的调剂流程有所不同，详见图7-1。

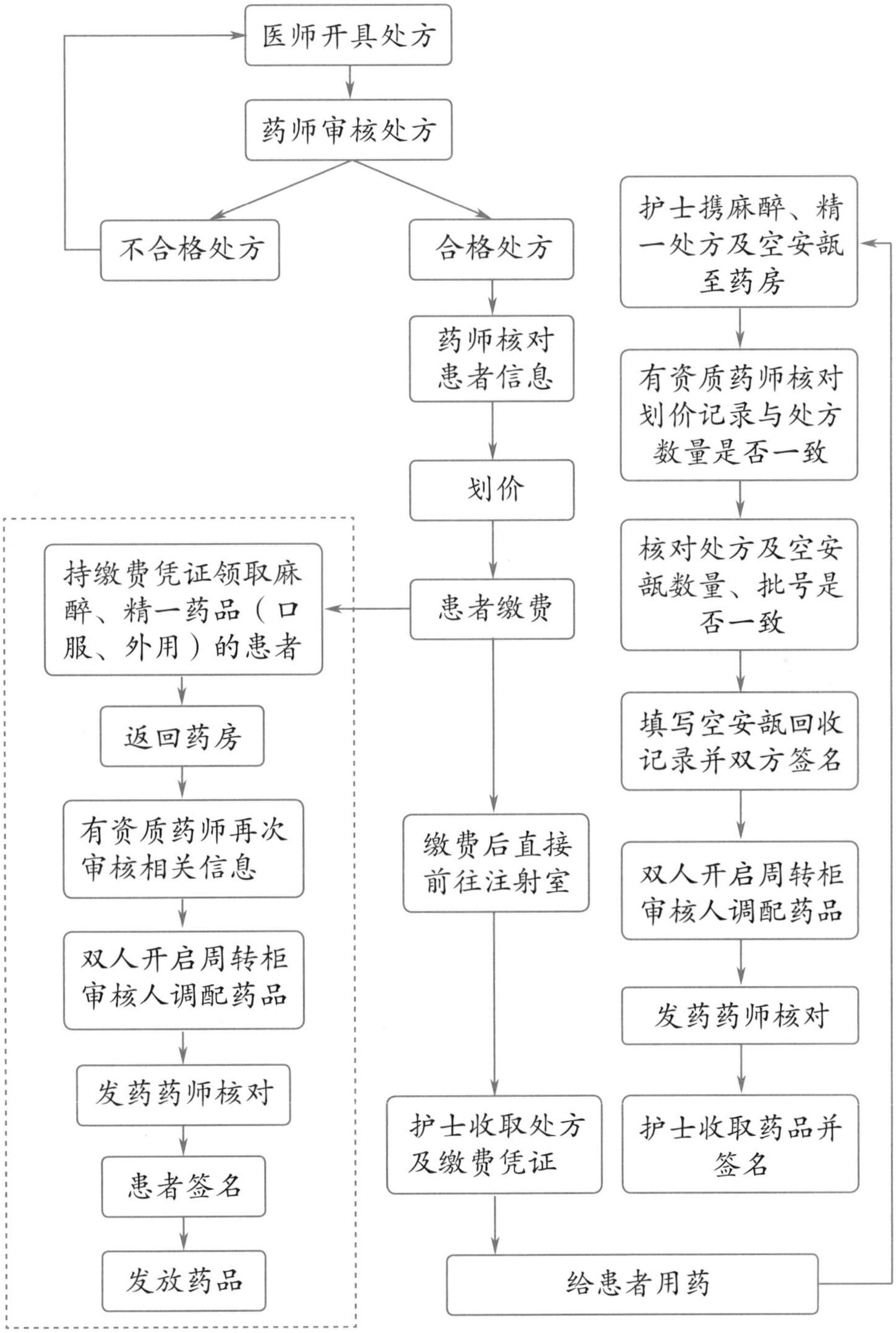

图7-1　医院门诊药房麻醉、第一类精神药品调剂流程示意图

（一）审核处方

麻醉药品、第一类精神药品的调剂工作应由双人审核、调配及核发。具有调配麻醉药品、第一类精神药品资质的药师首先应核查处方是否为麻醉药品、精神药品的专用处方，处方各项内容是否完整，开具处方的医师是否具有麻醉药品、精神药品的处方权，处方用量是否符合要求，核对无误后，方可进行调配。对不符合规定的麻醉药品、第一类精神药品处方，药师有权拒绝。

1. 处方的合法性与规范性　执业医师经培训、考核合格后，取得麻醉药品、第一类精神药品处方资格。开具麻醉药品、第一类精神药品应使用专用处方，处方格式根据国家卫生健康委员会规定的标准（麻醉、精一药品处方为淡红色，右上角标注“麻、精一”）。医师开具麻醉药品、第一类精神药品处方时，应当在病历中记录。医师不得为他人开具不符合规定的处方或者为自己开具麻醉药品、第一类精神药品处方。

2. 处方限量　医师为患者开具麻醉药品、第一类精神药品应严格遵守单张处方限量。

（1）为门（急）诊患者开具的处方限量：麻醉药品、第一类精神药品的注射剂，每张处方为一次常用量；控缓释制剂，每张处方不得超过7日常用量；其他剂型，每张处方不得超过3日常用量。哌甲酯用于治疗儿童多动症时，每张处方不得超过30日常用量。

（2）为门（急）诊癌痛、慢性中度及重度非癌痛患者开具的处方限量：麻醉药品、第一类精神药品注射剂，每张处方不得超过3日常用量；控缓释制剂，每张处方不得超过15日常用量；其他剂型处方不得超过7日常用量。

知识链接

癌症患者的三阶梯止痛治疗原则

三阶梯治疗是指应当根据患者疼痛程度，有针对性地选用不同强度的镇痛药物。①轻度疼痛：可选用非甾体抗炎药，如阿司匹林、布洛芬、吲哚美辛等；②中度疼痛：可选用弱阿片类药物，如可卡因、曲马多、布桂嗪等；③重度疼痛：可选用强阿片类药物，如吗啡、哌替啶、二氢埃托啡等。

在使用阿片类药物的同时，合用非甾体抗炎药，可以增强阿片类药物的止痛效果，并可减少阿片类药物用量。如果能达到良好的镇痛效果，且无严重的不良反应，轻度和中度疼痛也可考虑使用强阿片类药物。如果患者诊断为神经病理性疼痛，应首选三环类抗抑郁药或抗惊厥药等。

（3）为住院患者开具的处方限量：麻醉药品、第一类精神药品处方应当逐日开具，每张处方为1日常用量。

（4）需要特别加强管制的麻醉药品的处方限量：盐酸二氢埃托啡处方为一次常用量，药品仅限于二级以上医院内使用；盐酸哌替啶处方为一次用量，药品仅限于医疗机构内使用。

（二）调配和发药

负责麻醉药品、第一类精神药品调剂工作的药学专业技术人员应当工作责任心强，业务熟悉，掌握国家有关法律法规并经过培训、考核合格。具有药师以上专业技术职务任职资格的人员负责麻醉药品、第一类精神药品处方的审核、评估、核对、发药以及安全用药指导；药士以上职称人员从事处方调配工作。门诊调剂室应固定麻醉药品、第一类精神药品发药窗口。

门诊药房的调剂人员在调配麻醉药品注射剂处方时，先将空的注射袋交给患者，不发药品实物，交代患者凭药袋到注射室注射；调剂人员将实物交给注射室护士，护士收到实物后在处方上签收；护士注射完后将空安瓿交回药房。调剂人员应在麻醉药品登记本上记录患者（代办人）姓名、性别、年龄、身份证明编号、病历号、疾病名称、药品名称、规格、数量、批号、处方医师、处方编号、处方日期、发药人、复核人。

二、麻醉药品、第一类精神药品的管理规定

（一）麻醉药品、第一类精神药品的采购与储存

1. 采购　药学部门根据本院医疗需要，按照有关规定购进麻醉药品、第一类精神药品，保持合理库存。购买药品付款应当采取银行转账方式，不得使用现金支付。

2. 入库　麻醉药品、第一类精神药品应当由全国性批发企业或者区域性批发企业送至医疗机构，医疗机构不得自行提货。麻醉药品、第一类精神药品入库验收必须货到即验，至少双人开箱验收，清点验收到最小包装，验收记录双人签字。入库验收应当采用专册记录，内容包括日期、凭证号、品名、剂型、规格、单位、数量、批号、有效期、生产单位、供货单位、质量情况、验收结论、验收和保管人员签字。

在验收中若发现缺少、缺损麻醉药品、第一类精神药品，应当双人清点登记，报主管院长批准并加盖公章后向供货单位查询、处理。

3. 储存　麻醉药品、第一类精神药品的储存实行专人负责、专库（柜）加锁制

度。对进出专库（柜）的麻醉药品、第一类精神药品建立专用账册，进出逐笔记录，内容包括日期、凭证号、领用部门、品名、剂型、规格、单位、数量、批号、有效期、生产单位、发药人、复核人和领用人签字，做到账物、批号相符。

4. 销毁　对过期、损坏的麻醉药品、第一类精神药品进行销毁时，应当向所在地卫生行政部门提出申请，在卫生行政部门监督下进行销毁，并对销毁情况进行登记。

（二）麻醉药品、第一类精神药品的调配、使用和处方管理

1. 设置周转柜　药房、麻醉科应设置麻醉药品、第一类精神药品周转专柜，实行专人负责、专柜加锁制度，库存由药学部门根据临床需要制定。周转柜应每日结算，并做好交接班记录。

2. 建立基数卡　临床科室需要留存麻醉药品及第一类精神药品时，应与调剂部门建立基数卡，由业务院长、药学部主任、双方麻醉药品管理人员、负责人审核签字，临床需求变化时应及时变更基数卡。

3. 专册登记　麻醉药品处方、第一类精神药品处方至少保存3年，第二类精神药品处方至少保存2年。药学部门应当对麻醉药品、第一类精神药品处方进行专册登记，内容包括患者（代办人）姓名、性别、年龄、身份证明编号、病历号、疾病名称、药品名称、规格、数量、处方医师、处方编号、处方日期、发药人、复核人。专用账册的保存应当在药品有效期满后不少于2年。

4. 使用管理　①医疗机构购买的麻醉药品、第一类精神药品只限于在本机构内临床使用；②医疗机构应当为使用麻醉药品、第一类精神药品的患者建立相应的病历，为使用麻醉药品非注射剂型和精神药品的患者建立随诊或复诊制度，并将随诊或复诊情况记入病历；③麻醉药品注射剂型仅限于医疗机构内使用或者由医务人员出诊至患者家中使用；④为院外使用麻醉药品非注射剂型、精神药品患者开具的处方不得在急诊药房配药；⑤门诊药房不得办理麻醉药品和精神药品的退药手续。

知识链接

麻醉药品与麻醉药的区别

麻醉药品具有很强的镇痛作用，在临床麻醉当中是必不可少的药品，但如不规范的持续使用，易产生身体依赖，具有成瘾性。而麻醉药是起麻醉作用的药品的统称，包括全身麻醉以及局部麻醉的药品，在药理上虽有麻醉作用但没有成瘾性，不产生依赖性。

5. 回收、销毁管理　①为门诊患者所配的麻醉药品注射剂，护士按医嘱注射完后，立即将空安瓿交还药房；②医疗机构内各病区、手术室等调配使用麻醉药品、第一类精神药品注射剂时应收回空安瓿，核对批号和数量，并做记录；③患者使用麻醉药品、第一类精神药品贴剂的，再次调配时，应将用过的贴剂交回，并记录收回废贴数量；④对收回的麻醉药品、第一类精神药品注射剂空安瓿、废贴由专人负责计数、监督销毁，并做记录；⑤患者不再使用麻醉药品、第一类精神药品时，应当将剩余的麻醉药品、第一类精神药品无偿交回医疗机构，由医疗机构按照规定销毁处理。

（三）麻醉药品、第一类精神药品安全管理

1. 配备安全设施　麻醉、精神药品库必须配备保险柜，门、窗有防盗设施，药品库应当安装报警装置。门诊、住院等药房设麻醉药品、第一类精神药品周转库（柜）的，配备保险柜，药房调配窗口、各病区、手术室存放麻醉药品、第一类精神药品应当配备必要的防盗设施。

2. 专人负责　麻醉药品、第一类精神药品储存各环节应当指定专人负责，明确责任，交接班应当有记录。

3. 全程追踪　医疗机构应当对麻醉药品、第一类精神药品处方统一编号，计数管理，建立处方保管、领取、使用、退回、销毁管理制度。对麻醉药品、第一类精神药品的购入、储存、发放、调配、使用实行批号管理和追踪，必要时可以及时查找或者追回。

4. 及时上报　医疗机构发现下列情况，应当立即向所在地卫生行政部门、公安机关、药品监督管理部门报告：①在储存、保管过程中发生麻醉药品、第一类精神药品丢失或者被盗、被抢的；②发现骗取者冒领麻醉药品、第一类精神药品的。

第二节　第二类精神药品的调剂使用

第二类精神药品是临床广泛使用的特殊管理药品，可直接作用于中枢神经系统，使之兴奋或抑制，具有潜在的依赖性和耐受性，如镇静催眠药和抗焦虑药巴比妥类、苯二氮䓬类，中枢兴奋剂咖啡因等。

一、第二类精神药品的调剂

（一）审核处方

首先应核查处方是否为精神药品专用处方（精二药品处方为白色，右上角标注“精二”），处方各项内容是否完整，开具处方的医师是否有精神药品的处方权，处方用法用量是否符合要求，核对电脑无误后，方可进行调配。对不符合规定的处方，药师应当拒绝发药。

第二类精神药品的处方限量：处方一般不得超过7日常用量；对于某些特殊情况，处方用量可适当延长，但医师应当注明理由。

（二）调配、包装和发药

调配精神药品时，药师必须认真执行“四查十对”，核对药品名称、规格、数量、有效期，认真填写药品使用方法；调配人员在处方上签名或盖专用签章。调配好的精神药品经核对人核对无误后，再交于发药人员；发药人员再一次核对患者姓名、药品名称、规格、数量、有效期，认真交代用药方法及注意事项；发药人员在处方上签全名或盖专用签章。

案例分析

处方分析

案例：

请看情境导入的案例，此处不再赘述。

分析：

情境导入案例中的处方存在以下问题。

1. 地西泮为第二类精神药品，开具所用的处方应为第二类精神药品专用处方。

2. 该患者临床诊断为失眠，用法用量应为每日一次，每次1片。

3. 第二类精神药品的处方限量不得超过7日常用量，如有特殊情况可适当延长，但医师应注明原因，并签字确认。

故药师应拒绝该处方的调配，与医师沟通，重新开方。

二、第二类精神药品的管理规定

（一）定点生产

精神药品由国家指定的生产单位按计划生产，其他任何单位和个人不得从事精神药品的生产活动。第一类精神药品生产以及第二类精神药品原料药生产的企业，应当经所在省、自治区、直辖市人民政府药品监督管理部门初步审查，由国家药品监督管理部门批准；从事第二类精神药品制剂生产的企业，应当经所在省、自治区、直辖市人民政府药品监督管理部门批准。

（二）零售

经所在地设区的市级药品监督管理部门批准，实行统一进货、统一配送、统一管理的药品零售连锁企业可以从事第二类精神药品零售业务。第二类精神药品零售企业应当凭执业医师出具的处方，按规定剂量销售第二类精神药品，并将处方保存2年备查；禁止超剂量或者无处方销售第二类精神药品；不得向未成年人销售第二类精神药品。

（三）采购与储存

1. 采购　根据临床用药需求制订采购计划，采购第二类精神药品，应从药品监督管理部门批准的具有第二类精神药品经营资质的企业购买。

2. 验收　购入药品双验收，查验购药凭证，清点药品数量，检查药品质量，详细记录相关信息。

3. 储存　①专柜加锁储存，储存药品必须有安全防范措施，严防药品丢失；②在药品库中设立专库或者专柜储存第二类精神药品，并建立专用账册，实行专人管理；③专用账册的保存期限至少保存至药品有效期满后5年。

4. 出库、入库　出账、入账要有购（领）药或处方使用凭据，做到购（领）入、发出、结存数量平衡。调剂部门使用药品要做到“日清日结”。

5. 销毁　①定期检查药品质量，对过期、损坏的药品要及时申请销毁，保证在用药的账物相符和药品质量完好；②对过期、损坏的药品要登记造册，逐级上报，药库、药房负责人报告药学部主任、院领导及上级主管部门申报销毁。

章末小结

1. 掌握麻醉药品、第一类精神药品调配流程。
2. 为门（急）诊患者开具麻醉药品、第一类精神药品的每张处方限量：注射剂一次常用量；控缓释制剂不得超过7日常用量；其他剂型不得超过3日常用量。

3. 为门（急）诊癌痛、慢性中度及重度非癌痛患者开具麻醉药品、第一类精神药品的每张处方限量：注射剂不得超过3日常用量；控缓释制剂不得超过15日常用量；其他剂型处方不得超过7日常用量。哌甲酯用于治疗儿童多动症时，每张处方不得超过30日常用量。
4. 为住院患者开具麻醉药品、第一类精神药品的处方限量：处方应当逐日开具，每张处方为1日常用量。
5. 对麻醉药品和第一类精神药品应实施专人负责、专柜加锁、专用处方、专用账册、专册登记。
6. 开具第二类精神药品需使用专用处方，专用处方为白色处方，右上角标注“精二”。
7. 第二类精神药品的处方一般不得超过7日常用量。
8. 第二类精神药品专用账册的保存期限至少保存至药品有效期满后5年。

思考题

1. 简述医院门诊药房麻醉、第一类精神药品的调配流程。
2. 简述麻醉药品、第一类精神药品处方审核的要点。
3. 简述第二类精神药品零售的管理规定。

（黄金凤）

第八章
常用非处方药的合理应用

第八章
数字内容

学习目标

- 掌握非处方药的定义、遴选原则、分类与管理规定，以及各类轻微病症的临床表现及常用非处方药的适应证，中成药的定义、各病症症状及相应代表药。
- 熟悉非处方药的特点与专用标识，常用非处方药的适应证、使用方法、不良反应及处理方法等。
- 了解非处方药与处方药的区别。
- 学会简单疾病的合理用药。
- 培养认真细心，工作严谨，实事求是，爱岗敬业的职业操守。

情境导入

情境描述：

小玲是一名在连锁大药房实习的实习生。初到门店时，一位顾客拿着二甲双胍缓释片的空药盒来到门店，要求购买该药物。小玲正准备销售该药物时，店长拦住了她，询问顾客是否有医师开具的处方，并耐心地解释了二甲双胍缓释片属于处方药，有胃肠道不良反应及禁忌证，必须在医师的指导下使用，顾客不能自行判断使用。小玲此时深刻地认识到，作为药学工作者，不单单只从事药品销售工作，更重要的是保证人民群众的用药安全。

学前导语：

在药品管理中把药品分为处方药和非处方药，从药品安全性方面来看，非处方药是安全性比较高，一般不会产生严重的不良反应。因此，患者可以自行按照说明书推荐的剂量、适应证，结合自己的病情来使用非处方药。处方药相较非处方药来说，不良反应较多且严重，所以必须在医师的指导下使用，剂量也需要遵循医嘱。

第一节　非处方药概述

一、非处方药的定义

非处方药是指为方便公众用药，在保证用药安全的前提下，经国家卫生行政部门规定或审定后，不需要凭执业医师或者执业助理医师的处方，一般公众可按照药品标签及使用说明自行判断、购买和使用的药品。常见的非处方药主要有解热镇痛药、抗过敏药、胃黏膜保护药、助消化药、祛痰药、镇咳药等。国际上采用OTC（over-the-counter drug）为其专有标识。根据非处方药的安全性将其分为甲类非处方药和乙类非处方药，其中乙类非处方药较甲类非处方药更安全。非处方药的包装必须印有国家指定的非处方药专有标识，甲类非处方药的专有标识为红色椭圆形背景下白色“OTC”字样，乙类非处方药专有标识为绿色椭圆形背景下白色“OTC”字样。

二、非处方药的特点

非处方药大都用于多发疾病或常见疾病的自我诊疗，如感冒、咳嗽、消化不良、头痛、发热等。为了保障人民健康，我国非处方药的包装标签、使用说明书中均标注了警示语，明确规定了药物的使用时间及疗程，并强调指出“请仔细阅读说明书并按说明书使用或在药师指导下购买和使用”。非处方药具有如下特点。

1. 应用安全　药物的安全性高，不良反应较轻微。用药者可以耐受，不需要特殊对症处理，停药后可自行消退。

2. 疗效确切　经长期临床使用经验证明，疗效确切，针对性强，适应证明确。

3. 质量稳定　药物的物理和化学性质稳定，在规定的贮藏条件下质量稳定。

4. 应用方便　主要以口服、外用或吸入等患者可以自行使用的剂型为主。

5. 标识详细　必须印有专用“OTC”标识，每个销售基本单元包装必须附有标签和说明书，说明书简明扼要、通俗易懂，便于消费者根据自身症状购买和使用药品。

6. 贮存方便　大部分非处方药物无须特殊贮存，一般贮存条件下可以保持质量的稳定性。

三、非处方药的管理规定

为了提高人民自我保健意识，确保人民用药安全，国家药品监督管理局发布的

《处方药与非处方药分类管理办法（试行）》于2000年1月1日起实施，具体管理制度（节选）如下。

第二条　根据药品品种、规格、适应证、剂量及给药途径不同，对药品分别按处方药与非处方药进行管理。处方药必须凭执业医师或执业助理医师处方才可调配、购买和使用；非处方药不需要凭执业医师或执业助理医师处方即可自行判断、购买和使用。

第三条　国家药品监督管理局负责处方药与非处方药分类管理办法的制定。各级药品监督管理部门负责辖区内处方药与非处方药分类管理的组织实施和监督管理。

第四条　国家药品监督管理局负责非处方药目录的遴选、审批、发布和调整工作。

第五条　处方药、非处方药生产企业必须具有“药品生产企业许可证”，其生产品种必须取得药品批准文号。

第六条　非处方药标签和说明书除符合规定外，用语应当科学、易懂，便于消费者自行判断、选择和使用。非处方药的标签和说明书必须经国家药品监督管理局批准。

第七条　非处方药的包装必须印有国家指定的非处方药专有标识，必须符合质量要求，方便储存、运输和使用。每个销售基本单元包装必须附有标签和说明书。

第八条　根据药品的安全性，非处方药分为甲、乙两类。经营处方药、非处方药的批发企业和经营处方药、甲类非处方药的零售企业必须具有“药品经营企业许可证”。经省级药品监督管理部门或其授权的药品监督管理部门批准的其他商业企业可以零售乙类非处方药。

第九条　零售乙类非处方药的商业企业必须配备专职的具有高中以上文化程度，经专业培训后，由省级药品监督管理部门或其授权的药品监督管理部门考核合格并取得上岗证的人员。

第十条　医疗机构根据医疗需要可以决定或推荐使用非处方药。

第十一条　消费者有权自主选购非处方药，并须按非处方药标签和说明书所示内容使用。

第十二条　处方药只准在专业性医药报刊进行广告宣传，非处方药经审批可以在大众传播媒介进行广告宣传。

知识链接

处方药与非处方药的区别

处方药与非处方药的具体区别点见表8-1。

表8-1　处方药与非处方药的区别

区别	处方药	非处方药
疾病诊断者	执业医师、执业助理医师	患者自行判断
疾病类型	病情较重或病情危急	病症较轻
购买地点	医院药房、零售药店	零售药店（甲类、乙类）或获得批准的超市（乙类）
购买凭证	医师处方	不需要处方
用法用量	按照医嘱	按照说明书或者药师建议
安全性	较低	较高
广告媒介	专业期刊	大众媒介
宣传对象	医师、药师或者其他医护专业人员	大众消费者

第二节　常用化学药品非处方药的合理应用

一、上呼吸道感染用药

上呼吸道感染简称上感，是鼻腔、咽或喉部急性炎症的总称。常见病原体为病毒，仅少数由细菌引起。症状表现为打喷嚏、鼻塞、流鼻涕、咽痛、咳嗽、发热、畏寒、头痛或乏力。临床上将上感分为普通感冒、急性病毒性咽炎和喉炎、急性疱疹性咽峡炎、急性咽结膜炎、急性咽炎和扁桃体炎。其中普通感冒为最常见的上感类型。近年来，中药制剂广泛用于防治上呼吸道感染且效果较为显著。但本章节主要讨论OTC类化学药物的合理用药，故以市面上最常见的复方感冒制剂为例，进行复方感冒药的合理用药介绍。其中的OTC类中药的应用详见本教材第九章。

普通感冒是临床常见疾病、多发疾病。普通感冒多由鼻病毒、冠状病毒、副流感病毒及呼吸道合胞病毒等引起。常见症状包括发热、头痛、鼻塞、流涕、打喷嚏、咽痛、浑身乏力、畏寒等症状。但目前临床上并没有特异性治疗上述病毒的药物，普通感冒具有自限性，病程一般3~7日。故对普通感冒无须进行抗病毒治疗，只需要对症治疗，减轻患者不适感。常见复方感冒药的成分及作用见表8-2。

表8-2 常见复方感冒药的成分分析

药品名称	复方感冒药的具体成分								
	解热镇痛药（缓解头痛、肌肉酸痛、发热等症状）		抗过敏药（缓解打喷嚏、流鼻涕症状）		中枢兴奋药	抗病毒药（对抗甲流病毒）	镇咳药	缓解鼻塞药物	清热解毒
	对乙酰氨基酚	阿司匹林	氯苯那敏	苯海拉明	咖啡因	金刚烷胺	右美沙芬	伪麻黄碱	人工牛黄
复方氨酚黄那敏胶囊	√		√						√
氨麻美敏片	√		√				√	√	
双扑伪麻片	√								
氨酚伪麻片	√							√	
美扑伪麻片	√						√	√	
美息伪麻片	√						√	√	
伪麻那敏片			√					√	
氨咖黄敏胶囊	√		√		√				√
复方氨酚烷胺片	√				√	√			√
阿咖片		√			√				
氨酚伪麻美芬片Ⅱ/	√						√	√	
氨麻苯美片	√			√			√	√	

注："√"表示药品含有相应成分。

【用药指导】

（1）复方感冒药名中含“酚”或“氨酚”的字样，提示此复方制剂中有对乙酰氨基酚的成分。该药物通过抑制前列腺素的合成，达到解热镇痛的作用，可缓解感冒引起的发热、肌肉酸痛等症状。对本品过敏者禁用；肝肾功能不全者慎用；孕妇及哺乳期妇女慎用。

（2）复方感冒药名中含“麻”或“伪麻”的字样，提示此复方制剂中有伪麻黄碱的成分。该药物可以收缩鼻黏膜及鼻窦的血管，缓解鼻塞、流涕、打喷嚏等症状。同时，它还能松弛支气管平滑肌、升高血压、增加心排血量，还有一定的中枢神经兴奋作用。高血压、糖尿病患者、前列腺肥大患者、青光眼患者、甲状腺功能亢进（简称甲亢）患者、肾功能不全患者、孕妇及哺乳期妇女、2岁以下儿童、运动员慎用。

（3）复方感冒药名中含“美”字，提示此复方制剂中含右美沙芬的成分。该药物为中枢性镇咳药，主要抑制延脑的咳嗽中枢而发挥作用。有精神病史者、孕妇及哺乳期妇女禁用，痰多患者慎用。

（4）复方感冒药名中含“敏”或“那敏”的字样，提示此复方制剂含氯苯那敏的成分。该药物为H_1受体拮抗剂。主要用于鼻炎、皮肤黏膜过敏等病症，也用于缓解普通感冒及流感引起的流泪、打喷嚏、流涕等症状，具有明显的中枢抑制作用。新生儿、早产儿不宜使用；孕妇及哺乳期妇女、膀胱颈梗阻、幽门十二指肠梗阻患者禁用。甲状腺功能亢进、青光眼、消化性溃疡、高血压和前列腺肥大者慎用。服药后不宜从事驾驶、高空作业或精细工作。

（5）复方感冒药名中含“烷胺”二字，提示此复方制剂中含金刚烷胺的成分。该药物对亚洲A型流感病毒有抑制活性。心脑血管疾病、有精神病史、癫痫、严重神经官能症、肝病及肾功能不全患者慎用；孕妇及哺乳期妇女禁用。

（6）复方感冒药名中含“苯”字，提示此复方制剂中含有苯海拉明，该药物为抗H_1受体拮抗剂，适用皮肤黏膜的过敏性疾病，也可用于晕车晕船的防治及缓解感冒引起的鼻塞、流涕、打喷嚏、咳嗽等过敏症状。对中枢神经有较强的抑制作用。支气管哮喘、低血压、高血压、其他心血管病、甲亢患者慎用；孕早期及哺乳期妇女慎用；重症肌无力、青光眼、前列腺肥大、新生儿及早产儿禁用。

（7）复方感冒药名中含“咖”字，提示此复方制剂中含咖啡因的成分。该药物是中枢兴奋剂，可以增强乙酰氨基酚的解热镇痛效果，还能对抗氯苯那敏产生的乏力、嗜睡等副作用。消化性溃疡患者及孕妇慎用。

（8）两种复方感冒药不可同时服用，有加重肝、肾损伤的风险。非处方药使用3日后，症状无缓解或是出现症状加重时，应立刻向药师咨询或及时就医，以免耽误最佳诊疗时机。

复方感冒药中具体成分的禁忌人群详见表8-3。

表8-3 应用复方感冒药物的禁忌人群

禁忌人群	复方感冒药的具体成分								
	对乙酰氨基酚	阿司匹林	氯苯那敏	苯海拉明	咖啡因	金刚烷胺	右美沙芬	伪麻黄碱	人工牛黄
新生儿、早产儿		●	●	●	○		○	●	
孕妇、哺乳期妇女	○	○	●	●	○	●	●	●	
肝肾功能不全者	○	○				○	○		
高血压患者			○	○				●	
糖尿病患者								○	
消化性溃疡患者	○	●	○	○	○				
前列腺增生患者			●	●					
有精神病史者						○	●		
癫痫患者						○	○		
青光眼患者			●	●				○	
哮喘患者							○		
甲亢患者			○	○				●	
肠梗阻患者			●	●					
驾驶员患者			○	○		○	○		
其他心血管疾病患者			○	○				●	

注：“○”表示慎用；“●”表示禁用。

知识链接

流感与普通感冒的区别

1. 发病季节 普通感冒一年四季皆可出现，尤其春、秋、冬季发病率较高；而流行性感冒具有一定流行性，在非流行性季节很少发生。

2. 症状程度 流行性感冒以全身症状为主，如高热、面色潮红、浑身酸痛乏力、精神萎靡、不思饮食等；普通感冒则以局部症状为主，如流鼻涕、打喷嚏、鼻塞、咽痛、咳嗽、多痰等症状。

3. 传播力度 普通感冒传播力度稍微弱，流感传播力度强。

4. 治疗方法 普通感冒用药主要是缓解因感冒引起的症状，流感则需要用抗病毒药物进行治疗，如奥司他韦、扎那米韦。

二、消化系统用药

消化系统的疾病根据消化系统的具体部位分为的食管、胃及十二指肠、小肠、结肠、肝脏、胆道、胰腺、腹膜及肠系膜的疾病，临床多见胃食管反流病、胃炎、消化性溃疡、胆结石及肠道疾病。主要症状为恶心呕吐、食欲不振、腹胀、腹痛、烧心、嗳气、反酸、腹泻、便秘、呕血、黑粪或便血、黄疸等。涉及消化性溃疡、胃食管反流病的处方药物详见本教材第五章，本节只讨论常见的用于消化不良、便秘及腹泻药物的合理用药。

（一）消化不良用药

1. 胃肠促动药 临床常用的胃肠促动药有甲氧氯普胺、多潘立酮、西沙必利、莫沙必利、伊托必利等。主要用于胃动力不足引起的胃肠疾病，如反流性食管炎、慢性胃炎引起的上腹不适、嗳气、胃胀、恶心、呕吐。其中多潘立酮属于非处方药的范畴，其他胃肠促动药归为处方药管理。在应用多潘立酮时，应给予患者合理的用药指引。

【用药指导】

（1）多潘立酮不宜与在胃内吸收的药物合用，因其可增强胃内容物排空速度，使得在胃内吸收的药物降低疗效。

（2）建议在餐前15~30分钟服用，症状缓解后应及时停药。

（3）嗜铬细胞瘤、乳腺癌、机械性肠梗阻、消化性溃疡、胃肠出血、孕妇禁用。

（4）不宜与红霉素、氟康唑、克拉霉素、胺碘酮合用。

（5）2岁以下婴幼儿禁用多潘立酮。

2. 消化酶　消化酶是参与胃内食物消化的酶的总称。消化酶的主要作用是促进食物分解，促进消化腺分泌。市面上常见的消化酶制剂见表8-4。

表8-4　OTC类消化酶制剂

药品名称	适应证	用法用量	注意事项
乳酶生片（0.15g/片）	用于消化不良、腹胀；小儿消化不良引起的绿便或腹泻	餐前口服。成人一次2~6片，一日3次	不宜与H_2受体拮抗药、质子泵抑制剂、M胆碱受体拮抗药、磺胺类、抗生素同服
复方胃蛋白酶颗粒（10g/袋）	用于消化不良、食欲缺乏。慢性萎缩性胃炎、胃癌、恶性贫血所导致的胃蛋白酶缺乏	口服。成人一次2袋，一日3次	不宜与碳酸氢钠、三硅酸铝、碳酸钙同服；碱性环境中疗效降低
胰酶肠溶片（0.3g/片）	用于消化不良，食欲缺乏	餐前整片吞服。成人一次1~2片，一日3次	必须整片吞服，不得碾碎或溶解后服用。不宜与酸性药物同服，与碳酸氢钠同服可增强疗效
多酶片	用于消化不良、食欲减退	口服。一次2~3片，一日3次。饭前服	不宜与含铝的制剂同时服用
复方消化酶胶囊	用于食欲缺乏、消化不良	餐后口服，一次1~2粒，一日3次	不宜与含铝的制剂同时服用
干酵母片（0.2g/片）	用于营养不良、消化不良、食欲不振及B族维生素缺乏症	餐后嚼碎服。成人一次2~4片，儿童一次1片，一日3次	不可与碱性药物合用，如碳酸氢钠、秋水仙碱等

【用药指导】

（1）消化酶制剂遇热会导致活性蛋白变性凝固，导致疗效下降或消失。为保持酶类活性，不宜用热水冲服，可选择温开水送服。

（2）消化酶制剂应避免与铝制剂、抗菌药、活性炭、鞣酸等同时服用。胰酶不宜与酸性药物同服；多酶片、干酵母片、胃蛋白酶等不宜与碱性药物同服。

3. 微生态制剂　微生态制剂又称微生态调节剂，包括益生菌、益生元、合生元，可调整、重建肠道菌群间的微生态平衡，治疗肠道菌群失调引起的急慢性腹泻、便秘或消化不良。2001年，联合国粮农组织（Food and Agriculture Organization of the United Nations，FAO）/世界卫生组织（WHO）联合专家委员会首次明确对于免疫力低下、早产儿、低体重儿、老年人、消化不良、便秘和腹泻人群，可积极补充益生菌。常用的酵母菌、益生芽孢菌、丁酸梭菌、乳杆菌、双歧杆菌等制剂都属于益生菌的范畴。市面上常见的OTC类肠道微生态制剂见表8-5。

表8-5　OTC类肠道微生态制剂

药品名称	成分	适应证	用法用量	注意事项
双歧杆菌活菌胶囊	双歧杆菌活菌	用于肠道菌群失调引起的肠功能紊乱，如急、慢性腹泻、便秘等	餐后口服。成人一次1~2粒，早晚各1次	不宜用热水送服，避免与抗菌药物同服
双歧杆菌三联活菌肠溶胶囊	长型双歧杆菌、嗜酸乳杆菌、粪肠球菌	因肠道菌群失调引起的急慢性腹泻、便秘，也可用于治疗轻中型急性腹泻，慢性腹泻及消化不良、腹胀	餐后口服。一日2次，一次2~4粒，重症加倍	不宜用热水送服，避免与抗菌药物同服
枯草杆菌二联活菌颗粒	屎肠球菌、枯草杆菌	适用于因肠道菌群失调引起的腹泻、便秘、胀气、消化不良等	2岁以下儿童：一次1袋，一日1~2次； 2岁以上儿童：一次1~2袋，一日1~2次	用40℃以下温开水或牛奶冲服，不宜用热水送服，避免与抗菌药物同服
地衣芽孢杆菌胶囊	地衣芽孢活性杆菌	用于细菌或真菌引起的急、慢性肠炎、腹泻，也可用于其他原因引起的肠道菌群失调的防治	口服。一次2粒，一日3次，首次加倍	不宜用热水送服，避免与抗菌药物同服
酪酸梭菌活菌胶囊	酪酸梭菌活菌	用于因肠道菌群紊乱而引起的各种消化道症状及相关的急、慢性腹泻和消化不良	口服。成人一次3粒，一日2次	不宜用热水送服，避免与抗菌药物同服（间隔2~3小时）

【用药指导】

（1）益生菌为微生态制剂，对微生态制剂有过敏史者禁用。

（2）新生儿、早产儿、儿童、孕妇等特殊人群均可应用。

（3）大部分的微生态制剂不宜与抗生素、喹诺酮类或磺胺类等抗菌药同时服用，可能导致药效降低或失效。

（4）为保持菌类的活性，微生态制剂不宜用热水送服，应用低于40℃的温开水送服或凉水，以免破坏有效成分；不可吞服胶囊的婴幼儿可以拆开胶囊，将内容物溶于牛奶、果汁送服。

（5）大部分的肠道微生态制剂应于2~8℃避光保存。

（二）便秘用药

便秘是一类可能由多种病因引起的常见症状。表现为排便次数减少、粪便干硬和/或排便困难。具体可表现为每周排便少于3次、排便费力、排出困难、排便不尽感、排便费时等。轻微的便秘症状可以通过改变饮食习惯得以改善，如少吃辛辣、刺激性食物，多吃含有粗纤维的食物并补充适量水分。长期慢性便秘除会诱发痔疮外，甚至还会给心、脑血管疾病患者带来严重威胁。故早期预防和合理治疗便秘将会大大减轻其严重后果，改善患者生活质量。市面上常用于治疗便秘的OTC类化学药物见表8-6。

表8-6　治疗便秘的OTC类化学药物

药品名称	适应证	用法用量	注意事项
乳果糖口服溶液（0.667g : 1ml）	1. 慢性或习惯性便秘 2. 治疗和预防肝昏迷或昏迷前状态	用于便秘：成人起始剂量为每日30ml，维持剂量为每日10~25ml	早餐前服用
比沙可啶肠溶片（5mg/片）	用于急、慢便秘和习惯性便秘	成人每次1~2片，每日1次，整片吞服	必须整片吞服，服药前后2小时不得服牛奶或抗酸药
开塞露（10ml/20ml）	儿童、老年体弱便秘者的治疗	外用，将药液挤入直肠内	患者采用俯卧位使用本品，本品不宜经常使用

【用药指导】

（1）推荐剂量的乳果糖口服溶液可用于儿童、孕妇和哺乳期妇女。

（2）服用乳果糖口服溶液治疗2~3日后，便秘症状若无法改善或反复出现，请及时就医。

（3）阑尾炎、胃肠炎、直肠出血、肠梗阻患者、炎症性肠病、肛门破裂或痔疮溃疡患者禁用比沙可啶。

（4）开塞露作用机理是通过刺激肠壁引起排便反射，达到排便的目的。频繁使用开塞露，直肠被刺激的次数越多，其敏感性就越差。不建议频繁或长期使用该药物。

（三）腹泻用药

腹泻是一种常见症状，是指排便次数超过日常的频率，粪质稀薄，泻出如水样，或粪便中含未消化的食物、脓血、黏液。腹泻常伴有腹痛、排便急迫感、肛门不适等症状。多见于急慢性肠炎、胃肠功能紊乱、过敏性肠炎、溃疡性结肠炎、肠道菌群失调等。值得注意的是，婴幼儿要及时补充电解质，以防脱水。服用OTC类止泻药物三日症状无改善的患者需立即就医。临床常用配伍为收敛剂止泻药（蒙脱石散）+肠道蠕动抑制剂（洛哌丁胺胶囊）；收敛剂止泻药（蒙脱石散）+肠道微生态制剂（双歧杆菌三联活菌胶囊）。常见止泻药见表8-7。

表8-7 治疗腹泻的OTC类化学药物

药物类型	药品名称	用法用量
收敛止泻剂	蒙脱石散（3g/袋）	口服。成人：将本品（1袋）倒入50ml温水中，搅匀后服用。用于急性腹泻时，首剂加倍
肠蠕动抑制剂	盐酸洛哌丁胺胶囊（2mg/粒）	口服。急慢性腹泻：起始剂量，成人2粒，5岁以上儿童1粒。5岁以下不推荐服用
肠道微生态制剂	详见表8-4	参考表8-4

【用药指导】

（1）蒙脱石散可覆盖在肠道黏膜上，吸附病原体，减少腹泻次数，建议空腹服用或餐前1小时服用效果最佳。

（2）盐酸洛哌丁胺禁用于2岁以下的婴幼儿；5岁以下的儿童、孕妇及哺乳期妇女慎用。

（3）腹泻患者尤其是婴幼儿，应当及时补充水和电解质，以防患者出现脱水的症状。

（4）应用止泻剂3日后症状未缓解或症状加重需及时就医。

知识链接

脱水

脱水是指人体内水分的输出量大于进入量所引起的各种生理或病理状态。常在严重的呕吐、腹泻、大汗淋漓或胃肠引流、肠胰胆瘘等情况下发生。按照脱水程度的轻重，可以分为以下三种类型。

（1）轻度脱水：脱水量为体重的2%~4%，除有口渴外，无其他症状。

（2）中度脱水：脱水量为体重的4%~6%，有极度口渴，伴乏力、尿少等症状，体格检查可见唇舌干燥、皮肤失去弹性、眼窝下陷，常出现烦躁不安。

（3）重度脱水：脱水量超过体重的6%，除轻、中度脱水症状外，可能出现幻觉、谵语，甚至昏迷。

口服补液盐可用于轻度脱水，中、重度脱水应该采用静脉补液。

三、五官科用药

五官科疾病涵盖了临床上比较常用的鼻科、咽科、喉科、耳科、头颈科及眼科疾病。由于五官科疾病种类繁多、病因复杂，涉及药物广，且很多治疗药物不属于OTC类药物的范畴，故本节只介绍常见的用于过敏性鼻炎、咽炎以及缓解视疲劳的OTC类化学药物的合理用药情况。

（一）变应性鼻炎用药

变应性鼻炎又称为过敏性鼻炎，是人体接触过敏原后出现的一种鼻黏膜非感染性炎症疾病。典型症状为阵发性喷嚏、清水样鼻涕、鼻塞和鼻痒。目前无根治的药物，但可以通过药物缓解症状。常用于治疗过敏性鼻炎的药物见表8-8。

【用药指导】

（1）6岁以下儿童、孕妇、哺乳期妇女慎用或禁用鼻用糖皮质激素。

（2）鼻用糖皮质激素每日剂量均有极量的限制，不可超剂量应用。

（3）应用鼻用糖皮质激素7日后症状无改善，应立即就医。自我治疗的用药时间不得超过3个月。

表 8-8 治疗过敏性鼻炎的 OTC 类化学药品

药物类型	药品名称	用法用量
鼻用糖皮质激素	丙酸倍氯米松鼻气雾剂（50μg/撳）	鼻腔喷入给药。成人每次每鼻孔2撳，每日2次，每日总量不得超过8撳
	布地奈德鼻喷雾剂（64μg/撳）	早晨每个鼻孔内喷入128 μg（2 喷）；或早晚2次，每次每个鼻孔内喷入1喷
	丙酸氟替卡松鼻喷雾剂（50μg/撳）	成人和12岁以上儿童：每晨每个鼻孔各2喷，每日1次
鼻腔减充血剂	盐酸麻黄碱滴鼻液	滴鼻。双侧鼻腔各2~4滴，每日3~4次
	呋麻滴鼻液	滴鼻。双侧鼻腔各1~3滴，每日3~4次
	盐酸羟甲唑啉滴鼻液	滴鼻。成人和6岁以上儿童，每次一侧1~3滴，早晚各1次
	盐酸赛洛唑啉鼻用喷雾剂	喷鼻。6~12岁儿童每次一侧2~3喷，早晨和睡前各1次
抗组胺药	马来酸氯苯那敏片（4mg/片）	口服。成人每次1片，每日3次
	氯雷他定片（10mg/片）	口服。成人及12岁以上儿童，每次1片，每日1次
	盐酸西替利嗪片（10mg/片）	口服。成人或12岁以上儿童，每次1片，每日1次
	富马酸酮替芬分散片（1mg/片）	口服或含于口中吮服，也可加水分散后服用。每次半片或1片，早晚各1次
	色甘萘甲那敏鼻喷雾剂	成人和7岁以上儿童，鼻孔内喷雾给药，每次每侧鼻孔喷1下，每日3~5次。每次的间隔时间为3小时以上
	盐酸苯海拉明片（25mg/片）	口服。成人每次1片，每日2~3次

（4）孕妇及6岁以下儿童冠心病、高血压、甲亢、糖尿病、闭角型青光眼患者慎用鼻腔减充血剂。

（5）应用鼻腔减充血剂频率过高（间隔时间不足3小时）或疗程过长（大于3周），可能导致鼻黏膜损伤，诱发药物性鼻炎。

（6）肝肾功能不全、前列腺增生、闭角型青光眼、膀胱颈部梗阻患者及儿童、孕妇、哺乳期妇女慎用上述抗组胺药。

（7）氯苯那敏、苯海拉明、酮替芬有中枢抑制的副作用，应用后不能从事驾驶、高空作业、机械操作。

知识链接

上呼吸道感染与变应性鼻炎的区别

上呼吸道感染（感冒）的鼻部症状与变应性鼻炎的症状有很多相似之处。但是引起感冒的病原体多为病毒，具有传染性。而诱发变应性鼻炎的主体是过敏原，不具有传染性，只具有遗传性。感冒还伴随着全身症状，如发热、肌肉酸痛、乏力等不适症状；变应性鼻炎则产生鼻部黏膜慢性炎症，基本无全身症状。两者鼻部症状的不同之处见表8-9。

表8-9　上感的鼻部症状与变应性鼻炎的异同

症状	上呼吸道感染	过敏性鼻炎
鼻塞	明显	明显
流涕	清水样/黄绿色	清水样
鼻痒	不明显	明显
咳嗽	有	无
打喷嚏	无明显规律，次数少	阵发性、频繁打喷嚏
眼痒、流泪	少见	明显
发热	有	无
咽痛	经常	无
持续时间	3~7日后逐渐好转	2周以上或2~3个月

（二）咽炎用药

咽炎是各种病原体感染咽部而产生炎症的总称，可分为急性咽炎和慢性咽炎。成人患急性炎症的临床表现多为咽干、咽痒、灼热感及异物感，继而发展为咽痛，吞咽时尤为明显。幼儿则多表现为全身症状，如寒战、高热、头痛、全身不适、食欲不振或恶心、呕吐。慢性咽炎多以局部症状为主。各类型的慢性咽炎症状大致相同，表现为咽部不适感、异物感、咽部灼热感、咽干、咽痒、咽痛。患者在晨起时，常出现刺激性咳嗽伴有恶心的症状。细菌感染引起的急性咽炎，临床上采用抗菌药物和糖皮质激素雾化给药进行治疗；慢性咽炎则常采用中药和局部用药进行治疗。本节只讨论OTC类化学药物，故只介绍咽部局部用药的合理用药情况。具体的咽炎用OTC类化学药物见表8-10。

表8-10　治疗咽炎的OTC类化学药物

药品名称	适应证	用法用量	注意事项
复方硼砂含漱液	用于口腔炎，咽炎与扁桃体炎等的口腔消毒防腐	含漱。一次取少量（约10ml）加5倍量的温开水稀释后含漱，每次含漱5分钟后吐出，每日3~4次	含漱后应吐出不可咽下
聚维酮碘含漱液	可用于口腔炎，咽喉炎，口腔溃疡，牙周炎、冠周炎等口腔疾病	每次10ml，直接漱口或用等体积的温水稀释漱口，含漱10秒后弃去，勿吞咽。每日4次	含漱后应吐出不可咽下
度米芬含片（0.5mg/片）	用于咽炎、鹅口疮和口腔溃疡	口含，每次1~2片，每隔2~3小时含服1次	本品应逐渐含化，勿嚼碎口服
西地碘含片（1.5mg/片）	用于慢性咽喉炎、口腔溃疡、慢性牙龈炎、牙周炎	口含。成人，每次1片，每日3~5次	对碘制剂过敏者禁用
地喹氯铵含片（0.25g/片）	用于急、慢性咽喉炎，口腔黏膜溃疡、齿龈炎	口含，每次1~2片，每2~3小时1次	本品应逐渐含化，勿嚼碎口服
溶菌酶含片（20mg/片）	用于急慢性咽喉炎、口腔黏膜溃疡及咳痰困难	口含，每次1片，每日4~6次	本品应逐渐含化，勿嚼碎口服

【用药指导】

（1）孕妇、哺乳期妇女、6岁以下儿童、甲状腺疾病患者慎用含碘的制剂。

（2）口含片含服时尽量药片放于舌根部，贴近咽喉处。含服后30分钟不宜喝水。

（3）复方硼砂含漱液新生儿和婴儿禁用，老年人、儿童、孕妇及哺乳期妇女慎用。

（4）建议患者清洁口腔之后再使用含漱剂，不能将含漱剂咽下。且在使用后不宜立即用清水漱口，不能马上进食或饮水。

（5）两种含漱液不宜同时使用，至少间隔2小时方可使用。

（三）缓解视疲劳药物用药

视疲劳是一种眼科常见疾病，常见症状为眼干、眼涩、眼酸胀、视物模糊，甚至视力下降。视疲劳的主要诱因是用眼过度。一方面，人们过度使用电子产品，眨眼次数减少，导致眼泪分泌相应减少。另一方面，电子产品屏幕发射的蓝光也是发生视疲劳的诱因之一。具体的缓解视疲劳的药物见表8-11。

表8-11　缓解视疲劳的OTC类化学药物

药品名称	适应证	用法用量	注意事项
聚乙烯醇滴眼液	用于改善眼部干燥症状	必要时滴眼用，每次1滴	配戴软性隐形眼镜时勿用此药
羧甲基纤维素钠滴眼液	用于缓解眼部干燥或因暴露于不良环境所引起的眼部烧灼，刺痛等不适感	需要时，每次滴1~2滴	勿将瓶嘴触及任何物体表面
玻璃酸钠滴眼液	用于治疗眼干燥症	滴眼。每日5~6次，每次1滴	滴眼时应注意避免容器的前端直接接触手或眼部
羟丙甲纤维素钠滴眼液	用于舒缓眼睛疲倦和干涩等不适感	滴眼。每日3~4次，每次2~3滴	配戴软性隐形眼镜时不宜使用
复方氯化钠滴眼液	用于干眼症，眼睛疲劳，戴隐形眼镜引起的不适症状和眼分泌物增多	滴眼。每日4~6次，每次1~2滴	滴眼时应注意避免容器的前端直接接触手或眼部
萘敏维滴眼液	用于缓解眼睛疲劳、结膜充血以及眼睛发痒等症状	滴眼。每日3~4次，每次1~2滴	儿童，尤其是婴儿使用可能会发生中枢神经抑制

续表

药品名称	适应证	用法用量	注意事项
复方门冬维甘滴眼液	用于缓解眼疲劳，减轻结膜充血症状	滴眼。每日4~6次，每次1~2滴	配戴软性隐形眼镜时请勿使用
复方牛磺酸滴眼液	用于15岁以下儿童，以缓解视疲劳和慢性结膜炎或伴有结膜充血者	滴眼。每日4~6次，每次1~2滴	本品仅供儿童眼用，切勿内服
复方硫酸软骨素滴眼液	用于视疲劳，干眼症	滴眼。每日4~6次，每次1~2滴	滴眼时请勿使管口接触手和眼部

【用药指导】

（1）为防止污染，使用滴眼液时，应注意避免容器的前端直接接触眼部或其他物品表面。

（2）佩戴隐形眼镜时不宜使用滴眼液。

（3）滴眼液开封后使用期限不得超过4周。

（4）闭角型青光眼禁用萘维敏滴眼液、复方门冬维甘滴眼液。

（5）玻璃酸钠滴眼液、羧甲基纤维素钠滴眼液、羟丙基甲基纤维素滴眼液属于人工泪液的范畴，长期使用可能导致泪腺分泌功能退化。

四、骨伤科用药

骨伤科用药涵盖急性损伤、慢性劳损、运动性损伤用药，如骨折、肌肉劳损、腰椎间盘突出、颈椎病、韧带断裂、膝关节炎等疾病的用药。由于大部分骨伤科用药都属于处方药，不在本章节讨论的范围，本节只介绍缓解患者疼痛的OTC类化学药物的合理用药情况。常见的骨伤科OTC类药物见表8-12。

【用药指导】

（1）口服非甾体抗炎药用于止痛不超过5日。24小时之内不得超过4次。

（2）孕妇及哺乳期妇女慎用口服或外用非甾体抗炎药。

（3）不能同时服用其他含有解热镇痛成分的药品，如复方感冒药。

（4）严重肝肾功能不全者禁用，肝肾功能不全者慎用。

表 8-12 骨伤科 OTC 类化学药物

给药途径	药品名称	适应证	用法用量
口服	布洛芬缓释胶囊（0.3g/粒）	用于缓解轻至中度疼痛，用于普通感冒或流行性感冒引起的发热	口服。成人，一次1粒，一日2次（早晚各1次）
	对乙酰氨基酚片（0.5g/片）	用于普通感冒或流行性感冒引起的发热，也用于缓解轻至中度疼痛	口服。12岁以上儿童及成人一次1片。持续发热或疼痛时可间隔4~6小时重复用药1次，24小时不超过4片
	复方对乙酰氨基酚片（Ⅱ）	适用于头痛、牙痛、月经痛、神经痛、肌肉痛、风湿痛及发热	口服，6岁以上儿童每次1/2~1片；成人一次1~2片，一日3次
外用	双氯芬酸钠乳膏/凝胶/搽剂	缓解肌肉、软组织和关节的轻至中度疼痛，也可用于骨关节炎的对症治疗	取适量涂于患处，轻轻揉搓，使本品渗透皮肤，一日3~4次
	布洛芬乳膏/凝胶	缓解局部软组织疼痛，也可用于骨关节炎的对症治疗	使用该药品适量轻轻揉搓疼痛部位，一日3~4次
	吲哚美辛巴布膏	缓解运动创伤、骨关节疾病的软组织疼痛	贴于患部关节或疼痛部位，一日1~2次
	复方水杨酸甲酯薄荷醇贴剂	缓解肌肉疲劳、肌肉疼痛、颈肩痛、腰痛、跌打扭伤、关节疼痛	撕下防黏膜贴于清洁干燥的患处。一日贴用不超过4次，一次贴用不超过8小时
	双氯芬酸二乙胺乳胶剂	缓解肌肉、软组织和关节的轻至中度疼痛	外用。取适量药物，轻轻揉搓痛处，一日3~4次

（5）服药期间不得饮酒或含酒精的饮料。

（6）外用乳膏、搽剂、凝胶避免长期大面积使用，不可接触眼、口、鼻黏膜。使用时间一般不得超过2周。

知识链接

扭伤处理的原则

生活中，由于剧烈运动，负重、持重时姿势不当，不慎跌倒，拉伸或过度扭转等原因，常发生关节部位的扭伤。扭伤虽无骨折、脱臼、皮肉破损，但是损伤部位疼痛、关节活动不利，影响人们的工作和学习。在处理扭伤时应遵循以下四个原则。

1. 休息　立即停止运动，让受伤部位静止休息，减少进一步损伤。

2. 冰敷　扭伤以后，24小时之内需要进行冷敷。目的是减轻疼痛和抑制肿胀加重，每次冰敷10~20分钟，每天冰敷6次左右。24小时之后，就可采用热敷的方式帮助恢复。

3. 加压　扭伤部位进行加压包扎。用弹力绷带包裹扭伤部位，以减轻肿胀，注意不能包扎过紧，以免影响血液循环。

4. 抬高　将受伤关节抬高，目的是促进肢体的血液循环，促进瘀血肿胀的吸收和消退。

第三节　常用中成药非处方药的合理用药

中成药是在中医药理论指导下，以中药饮片为原料，按规定的处方和标准制成具有一定规格的剂型，可直接用于防治疾病的制剂。具有服用方便、疗效好、便于携带、易于储存等优点，是中医治疗疾病的有力武器之一，是祖国中医药学伟大宝库的重要组成部分。除有散剂、丸剂、煎膏剂等传统剂型，还有合剂、颗粒剂、胶囊剂、片剂、栓剂、喷雾剂、注射剂、滴丸、酊剂等现代剂型。既有内服制剂，又有外用制剂，治疗范围遍及中医临床各科。

一、中医内科的常用非处方中成药

（一）肺系病用药

1. 感冒 中医认为，感冒的发生是由六淫（风、寒、暑、湿、燥、火六种病邪）时行疫毒侵袭人体所致。

根据不同的季节及气候特点，致病因素有风寒、风热、暑湿、秋燥等不同，一般冬季多易感风寒，春季多易感风热，秋季多易感燥火，梅雨季节多易感风湿，人体正气不足，体质虚弱，抗病能力减弱，加上四时六气失常，人体对外界不适应。非时之气，则夹时行病毒而伤人，故极易患病。需在了解病症具体症状及表现的情况下，选择相应的药物（见表8-13）。

表 8-13 感冒中成药的相关成分

症状表现	中医诊断	治疗方法	常用中药	常用中成药
发热重、微恶风、头胀痛、有汗、咽喉红肿疼痛、咳嗽、痰黏或黄、鼻塞黄涕、口渴喜饮、舌尖边红、苔薄白微黄等	风热之邪犯表、肺气失和所致，称为风热感冒	以辛凉解表为主	菊花、薄荷、桑叶等	银翘解毒丸（片），以高热不退者可选用羚翘解毒丸，以鼻塞咳嗽为主者可选用桑菊感冒片、双黄连口服液、板蓝根颗粒、柴胡口服液等
恶寒重、发热轻、无汗、头痛身痛、鼻塞流清涕、咳嗽、吐稀白痰、口不渴或渴喜热饮、苔薄白等	风寒之邪外袭、肺气失宣所致，称为风寒感冒	以辛温解表为主	麻黄、荆芥、防风、苏叶等解表散寒药	风寒感冒颗粒、荆防败毒散，咳嗽重者可选用通宣理肺丸，以头痛严重者可选用川芎茶调散，兼有食滞消化不良者可选用午时茶颗粒；感冒清热颗粒、正柴胡饮颗粒、感冒软胶囊、感冒清热颗粒、葱豉汤等

续表

症状表现	中医诊断	治疗方法	常用中药	常用中成药
症状为身热、微恶风，汗少，肢体酸重或疼痛，头昏重胀痛，鼻流浊涕，心烦口渴，渴不多饮，胸闷恶心，小便短黄，舌苔薄黄而腻	突感风邪或寒湿之邪而引起的外感病证，称为暑湿感冒	解表化湿、理气和中	广藿香、川连、紫苏、香薷、金银花、连翘、白芷等	暑热感冒颗粒、暑湿感冒颗粒、藿香正气软胶囊（口服液、丸、颗粒等）、四正丸、香苏正胃丸、保济丸等

【银翘解毒颗粒（丸）】

成分：金银花、连翘、薄荷、荆芥、淡豆豉、牛蒡子（炒）、桔梗、淡竹叶、甘草。

功效：疏风解表、清热解毒。

主治：用于外感风热表证，麻疹初起、流感、急性扁桃体炎，以及一切发热流行病，如流行性乙型脑炎、腮腺炎等初起阶段的风热表证。

【蓝芩口服液】

成分：板蓝根、黄芩、栀子、黄柏、胖大海。

功效：清热解毒、利咽消肿。

主治：用于急性咽炎、肺胃实热证所致的咽痛、咽干、咽部灼热。

【蒲地蓝消炎片】

成分：黄芩、蒲公英、苦地丁、板蓝根。

功效：清热解毒、抗炎消肿。

主治：用于疖肿、咽炎、扁桃腺炎。

【桑菊感冒颗粒】

成分：桑叶、菊花、连翘、薄荷、苦杏仁、桔梗、甘草、芦根。

功效：疏风清热、宣肺止咳。

主治：用于风温初起，以咳嗽、身热为主，见咳嗽痰稠，咳痰不爽。上呼吸道感染，轻型支气管炎，流行性结膜炎属于风热者；秋燥咳嗽，干咳无痰或少痰。

【荆防颗粒】

成分：荆芥、防风、羌活、独活、柴胡、前胡、川芎、枳壳、茯苓、桔梗、甘草。

功效：发汗解表、散风祛湿。

主治：用于风寒感冒兼有湿邪为患，痢疾初起、疮疡初起。

【藿香正气水】

成分：苍术、陈皮、厚朴（姜制）、白芷、茯苓、大腹皮、生半夏、甘草浸膏、广藿香油、紫苏叶油。

功效：解表化湿、理气和中。主治外感风寒、内伤湿滞。

主治：用于急性胃肠炎、证属外感风寒、内伤湿滞夏季胃肠型感冒。

【伤风停胶囊】

成分：麻黄、荆芥、白芷、苍术、陈皮、甘草。

功效：发散风寒。

主治：用于外感风寒引起的头痛无汗、发热恶寒、鼻塞流涕、咳痰清稀、肢体酸重。

注意事项：风热感冒者禁用，忌烟、酒及辛、冷、酸辣及油腻食物。

【双黄连口服液】

成分：金银花、黄芩、连翘。

功效：疏风解表、清热解毒。

主治：用于外感风热所致咽痛、发热、咳嗽。

注意事项：风寒感冒者禁用，忌烟、酒及辛、冷、酸辣及油腻食物。

药品不良反应和用药注意事项提示：忌烟酒及生冷，油腻食物，不宜在服药期间服用滋补性中成药有严重高血压、心脏病、肝病、糖尿病、肾病等患者。孕妇或正在进行其他疾病治疗的患者，应在医师指导下服用，糖尿病患者不宜服用含糖制剂。

其他感冒用中成药非处方药见表8-14。

表 8-14　其他感冒用中成药非处方药

药品名称	主要成分	功效与主治	注意事项
感冒清热胶囊	荆芥穗、薄荷、防风、柴胡、紫苏叶、葛根、桔梗、苦杏仁、白芷、苦地丁、芦根	疏风散寒。用于风寒感冒，头痛发热，鼻流清涕，恶寒身痛	风热感冒者禁用，忌烟、酒及辛、冷、酸辣及油腻食物

续表

药品名称	主要成分	功效与主治	注意事项
桑菊感冒片	桑叶、菊花、连翘、薄荷、苦杏仁、桔梗、甘草、芦根	疏风清热，宣肺止咳。用于风热感冒引起的头痛、咽痛、咳嗽	风寒感冒者禁用，忌烟、酒及辛、冷、酸辣及油腻食物
清开灵胶囊	胆酸、珍珠母、猪去氧胆酸、栀子、水牛角、板蓝根、黄芩苷、金银花	清热解毒。用于外感风热所致咽喉肿痛、苔黄、发热及病毒性感冒、急性咽炎	风寒感冒者禁用，忌烟、酒及辛、冷、酸辣及油腻食物

案例分析

案例：

小王是一位大型连锁药店的实习生，一位顾客口述咽干、咽痛，咳嗽有黄绿色浓稠痰液同时流黄色浓稠鼻涕，体温最高达38.9℃，四肢酸痛。希望小王给他推荐感冒用药。如果你是小王你会给他推荐什么药品呢？

分析：

建议推荐使用OTC类中成药治疗，但是使用中成药之前一定要辨证，这个顾客是典型的风热感冒症状，可以推荐使用银黄颗粒、清开灵胶囊等用于风热感冒的药物。

2. 咳嗽　按中医理论，咳嗽一般可分为热咳和寒咳。选用中成药止咳时，因药性不同，有寒、热、温、凉之分，须对症服用。（见表8-15）

表8-15　咳嗽分类、对应症状及常用中成药

分类	症状表现	常用中成药
风寒咳嗽	咳嗽、咽痒、咳白色清痰、遇寒时加重、舌苔白等	通宣理肺丸、杏苏止咳糖浆等
风热咳嗽	口干咽痛、痰稠、痰黄及舌苔黄者等“燥热”征象者	蛇胆川贝枇杷膏、橘红片、复方鲜竹沥液、小儿清肺化痰颗粒或急支糖浆等。蛇胆川贝枇杷膏和复方鲜竹沥液药性偏寒，适用于燥咳及痰黄带血者，风寒咳嗽不宜服用

续表

分类	症状表现	常用中成药
伤风咳嗽	伤风感冒引起的咳嗽	百日咳糖浆药性偏温，可用于伤风感冒引起的咳嗽；伤风止咳糖浆以止咳为主，兼顾化痰，并有镇静作用，适用于夜间咳嗽多痰、影响睡眠及由于过敏引起的支气管炎等
阴虚燥热咳嗽	阴虚肺燥、咽喉干痛、干咳少痰者	养阴清肺膏等

【克咳胶囊】

成分：麻黄、罂粟壳、甘草、苦杏仁、莱菔子、桔梗、石膏。

功效：止咳、定喘、祛痰。

主治：用于咳嗽，喘急气短与风寒咳嗽。

注意事项：婴幼儿、孕妇及哺乳期妇女禁用。

【急支糖浆】

成分：鱼腥草、金荞麦、四季青、麻黄、紫菀、前胡、枳壳、甘草。

功效：清肺化痰、宣肺止咳。

主治：用于外感风热所致的咳嗽。

注意事项：服药期间忌辛辣生冷食物。

【咳喘宁口服液】

成分：麻黄、石膏、苦杏仁、桔梗、百部、罂粟壳、甘草。

功效：宣通肺气、止咳平喘。

主治：用于久咳、痰喘及痰热证引起的咳嗽频发、咯痰色黄、喘促胸闷。

注意事项：孕妇、哺乳期妇女禁用。

其他咳嗽用中成药非处方药见表8-16。

表 8-16 其他咳嗽用中成药非处方药

药品名称	主要成分	功效与主治	注意事项
橘红痰咳颗粒	化橘红、百部（蜜炙）、苦杏仁、茯苓、水半夏（制）、五味子、白前、甘草	理气祛痰、润肺止咳。用于久咳不愈	忌服辛辣、油腻食物

续表

药品名称	主要成分	功效与主治	注意事项
蜜炼川贝枇杷膏	川贝母、枇杷叶、桔梗、陈皮、水半夏、北沙参、五味子、款冬花、苦杏仁	润肺化痰、止咳平喘、利咽、咳嗽、痰稠、气喘、咽干及声音嘶哑	忌服辛辣、油腻食物

（二）脾胃病用药

1. 胃痛　胃痛是临床上常见的一种症状，疼痛通常是在上腹部偏左。表现为不适或隐痛，多为胀痛，一般不会出现剧痛。多见于急性、慢性胃炎或胃、十二指肠溃疡病；也有工作压力过大，饮食不规律，饮酒过多，饭后立即剧烈运动，吃辣过度或经常进食难消化食物等为诱因引发的胃痛。

【香砂养胃丸】

成分：木香、砂仁、白术、陈皮、茯苓、半夏（制）、香附（醋制）、枳实（炒）。

功效：温中和胃。

主治：用于消化不良、胃脘满闷或者慢性胃炎引起的胃痛、反酸。

注意事项：服药期间饮食宜清淡；胃阴虚者不宜服用。

【胃康灵胶囊】

成分：白芍、白及、三七、甘草、茯苓、延胡索、海螵蛸、颠茄浸膏。

功效：柔肝和胃、散瘀、缓急止痛。

主治：用于肝胃不和、瘀血阻络所致的胃脘疼痛或者慢性胃炎引起的上述症状。

注意事项：服药期间饮食宜清淡；孕妇慎用；高血压、心脏病、反流性食管炎、胃肠道梗阻、甲亢、溃疡性结肠炎患者慎用。

2. 积食

【保和丸】

成分：山楂（焦）、半夏（制）、六神曲（炒）、茯苓、莱菔子（炒）、陈皮、连翘、麦芽（炒）。

功效：消积导滞。

主治：主治食积停滞、胸脘痞满、腹胀时痛、嗳腐吞酸、厌食呕恶、大便泄泻。多因饮食不节或暴饮暴食所致。

【健脾丸】

成分：党参、枳实（炒）、陈皮、麦芽（炒）、白术（炒）、山楂（炒）。

功效：健脾消食。

主治：主治脾胃虚弱、食积内停。症见食少难消、脘腹痞胀、大便溏薄、苔黄腻、脉弱无力。以补脾为主，消导积食为辅。

【健胃消食片】

成分：太子参、陈皮、山药、炒麦芽、山楂。

功效：健胃消食。

主治：用于脾胃虚弱所致的腹胀、腹痛、不思饮食、嗳气。

注意事项：饮食宜清淡，忌酒、辛辣、生冷、油腻食物。

【四磨汤口服液】

成分：木香、枳壳、乌药、槟榔。

功效：顺气降逆、消积止痛。

主治：用于腹胀、腹痛、食欲不振、腹泻或便秘。

注意事项：饮食宜清淡，忌酒、辛辣、生冷、油腻食物；孕妇、肠梗阻、消化道手术后患者禁用。

【保济丸】

成分：钩藤、薄荷、蒺藜、白芷、木香、广东神曲、菊花、广藿香、苍术、茯苓、厚朴、化橘红、天花粉、薏苡仁、葛根、稻芽。

功效：解表、去湿、和中。

主治：用于腹痛腹泻、噎食嗳酸、恶心呕吐、肠胃不适、消化不良等。

注意事项：忌烟、酒及辛辣、生冷、油腻食物；不宜在服药期间同时服用滋补性中药。

【沙棘干乳剂】

成分：沙棘。

功效：消食化滞、理气止痛。

主治：用于功能性消化不良、食欲不振、恶心呕吐。

注意事项：饮食宜清淡，忌酒、辛辣、生冷、油腻食物。

3. 泄泻

【葛根芩连片】

成分：葛根、黄芩、黄连、炙甘草。

功效：解肌、清热、止泻。

主治：用于泄泻腹痛、便黄而黏、肛门灼热。

注意事项：因滥用抗菌药造成的肠道菌群紊乱患者疗效欠佳。

【藿香正气软胶囊】

成分：苍术、陈皮、姜厚朴、白芷、茯苓、大腹皮、生半夏、甘草浸膏、广藿香油、紫苏叶油。

功效：解表化湿、理气和中。

主治：用于头痛昏重、胸膈痞闷、脘腹胀痛、呕吐泄泻。

注意事项：忌烟、酒及辛辣、生冷、油腻食物；在服药期间不宜同服滋补性中药。

4. 便秘

【麻仁丸】

成分：火麻仁、苦杏仁、大黄、枳实（炒）、厚朴（姜制）、白芍（炒）。

功效：润肠通便。

主治：用于大便干结难下、腹部胀满不舒、习惯性便秘。

注意事项：忌酒及辛辣食物；不宜在服药期间同时服用滋补性中药；孕妇慎用。

【通便灵胶囊】

成分：番泻叶、当归、肉苁蓉。

功效：泻热导滞、润肠通便。

主治：用于大便干结、长期卧床引起的便秘、习惯性便秘。

注意事项：忌酒及辛辣食物；孕妇慎用。

【大黄通便颗粒】

成分：大黄。

功效：清热通便。

主治：用于便秘及食欲不振。

注意事项：孕妇禁用。

（三）心脑病用药

1. 头疼　头疼是临床常见的症状，是指额、顶、颞及枕部的疼痛，发病原因繁多，常见胀痛、闷痛、针刺样痛以及恶心、呕吐、头晕等症状。反复发作或持续的头疼，不可掉以轻心，应立即就医，明确诊断，及时治疗，以免耽误病情。

【正天丸】

成分：钩藤、白芍、川芎、当归、地黄、白芷、防风、羌活、桃仁、红花、细辛、独活、麻黄、黑顺片、鸡血藤。

功效：疏风活血、养血平肝、通络止痛。

主治：用于外感风邪瘀血阻络、血虚失养、肝阳上亢引起的偏头痛、紧张性头痛、神经性头痛、颈椎病型头痛或经前头痛。

注意事项：忌烟、酒及辛辣、油腻食物。若连续使用3日症状未改善需及时就医。

【天麻头痛片】

成分：天麻、白芷、川芎、荆芥、当归、乳香（醋制）。

功效：养血祛风、散寒止痛。

主治：用于风寒头痛、血虚头痛、血瘀头痛。

注意事项：孕妇慎用，糖尿病患者禁用。若服用3日症状未改善需及时就医。

2. 不寐　不寐指无法入睡或无法保持睡眠状态，表现为入睡困难、睡眠深度或频度过短、早醒或睡眠质量差等症状。偶尔不寐对身体机能影响不大，但是长期不寐给患者造成极大的身心痛苦，妨碍患者的工作、生活和健康，导致疲惫、注意力不集中、心情烦躁、焦虑不安等症状，甚至可能加重或诱发心悸、胸痹、眩晕、头痛、中风等疾病。故经常不寐要引起重视，及时有效地给予治疗。

【安神补脑液】

成分：鹿茸、制何首乌、淫羊藿、干姜、甘草、大枣、维生素B_1。

功效：生精补髓、益气养血、强脑安神。

主治：适用于神经衰弱、失眠、健忘、头晕、乏力。

注意事项：用药期间忌辛辣、油腻、腥膻食物；情绪保持平静乐观。服药7日症状无缓解请及时就医。

【枣仁安神胶囊】

成分：炒酸枣仁、丹参、醋五味子。

功效：养血安神。

主治：用于心血不足所致的失眠、健忘、心烦、头晕。

注意事项：孕妇慎用；由消化不良引起的失眠患者忌用。

【百乐眠胶囊】

成分：百合、刺五加（生）、首乌藤、合欢花、珍珠母、石膏、酸枣仁、茯苓、远志、玄参、生地黄、麦冬、五味子、灯心草、丹参。

功效：滋阴清热、养心安神。

主治：用于肝郁阴虚型失眠症引起的头晕乏力、入睡困难、多梦易醒、醒后不眠、烦躁易怒、心悸不安等症状。

注意事项：用药期间忌辛辣、油腻、腥膻食物；情绪保持平静乐观。服药7日症状无缓解请及时就医。

（四）实火病用药

实火多为外感六淫（风、寒、暑、湿、燥、火）所致，此外，情绪波动过大精神过度刺激、脏腑机能活动失调、中暑、受凉、伤风、嗜烟酒以及过食葱、姜、蒜、辣椒等辛辣之品，贪食羊肉、狗肉等肥腻之品，中毒、缺少睡眠等亦可引起。患者表现为高热、头痛、面红目赤、口唇干裂、口苦燥渴、口舌糜烂、咽喉肿痛、牙龈出血、鼻衄出血、耳鸣耳聋、疥疮乍起、身热烦躁、腹胀满痛拒按，大便秘结、小便短赤、尿血便血，甚或吐血、舌红苔黄，可有芒刺，脉实滑数。

【牛黄上清丸】

成分：人工牛黄、薄荷、菊花、荆芥穗、白芷、川芎、栀子、黄连、黄柏、黄芩、大黄、连翘、赤芍、当归、地黄、桔梗、甘草、石膏、冰片。

功效：清热泻火、散风止痛。

主治：用于热毒内盛、风火上攻所致的头痛眩晕、目赤耳鸣、咽喉肿痛、口舌生疮、牙龈肿痛、大便燥结。

注意事项：忌烟、酒及辛辣、油腻食物。不宜在服药期间同时服用滋补性中药。孕妇慎用，儿童、哺乳期妇女、年老体弱者及脾虚便溏者应在医师指导下服用。服药3日症状无缓解，应去医院就诊。

【龙胆泻肝丸】

成分：龙胆、柴胡、黄芩、栀子（炒）、泽泻、木通、车前子（盐炒）、当归（酒炒）、地黄、甘草（蜜炙）。

功效：清肝胆、利湿热。

主治：用于肝胆实火上炎之胁痛、头痛、口苦目赤、耳鸣耳聋、耳肿痛；肝经湿热下注的小便赤涩痛，妇女带下；也用于治疗结膜炎、急性中耳炎、鼻前庭及外耳道疖肿，急性黄疸型肝炎、胆囊炎，带状疱疹属肝脑湿热内蕴，泌尿系感染，盆腔炎，急性前列腺炎。

注意事项：忌烟、酒及辛辣、油腻食物。不宜在服药期间同时服用滋补性中药。孕妇慎用，儿童、哺乳期妇女、年老体弱者及脾虚便溏者应在医师指导下服用。服药3日症状无缓解，应去医院就诊。

【清开灵胶囊】

成分：胆酸、珍珠母、栀子、水牛角、板蓝根、金银花、猪去氧胆酸、黄芩苷。

功效：清热解毒、镇静安神。

主治：用于外感风热时毒、火毒内盛所致高热不退、烦躁不安、咽喉肿痛、舌质红绛、苔黄等症状。

注意事项：久病体虚患者如出现腹泻时慎用；不宜与含镁、铝、锌类药物合用，影响药物吸收。

【一清颗粒】

成分：黄连、大黄、黄芩。

功效：清热泻火解毒。

主治：用于火毒血热所致的身热烦躁，目赤口疮，咽喉、牙龈肿痛，大便秘结，咽炎，扁桃体炎，牙龈炎。

注意事项：忌酒及辛辣食物；孕妇禁用。

【黄连上清丸】

成分：黄连、栀子（姜制）、连翘、蔓荆子（炒）、防风、荆芥穗、白芷、黄芩、菊花、薄荷、大黄（酒炙）、黄柏（酒炒）、桔梗、川芎、石膏、旋覆花、甘草。

功效：散风清热、泻火止痛。

主治：用于风热上攻或肺胃热盛所致的头晕目眩、牙龈肿痛、口舌生疮、咽喉肿痛、耳痛耳鸣、小便短赤、大便秘结。

注意事项：服药期间忌酒及辛辣食物；不宜同时服滋补性中药；孕妇慎用；脾胃虚寒者禁用。

其他清热用中成药非处方药见表8-17。

表8-17 清热用OTC类其他中成药

药品名称	主要成分	功效与主治	注意事项
三黄片	大黄、盐酸小檗碱、黄芩浸膏	清热解毒、泻火通便。用于目赤肿痛、口鼻生疮、咽喉肿痛、牙龈肿痛、尿黄便秘	服药期间忌酒及辛辣食物；不宜同时服滋补性中药；孕妇忌用
穿心连片	穿心莲	清热解毒、凉血消肿。用于邪毒内盛、咽喉肿痛、口舌生疮口服	服药期间忌酒及辛辣、腥膻食物；不宜同时服滋补性中药；孕妇慎用

二、中医妇科的常用非处方中成药

妇科用药是指治疗女性生殖系统疾病的药物，在非处方药物中应用广泛，市面上销售的OTC类妇科用药主要包括月经不调用药、妇科炎症用药。

（一）月经不调用药

月经不调是妇科常见疾病，表现为月经周期或出血量的异常，可伴月经前、经期时的腹痛及全身症状。常见的调经用OTC药物以中成药居多。

【乌鸡白凤丸】

成分：乌鸡（去毛、爪、肠）、鹿角胶、当归、白芍、熟地黄、人参、黄芪、香附（醋制）、丹参、桑螵蛸、鹿角霜、牡蛎（煅）等味。

功效：补气养血、调经止带。

主治：用于气血两虚，身体瘦弱，腰膝酸软，月经量少、后错，带下。

注意事项：口服。忌食生冷、辛辣食物；感冒期间不宜服用；孕妇禁用。

【逍遥丸】

成分：柴胡、当归、白芍、白术（炒）、茯苓、炙甘草、薄荷、生姜。

功效：疏肝健脾、养血调经。

主治：用于肝郁脾虚所致的郁闷不舒、胸胁胀痛、头晕目眩、食欲减退、月经不调。

注意事项：口服。忌食生冷、辛辣食物；月经过多者不宜服用。

其他调经用中成药非处方药见表8-18。

表8-18　调经用OTC类其他中成药

药品名称	主要成分	功效与主治	注意事项
妇科再造丸	当归（酒炙）、香附（醋炙）、白芍、熟地黄、阿胶等42味中药	养血调经、补益肝肾、暖宫止痛。用于月经先后不定期、带经日久、淋漓出少血、痛经、带下等症	忌食生冷、辛辣食物；月经过多者不宜服用；感冒期间不宜服用；孕妇禁用
艾附暖宫丸	艾叶（炭）、香附（醋炙）、吴茱萸（制）、肉桂、当归、川芎、白芍（酒炒）、地黄、黄芪（蜜炙）、续断	理气养血、暖宫调经。用于血虚气滞、下焦虚寒所致的月经不调、痛经	忌食生冷、辛辣食物；月经过多者不宜服用；感冒期间不宜服用；孕妇禁用

（二）妇科炎症用药

妇科炎症是女性的常见疾病，主要是指女性生殖器官的炎症，具体包括女性外阴炎、阴道炎、宫颈炎、盆腔炎等。多数患者的症状为外阴瘙痒或有灼热感；白带增多，颜色或气味异常；尿急、尿痛等症状，急性盆腔炎和附件炎患者可出现下腹疼痛、高热等症状。

【花红片】

成分：一点红、白花蛇舌草、地桃花、白背叶根、鸡血藤、桃金娘根、菥蓂。

功效：清热解毒、燥湿止带、祛瘀止痛。

主治：用于湿热瘀滞所致带下病、月经不调、慢性盆腔炎、附件炎。

注意事项：孕妇禁用；服药期间忌生冷、辛辣、油腻食物。

【妇科千金片】

成分：千斤拔、金樱根、穿心莲、功劳木、单面针、当归、鸡血藤、党参。

功效：清热除湿、益气化瘀。

主治：用于湿热瘀阻所致的带下病、腹痛，慢性盆腔炎，子宫内膜炎，慢性宫颈炎。

注意事项：孕妇慎服；服药期间，忌食辛辣、生冷、油腻食物。

【金鸡胶囊】

成分：金樱根、鸡血藤、千斤拔、功劳木、两面针、穿心莲。

功效：清热解毒、健脾除湿、通络活血。

主治：用于湿热下注引起的附件炎、子宫内膜炎、盆腔炎。

注意事项：孕妇禁用；服药期间忌生冷、辛辣、油腻食物。

三、中医儿科的常用非处方中成药

儿科用药是指应用于儿童患病所使用的药物。儿童处于不断发育的时期，新陈代谢旺盛，血循环时间较短，肝肾功能尚未成熟，生理、生化方面与成人有量的不同，对药物的反应也与成人不同，故不能单纯把他们看成“成人缩小版”。在指导儿童用药时还要充分考虑到药物在各组织分布因年龄而异，儿童对药物的反应也受年龄因素的影响。常见的市售儿科非处方药可以将其分为四大类，分别为儿童呼吸系统用药、儿童消化系统用药、儿童解热镇痛抗炎药、维生素和微量元素类药。

（一）儿童呼吸系统疾病用药

最常见呼吸系统疾病分为感染性疾病和非感染性疾病。病毒、细菌、支原体或者衣原体引起的上呼吸道感染、扁桃体炎、气管炎、肺炎均属于感染性疾病。表现的症状为发热、鼻塞、流涕、精神不振、咳嗽等，必要时应在医师的指导下给予合理的抗菌药治疗。非感染性疾病以儿童哮喘最为常见。本节主要讨论儿童感染性疾病使用的非处方中成药，将其分为儿童感冒药及咳嗽药。

1. 儿童感冒药

【小儿感冒颗粒】

成分：广藿香、菊花、连翘、大青叶、板蓝根、地黄、地骨皮、白薇、薄荷、石膏。

功效：清热解表。

主治：用于风热感冒、发热重、恶寒轻，症见汗出而热不解、头痛鼻塞、咳嗽、口渴咽红。

注意事项：忌食生冷油腻食物；感冒初起、怕冷无汗、低热、大便稀且次数多者慎用。

【小儿解表颗粒】

成分：金银花、连翘、牛蒡子（炒）、蒲公英、黄芩、防风、紫苏叶、荆芥穗、葛根、人工牛黄。

功效：宣肺解表、清热解毒。

主治：用于儿童外感风热所致的感冒，症见发热恶风、头痛咳嗽、鼻塞流涕、咽喉痛痒。

注意事项：忌辛辣、生冷、油腻食物；不宜在服药期间同时服用滋补性中药；风寒感冒者不适用。

2. 儿童咳嗽药

【小儿肺热咳喘口服液】

成分：麻黄、苦杏仁、石膏、金银花、甘草、连翘、知母、黄芩、板蓝根、麦冬、鱼腥草。

功效：清热解毒、宣肺化痰。

主治：用于热邪犯于肺卫所致的发热、汗出、微恶风寒、咳嗽、痰黄，或兼喘息、口干而渴。

注意事项：忌食生冷辛辣食物；在服用咳嗽药时应停止服补益中成药；发热超过38.5℃的患者，应去医院就诊。

【小儿咳喘宁口服液】

成分：麻黄、金银花、苦杏仁、板蓝根、石膏、甘草、瓜蒌。

功效：宣肺清热、止咳祛痰。

主治：用于上呼吸道感染引起的咳嗽。

注意事项：忌食生冷辛辣食物；在服用咳嗽药时应停止服补益中成药；发热超过38.5℃的患者，应去医院就诊。

（二）儿童积食用药

儿童消化系统疾病为儿童多发疾病、常见疾病，幼儿消化系统功能尚未完善，常因为养育方式不当，引起病原体感染或其他慢性疾病。胃肠功能失调表现不思饮食、呕吐、腹泻、便秘等症状。

【健胃消食片（儿童）】

成分：太子参、陈皮、山药、麦芽（炒）、山楂。

功效：健胃消食。

主治：用于脾胃虚弱所致的食积，症见不思饮食、嗳腐酸臭、脘腹胀满；消化不良见上述证候者。

注意事项：饮食宜清淡，忌辛辣、生冷油腻食物。

【醒脾养儿颗粒】

成分：一点红、毛大丁草、山栀茶、蜘蛛香。

功效：醒脾开胃、养血安神、固肠止泻。

主治：用于脾气虚所致的儿童厌食、腹泻便溏、烦躁盗汗、遗尿夜啼。

注意事项：忌食生冷油腻及不易消化食物。

四、中医五官科的常用非处方中成药

五官科疾病主要包括耳鼻、咽喉、头颈外科、眼科疾病，具体如下。①耳科：外耳道疾病包括外耳道炎、外耳道肿瘤，中耳疾病包括中耳炎、中耳炎胆脂瘤、化脓性中耳炎，内耳疾病包括神经性突发性耳聋、梅尼埃病、耳石症，内耳肿瘤包括听神经瘤。②鼻科：鼻炎、鼻窦炎、鼻中隔偏曲、鼻腔良恶性肿瘤。③咽喉科：咽炎、扁桃体炎、会厌炎、喉炎、喉部良性肿瘤、声带小结、声带息肉、声带囊肿、喉癌、下咽癌等。④头颈外科：甲状腺良恶性肿瘤、鳃裂囊肿等。⑤眼科：眼皮炎症反应，如睑腺炎、睑板腺囊肿等；结膜炎症；虹膜睫状体炎、晶状体混浊造成的白内障；玻璃体混浊；眼底视网膜、脉络膜病变；视神经、视盘可能出现病变，如青光眼；眼睛屈光不正如近视、远视、散光。

（一）眼科用药

【珍珠明目滴眼液】

成分：珍珠液、冰片。

功效：清肝、明目、止痛。

主治：用于早期老年性白内障、慢性结膜炎、视疲劳等。

注意事项：药液开封1个月请丢弃；用药后症状未改善请就医。

（二）耳科用药

【耳聋左慈丸】

成分：磁石（煅）、熟地黄、山药、山茱萸（制）、茯苓、牡丹皮、竹叶柴胡、泽泻。

功效：滋肾平肝。

主治：用于肝肾阴虚的耳鸣耳聋、头晕目眩。

注意事项：突发性耳聋禁用；中耳、外耳病变引起的耳鸣、耳聋需就医。

【滴耳油】

成分：胡桃仁油、冰片、麝香。

功效：清热解毒、消肿止痛。

主治：用于肝经湿热上攻、耳鸣耳聋、耳内生疮、肿痛刺痒、破流脓水、久不收敛。

注意事项：忌辛辣、鱼腥食物；不宜在用药期间同时服用温补性中成药，用药3日后症状未缓解或出现其他症状请及时就医。

（三）鼻科用药

【鼻炎片】

成分：苍耳子、辛夷、防风、连翘、野菊花、五味子、桔梗、白芷、知母、荆芥、甘草、黄柏、麻黄、细辛。

功效：祛风宣肺、清热解毒。

主治：用于急、慢性鼻炎风热蕴肺证，症见鼻塞、流涕、发热、头痛。

注意事项：忌烟酒、辛辣、鱼腥食物；不宜在服药期间同时服用滋补性中药；高血压、心脏病患者慎用。

（四）咽喉科用药

【咽炎片】

成分：玄参、百部（制）、天冬、牡丹皮、麦冬、款冬花（制）、木蝴蝶、地黄、板蓝根、青果、蝉蜕、薄荷油。

功效：养阴润肺、清热解毒、清利咽喉、镇咳止痒。

主治：用于慢性咽炎引起的咽干、咽痒、刺激性咳嗽。

注意事项：忌辛辣、鱼腥食物；孕妇慎用。

【蓝芩口服液】

成分：板蓝根、黄芩、栀子、黄柏、胖大海。

功效：清热解毒、利咽消肿。

主治：用于急性咽炎、肺胃实热证所致的咽痛、咽干、咽部灼热。

注意事项：忌烟酒、辛辣、鱼腥食物；不宜在服药期间同时服用温补性中药；孕妇慎用。

五、中医骨伤科的常用非处方中成药

骨伤科用药是指可以治疗骨折、颈椎病、风湿性关节炎、骨质疏松、肩周炎、坐骨神经痛或腰肌劳损，或缓解上述病症引起的疼痛的一类药物。

【仙灵骨葆胶囊】

成分：淫羊藿、续断、补骨脂、地黄、丹参、知母。

功效：滋补肝肾、接骨续筋、强身健骨。

主治：用于骨质疏松和骨质疏松症、骨折、骨关节炎、骨无菌性坏死等。

注意事项：重症感冒期间不宜服用。

【伤湿止痛膏】

成分：生草乌、生川乌、乳香、没药、生马钱子、丁香、肉桂、荆芥、防风、老鹳草、香加皮、积雪草、骨碎补、白芷、山柰、干姜、水杨酸甲酯、薄荷脑、冰片、樟脑、芸香浸膏、颠茄流浸膏。

功效：祛风湿、活血止痛。

主治：用于风湿性关节炎、肌肉疼痛、关节肿痛。

注意事项：仅限于外用；忌生冷、油腻食物；皮肤破溃或感染处禁用；孕妇慎用；用药3日症状未缓解应及时就医。

【麝香壮骨膏】

成分：药材浸膏（八角茴香、山柰、生川乌、生草乌、麻黄、白芷、苍术、当归、干姜）、人工麝香、薄荷脑、水杨酸甲酯、硫酸软骨素、冰片、盐酸苯海拉明、樟脑。

功效：镇痛、消炎。

主治：用于风湿痛、关节痛、腰痛、神经痛、肌肉酸痛、扭伤、挫伤。

注意事项：仅限于外用；忌生冷油腻食物；开放性创口忌用；孕妇禁用；用药3

日症状未缓解应及时就医。

【云南白药气雾剂】

成分：国家保密配方。

功效：化瘀止血、活血止痛、解毒消肿。

主治：用于跌打损伤、瘀血肿痛、肌肉酸痛及风湿疼痛。

注意事项：切勿喷入口、鼻、眼；孕妇禁用；对云南白药过敏者禁用。

【正红花油】

成分：人造桂油、白樟油、桂叶油、松节油、桂醛、水杨酸甲酯、血竭、液体石蜡。

功效：祛风止痛。

主治：用于风湿性骨关节痛、跌打损伤、感冒头痛、蚊虫叮咬。

注意事项：外用药品，忌内服；皮肤敏感者禁用。

【消肿止痛酊】

成分：木香、防风、荆芥、细辛、五加皮、桂枝、牛膝、川芎、徐长卿、白芷、莪术、红杜仲、大罗伞、小罗伞、两面针、黄藤、栀子、三棱、沉香、樟脑、薄荷脑。

功效：舒筋活络、消肿止痛。

主治：用于跌打损伤、风湿骨痛、无名肿痛及腮腺炎肿痛。

注意事项：外用，擦患处。也可以少量口服治疗内出血。

忌生冷、辛辣食物；切勿接触眼睛及皮肤溃烂处；儿童、孕妇、经期及哺乳期妇女禁用。

章末小结

1. 非处方药根据安全性分为甲类非处方药及乙类非处方药。
2. 虽然非处方药安全性较高，但是应用3~7日后，症状未见缓解，应及时就医，以免延误病情。
3. 处方药和非处方药都可以进行广告宣传，但二者的广告媒介和宣传对象不同。
4. 掌握复方感冒药中各成分的药理作用及不良反应是指引患者合理用药的基础。
5. 特别关注含“麻”“敏”“美”此类药物的禁忌人群。
6. 肠道微生态制剂适应证较广，临床应用广泛。应用时用温开水送服，不宜与抗菌药、收敛吸附剂、胃黏膜保护剂同时服用。

7. 治疗腹泻不可随意应用抗生素，除应用蒙脱石散及益生菌以外，还应当及时、适当补充电解质。
8. 变应性鼻炎与普通感冒的鼻部症状尤为相似，正确区分两者区别才能对症下药。
9. 治疗咽炎的口含可有效缓解症状，应积极查明病因，对因治疗。
10. 滴眼剂开封后即存在被污染的风险，开封4周后不宜使用。
11. 口服非甾体抗炎药用于止痛不超过5日，其他外用剂型不应超过2周。
12. 扭伤之后的24小时之内应冰敷患处，24小时之后方可进行热敷。
13. 对于感冒、咳嗽、胃痛等常见疾病需辨证后选用合适的中成药。
14. 使用中成药必须认真遵守注意事项，一般来说，服用中成药期间忌食辛辣、生冷、油腻食物。

思考题

1. 患儿，5岁，因为细菌性腹泻就诊，医师开具了头孢克肟颗粒、地衣芽孢活菌杆菌胶囊。患儿家属取药时，咨询药师：两药是否可以同服？药师回答可以同服。你认为两药是否可以同服？为什么？
2. 简述慢性支气管炎、肺炎患者应慎用含右美沙芬的复方感冒制剂的原因。
3. 请你为一名患普通感冒的长途客车司机推荐一种复方感冒制剂，并说明原因。
4. 中成药的定义是什么？
5. 中成药的常用剂型是什么？
6. 简述中成药的分类。

（廖可叮　罗　佳）

下篇

中药房调剂

第九章

中药调剂的相关基础知识

第九章
数字内容

学习目标

- 掌握常见外形相似中药饮片的识别要点。
- 熟悉常用中药饮片的炮制方法；常用毒性中药的炮制方法。
- 了解中药饮片保管养护知识理论。
- 学会对外形相似中药饮片的识别方法。
- 培养认真细心，工作严谨，实事求是，爱岗敬业的职业操守。

情境导入

情境描述：

王大妈因老伴常年体弱多病，家里积蓄也花得七七八八了，听说人参可以提高人体免疫力，恰好在离家不远的地方有个中药材市场，药材价格比较便宜，于是在中药材市场购买了10株人参回家给老伴补身体，老伴吃了6株人参，身体也没见改善多少。王大妈怀疑是买了假人参，为了验证自己的想法，王大妈到药检所请专家鉴定，结果是王大妈购买的人参是伪品——桔梗。

学前导语：

中药饮片的识别方法是药品调剂的重要内容，如果中药饮片识别等基本知识不扎实，很难完成调剂工作，若调剂工作不当更有可以酿成医疗事故。本章将为大家介绍相似中药饮片的识别、中药炮制等中药调剂的相关基本知识。

中药调剂是中药店或中药房药学专业技术人员根据医师处方要求，按照中医用药特点，依据调配程序和原则，及时、准确地调配药剂的操作过程。由于中药饮片存在真、伪、劣和原药材、炮制药材之分。对伪劣药材、霉变药材、炮制不合格药材绝不能调配，以确保用药安全。因此，必须学习中药饮片的性状识别，中药饮片炮制与中药饮片保管养护等相关的基本知识。

药品的质量药品直接关系人民群众的身体健康和生命安全，确保药品安全就是最大的民生，中药的质量是维系患者与中医之间的重要桥梁。

第一节　外形相似中药饮片的识别

中药饮片是根据调配或制剂的需要，对经产地加工的净药材进一步炮制而成的成品，可直接应用到中医临床。中药饮片包括植物药、动物药和矿物药以及加工品，根据其来源、用药部位不同，其性状也有差异，有一些中药饮片的外形比较相似，在中药调配过程中容易混淆。某些不法商家有利用这一点造假、掺假的情况，这些假、伪、劣药品流入药房，将会对人民的生命健康造成一定的危害。因此中药饮片的性状识别对药学专业技术人员来说是非常重要的，是提高药品调剂质量、确保用药安全的前提。

案例分析

案例：

某学校药剂班到某中药材市场见习，见习结束后，一位同学因觉得中药材市场的当归饮片便宜，买了好几斤，在回程上，带队老师发现该同学买的当归饮片中混有独活饮片，就现场讲解当归饮片与独活饮片的异同点，提醒大家以后购买药材时留意是否有掺假。

分析：

当归饮片与独活饮片的相同点是：同为伞形科植物，气香特异，外表皮都具有纵皱纹，切面都散有众多棕色油点，有棕色形成层环。

当归饮片与独活饮片不同点是：当归饮片切面黄白或淡棕黄色，多有裂隙，木质部黄白色，味甜而后微苦、辛；而独活饮片切面灰白至灰褐色，木质部灰黄至黄棕色，味苦、辛，略有麻舌感。

当归饮片与独活饮片是两种性状十分相似的中药材，由于独活的价格相对较低，将两种药材混卖是一些不法商家为牟利而惯用的掺假伎俩。药学技术人员肩负着守护人民的生命健康的重责，要成为一名合格的药品调剂技术人员，必须得有专业的技能。

一、根及根茎类中药

（一）根及根茎类中药的概述

根与根茎是植物的两种不同的器官，具有不同的外形与内部结构，根没有节和节间，一般不长叶和芽，表面常有纹理，顶端带有根茎或茎痕，根常有分枝，少数根部细长，集生于根茎上，如威灵仙。地下变态茎可分为根茎、块茎、球茎和鳞茎。根茎是一种地下变态茎，有节和节间，节上有退化的鳞片或膜质状小叶、叶柄基残余物或叶痕。根茎上或顶端常残存茎基和茎痕，侧面和下面有细长不定根的根痕。

（二）根及根茎类外形相似中药饮片的识别

1. 防风与前胡

（1）防风为类圆形或不规则的中型片，外表皮灰棕色至棕褐色、粗糙、有纵皱纹，多数横长皮孔及点状突起的细根痕。根头部有明显密集的环纹如蚯蚓，习称“蚯蚓头”，有的环纹上残存棕褐色毛状叶基，习称“旗杆顶”。切面有放射状裂隙，皮部浅棕黄色至棕黄色，可见散在黄棕色油点，木部浅黄色，体轻，质松。气特异，味微甜、辛。

功能与主治：祛风解表、胜湿止痛、解痉。用于外感风寒所致的头痛、身痛、恶寒；风寒湿痹、关节疼痛、四肢挛急；破伤风角弓反张、牙关紧闭、抽搐痉挛等症。

（2）前胡为类圆形的薄片，外表皮灰褐色，可见纵皱纹，有的可见横环纹，茎痕及纤维状叶鞘残基。切面黄白色，具淡棕色环纹（形成层）和放射状纹理，有众多淡棕色油点，质坚。气香，味微苦。

功能与主治：降气祛痰、宣散风热。用于肺气不降所致的喘咳、痰稠；外感风热所致的郁肺咳嗽。

2. 郁金与莪术

（1）郁金为圆形、类圆形或椭圆形的薄片，外表皮灰黄色，具细密网状皱纹。切面淡棕色或淡黄色，角质样，具灰黄色环（内皮层）。中部与外周分离或脱落。质坚硬。气微，味淡、微辛。

功能与主治：行气化瘀、清心解郁、利胆退黄。用于经闭痛经，胸腹胀痛、刺痛，热病神昏，癫痫发狂，黄疸尿赤。

（2）莪术为圆形、类圆形或不规则形的薄片，外表皮灰黄色至灰褐色，具不规则皱纹。切面平坦，具灰黄色环（内皮层）及众多散在的筋脉小点。质坚硬。气微香，味微辛而苦。

功能与主治：破血祛瘀、行气止痛。用于气滞血瘀所致的经闭腹痛及癥瘕积聚；饮食不节、脾运失常所致的积滞不化、脘腹胀满疼痛等症。

3. 三棱、山药与天花粉

（1）三棱为类圆形或椭圆形的薄片，外表面淡黄色至淡棕黄色，残留外皮呈棕褐色至灰褐色，有的可见点状须根痕。切面淡黄色至淡灰棕色，具散在的筋脉小点及筋脉纹，质坚。气微，味淡，嚼之有麻舌感。

功能与主治：破血祛瘀、行气止痛。用于气滞血瘀所致的经闭腹痛及癥瘕积聚、食积气滞、脘腹胀痛。

（2）山药为类圆形或不规则形中片，外表类白色，粉性，有光滑细腻感，切面可见散在淡棕黄色小点。质脆，易断。气微，味淡，嚼之发黏。

功能与主治：补脾养胃、生津益肺、补肾涩精。用于脾虚食少、久泻不止、肺虚喘咳、肾虚遗精、带下、尿频、虚热消渴。麸炒山药补脾健胃，用于脾虚食少、泄泻便溏、白带过多。

（3）天花粉为类圆形、类长方条或不规则形中片，外表黄白色或淡黄色，残存黄褐色外皮。切面可见散在的淡黄色筋脉纹或脉纹小点，质坚，粉性，气微，嚼之味苦。

功能与主治：清热泻火、生津止渴、消肿排脓。用于热病烦渴、肺热燥咳、内热消咳、疮疡肿毒。

天南星与浙贝母识别见表9-1，川芎与藁本识别见表9-2，制川乌与制草乌识别见表9-3。

表9-1　天南星与浙贝母

项目	天南星	浙贝母
饮片特点	为肾形或不规则形的薄片，外表皮黄白色至淡棕黄色，未除尽外皮部呈灰褐色至棕褐色，有的可见茎痕及麻点状须根痕。切面黄白色，粉性。质坚脆。气微，味淡	肾形、新月形或不规则形的薄片，外表皮类白色至黄白色，未除尽外皮部呈淡棕色至棕黄色，有的可见根的残基。切面类白色至淡棕黄色，边缘色较浅，粉性。质坚脆。气微，味苦

续表

项目		天南星	浙贝母
区别点	外表皮	有细小的棕眼	无棕眼
	切面	黄白色，粉性	类白色至淡棕黄色
	气味	气微，味淡	气微，味苦
功效		燥湿化痰、祛风解痉、散结消肿	清热化痰、散结消痈
主治		湿痰、寒痰证，风痰眩晕、中风、癫痫、破伤风、痈疽肿痛	风热与痰热咳嗽；瘰疬、瘿瘤、乳痈、疮毒、肺痈

表 9-2　川芎与藁本

项目		川芎	藁本
饮片特点		为不规则形的中片，边缘多有明显的凹陷与缺刻，外表皮黄褐色至暗褐色、粗糙。切面黄白色至灰黄色，散有众多棕色油点，可见波状环纹（形成层），皮部有散在类圆形灰黄色小点。质坚。气香特异，味苦、辛，略有麻舌感	为不规则形的中片，边缘多有明显的凹陷与缺刻，外表皮灰褐色至棕褐色，粗糙。切面黄白色，散有棕色油点，具有裂隙及不规则纹理。气浓香特异，味微苦、辛
区别点	外形	多呈蝴蝶形	不规则形
	切面	有波状环纹	有裂隙及不规则纹理
	气味	气浓香特异，味苦、辛，略有麻舌感	气浓香特异，味微苦、辛
功效		活血行气、祛风止痛	祛风散寒、除湿止痛
主治		血瘀气滞痛证，头痛、风湿痹痛	风寒感冒、颠顶疼痛、风寒湿痹

表9-3 制川乌与制草乌

项目		制川乌	制草乌
饮片特点		为三角形或者不规则形的片，表面黑褐色或黄褐色，有灰棕色环纹。体轻，质脆，断面有光泽。气微，微有麻舌感	为近三角形或者不规则形的片，表面黑褐色，可见灰白色多角形形成层环和点状维管束并有空隙，周边皱缩或弯曲。质脆，气微，味微苦，稍有麻舌感
区别点	表皮	有灰棕色环纹	皱缩
	断面	有光泽	有灰白色多角形形成层环，有空隙
功效		祛风除湿、温经止痛	散寒止痛、开痰下气、温肾壮阳、解毒疗疮
主治		风寒湿痹、关节疼痛、心腹冷痛、寒疝作痛、麻醉止痛	风寒湿痹、中风瘫痪、破伤风、头风、脘腹冷痛、痰癖、冷痢、喉痹、痈疽、疔疮、瘰疬

二、茎（藤）木类中药

（一）茎（藤）木类中药的概述

茎（藤）木类中药是指木本植物的茎藤或茎形成层以内的木质部部分入药的药材，根据植物分类方法，茎（藤）木类中药分为茎类和木类。茎类中药的用药部位，有的用茎藤入药，如络石藤、青风藤；有的用茎枝，如桂枝、桑枝；有的用茎刺入药，如皂角刺；有的用茎的髓部入药，如灯心草、通草。木类中药的用药部位主要采用木本植物茎的形成层以内的部分，通常称为木材。木材又分为边材与心材，通常心材含有较多的挥发油与树脂，所以木类中药大多数是采用心材入药。

（二）茎（藤）木类中药饮片的识别

木通与川木通识别见表9-4，鸡血藤与大血藤识别见表9-5。

表 9-4 木通与川木通

项目		木通	川木通
饮片特点		呈圆形、椭圆形或不规则形片。外表皮灰棕色或灰褐色、粗糙，有许多不规则的裂纹或纵沟纹。具突起皮孔，放射线呈放射状排列，髓小或中空，气微，味微苦而涩	呈圆形厚片。外皮有纵向凹沟及棱线，节多膨大，边缘不整齐，残存皮部黄棕色，有棱线，木质部浅黄棕色或淡黄色，有黄白色放射状纹理及裂隙，其间密布细孔状导管，髓部较小，类白色或黄棕色，偶有空腔，气微，味淡
区别点	表皮	具突起皮孔	有棱线
	切面	放射线呈放射状排列，髓小或中空	木质部密布细孔状导管，髓部较小，类白色或黄棕色，偶有空腔
	气味	气微，味微苦而涩	气微，味淡
功效		清心火、利小便、通经下乳	清热利尿、通经下乳
主治		淋证、水肿、心烦尿赤、口舌生疮、经闭乳少、湿热痹痛	水肿、淋病、小便不通、关节痹痛、经闭乳少

表 9-5 鸡血藤与大血藤

项目	鸡血藤	大血藤
饮片特点	呈椭圆形、长矩形或不规则形的斜片。栓皮灰棕色，有的可见灰白色斑，栓皮脱落处显红棕色。木部红棕色或棕色，导管数多数；韧皮部有树脂状分泌物呈红棕色至黑棕色，与木部相间排列呈3~8个同心椭圆形环。髓部偏向一侧。质坚硬，气微，味涩	呈椭圆形、长矩形或不规则形的斜片。表皮灰棕色，粗糙，外皮常呈鳞片状剥落，剥落处显暗红棕色，有的可见膨大的节和略凹陷的枝痕或叶痕。皮部红棕色，有数处向内嵌入木部，木部黄白色，有多数细孔状导管，射线呈车轮纹。质硬。气微，味微涩

续表

项目		鸡血藤	大血藤
区别点	表皮	栓皮灰棕色，有的可见灰白色斑，栓皮脱落处显红棕色	表皮灰棕色，粗糙，外皮常呈鳞片状剥落，剥落处显暗红棕色，有的可见膨大的节和略凹陷的枝痕或叶痕
	切面	木部红棕色或棕色，导管数多数；韧皮部有树脂状分泌物呈红棕色至黑棕色，与木部相间排列呈3~8个同心椭圆形环	皮部红棕色，有数处向内嵌入木部，木部黄白色，有多数细孔状导管，射线呈车轮纹
	髓部	髓部偏向一侧	髓部在中心
功效		补血、活血、通络	清热解毒、活血祛风、止痛
主治		月经不调、血虚萎黄、麻木瘫痪、风湿痹痛	肠痈腹痛、经闭痛经、风湿痹痛、跌扑肿痛

三、皮类中药

（一）皮类中药的概述

皮类中药来源于裸子植物和被子植物的茎干、枝和根的形成层以外部分，又叫树皮和根皮，它从内向外由次生和初生韧皮部、皮层和周皮组成。皮类中药由于采皮剥离后，皮在干燥时收缩程度不同，而呈现各种不同的弯曲状态。皮的外侧为木栓层，颜色多为灰黑色、灰褐色、棕褐色或棕黄色等，有的树干皮外表面由于有斑片状的地衣、苔藓等附生物，呈现不同的颜色；有的树干皮外表面由于有片状剥离的落皮层和纵横深浅不同的裂纹；有的有各种形状的突起物导致树皮表面呈现不同程度的粗糙；多数树皮可见到横向或纵向延长的皮孔，皮孔的边缘略突起，中央略向下凹；少数的枝干皮上有刺，如红毛五加皮；有的有钉状物，如海桐皮；若是除去木栓层或部分刮去木栓层的皮片，则表面常较光滑，如川黄柏、桑白皮等。树皮的内表面比外表面色浅、平滑，有粗细不等的纵向皱纹或有显网状皱纹；有的树干皮平滑坚硬，如秦皮；有少数的树皮还残留少量的木质部。

（二）皮类外形相似中药饮片的识别

【牡丹皮与白鲜皮】

（1）牡丹皮为圆形、类圆形的薄片或一侧有半径性切开，中空，外表面灰褐色，略粗糙，有的可见圆形枝痕及横向皮孔，外皮脱落处显棕红色。切面黄白色至淡粉红色，粉性，外皮薄。偶见发亮的细小结晶。质坚、脆。气香特异，味微苦。

功能与主治：清热凉血、活血散瘀。用于温热病热入血分而发斑疹，及血热妄行所致的吐血、衄血；温热病后期，阴分伏热发热，或夜热早凉，以及阴虚内热；血滞经闭、痛经或癥瘕；痈肿疮毒及内痈等症。

（2）白鲜皮为圆形、类圆形的薄片或一侧有半径性切开，中空，有的已破碎成半圆形，外表面淡灰黄色，具纵皱纹，有的残留黄褐色的外皮及须根痕。切面黄白色至淡黄色，有裂隙状层纹，质脆。具羊膻气，味微苦。

功能与主治：清热解毒、除湿、止痒。用于湿热疮疹、多脓或黄水淋沥、肌肤湿烂、皮肤瘙痒等症。

地骨皮与香加皮识别见表9-6。秦皮与合欢皮识别见表9-7，其中秦皮饮片可用水试实验，秦皮水浸液有蓝色荧光。

表 9-6　地骨皮与香加皮

项目		地骨皮	香加皮
饮片特点		呈卷筒状、槽状或不规则形的块片，长短不一，外表皮灰黄色至黄褐色，呈鳞片状，易剥落具细纵皱纹。内表面灰褐色至黄褐色。质坚脆，易折断。断面皮层灰黄色中，杂有灰白色细点。气微，味微苦	呈卷筒状、槽状或不规则形的块片，长短不一，外表皮灰棕色至黄棕色，呈鳞片状，易剥落具细纵皱纹。内表面灰黄色至淡灰黄色。质坚脆，易折断。有特异香味，味苦
区别点	外表皮	外表皮灰黄色至黄褐色	外表皮灰棕色至黄棕色
	内表皮	内表面灰褐色至黄褐色	内表面灰黄色至淡灰黄色
	气味	气微，味微苦	气香特异，味苦
功效		凉血除蒸、清肺降火	祛风湿、壮筋骨、利小便
主治		阴虚潮热、骨蒸盗汗、肺热咳嗽、咯血、衄血、内热消渴	风湿筋骨疼痛、浮肿尿少、心悸气短、风寒湿痹、腰膝酸软

表 9-7　秦皮与合欢皮

项目		秦皮	合欢皮
饮片特点		呈长短不一的丝条状。外表皮灰白色、灰棕色或黑棕色。内表面黄白色或棕色。平滑。切面成纤维性。质硬。气微，味苦	呈弯曲的丝或块状。外表皮灰棕色至灰褐色，稍有纵皱纹，密生明显的椭圆形横向皮孔，棕色或棕红色。内表面淡黄棕色或黄白色。平滑，具细密纵纹。切面成纤维性片状，淡黄棕色或黄白色。气微香，味淡、微涩，稍刺舌，后喉头有不适感
区别点	外表皮	外表皮无纵皱纹	外表皮有纵皱纹
	内表皮	内表面无纵纹	内表面具细密纵纹
	气味	味微苦	味微涩，稍刺舌，后喉头有不适感
功效		清热燥湿、收涩、明目	解郁安神、活血消肿
主治		热痢、泄泻、赤白带下、目赤肿痛、目生翳膜	心神不安，忧郁失眠，肺痈、疮肿、跌扑伤痛

四、叶类中药

（一）叶类中药的概述

叶类中药多数是完整、已成熟的干燥叶，有的只用嫩叶，如苦竹叶。叶类中药大多数为单叶，少数是用复叶的小叶，如番泻叶；有的则用带部分嫩枝，如侧柏叶。

（二）叶类外形相似中药饮片的识别

石楠叶与苦丁叶的特点见表9-8。

表 9-8　石楠叶与苦丁叶

项目	石楠叶	苦丁叶
饮片特点	呈丝条状，平坦，革质。上表面绿棕色至灰棕色，主脉突起，侧脉较密而明显。叶缘有尖锯齿，较密。质脆，气微，味微苦、涩	呈丝条状，平坦，厚革质。上表面黄绿色至褐绿色，主脉突起，侧脉少而明显。叶缘有尖锯齿，较疏。质脆，气微，味微苦

续表

项目		石楠叶	苦丁叶
区别点	叶脉	侧脉较密	侧脉少
	质地	质薄	质厚
	叶缘	叶缘锯齿较紧密	叶缘锯齿较稀疏
功效		祛风湿、止痒、强筋骨、益肝肾	疏风清热、除烦止咳、消食化痰
主治		风湿痹痛、头风头痛、风疹、脚膝痿弱、肾虚腰痛、阳痿、遗精	热病烦渴、风热头痛、牙痛、目赤、聤耳流脓、湿热痢疾

五、花类中药

（一）花类中药的概述

花类中药包括完整的花、花序或花的某一部分。有的用已开放的花入药，如红花；有的用未开放的花蕾入药，如辛夷；有的用已开放的花序入药，如菊花；有的用未开放的花序入药，如头状花序款冬花；有的用带花的果穗入药，如夏枯草；有的用花粉入药，如松花粉、蒲黄；有的用雄蕊入药，如莲须；有的用花柱入药，如玉米须；有的用柱头入药，如西红花。

（二）花类外形相似中药饮片的识别

玫瑰花与月季花识别见表9-9。

表 9-9　玫瑰花与月季花

项目	玫瑰花	月季花
饮片特点	呈卵圆形或类球形，花托近球形，暗绿色至褐绿色，萼片5枚，暗绿色，披针形，有时向下反卷，外表面具小刺，内表面密被白色短柔毛，花瓣呈覆瓦状排列，宽卵形，紫红色，脉纹少而明显。气芳香，浓郁	呈卵圆形或类球形，花托倒圆锥形，暗绿色至褐绿色，萼片5枚，暗绿色，先端微尖，常向下反卷，边缘有时可见小裂叶，内表面密被白色短柔毛，花瓣呈覆瓦状排列，倒卵圆形，紫红色，脉纹明显。气清香，味淡，微苦

续表

项目		玫瑰花	月季花
区别点	花托	花托圆球形	花托倒圆锥形
	萼片外表面	萼片外表面具小刺	萼片外表面无小刺
	气味	气芳香，浓郁	气清香
功效		行气解郁、和血、止痛	活血调经、疏肝解郁
主治		肝气郁结、气郁导致的不寐	肝气郁结而致的月经不调、痛经、经闭，胸腹胀痛，跌打损伤，血瘀肿痛，痈疽肿毒及瘰疬

六、果实及种子类中药

（一）果实及种子类中药的概述

果实与种子是植物的两种不同器官，在中药的实际应用中，大多数是将果实、种子一起入药，如乌梅、枸杞子、马兜铃等；少数使用的是种子，如苦杏仁、莱菔子等；而有一些以果实储存、销售，临用时再剥去果皮取出种子入药，如砂仁、巴豆等。

果实类中药大多数是采用完全成熟或近成熟的果实，少数为幼果，如枳实。有的用整个果穗入药，如桑椹；有的用完整的果实入药，如佛手；有的用果皮入药，如陈皮；有的用带果皮的果柄入药，如甜瓜蒂；有的用果实上的宿萼入药，如柿蒂；还有的用中果皮的维管束入药，如橘络；有的用发了芽的果实入药，如麦芽。

种子类中药均采用成熟种子。种皮的表面常有各种纹理，表面有种脐、合点和种脊，大多数是用完整的种子入药，如决明子；有的用种皮入药，如花生衣、扁豆衣；有的用假种皮入药，如龙眼肉；有的用种子的胚芽入药，如莲子心；有的用发了芽的种子入药，如大豆黄卷；有的用发酵后的种子入药，如淡豆豉。

（二）果实及种子类外形相似中药饮片的识别

1. 桃仁与苦杏仁

（1）桃仁呈扁椭圆形，一端尖，中间膨大，另一端钝圆，稍偏斜，边缘较薄，外表面黄棕色至红棕色，具纵向筋脉纹，尖端一侧有短线形痕迹（种脐），另一端可见类圆形斑点（合点）。种皮薄，除去种皮可见类白色子叶片。质坚，富有油性。气微，味微苦。

功能与主治：活血祛瘀、润肠通便。用于痛经、血滞经闭、产后瘀滞腹痛、癥瘕、跌打损伤、瘀阻疼痛以及肺痈、肠痈、肠燥便秘等症。

（2）苦杏仁呈心脏形，稍扁，一端尖，另一端钝圆而肥厚，两侧不对称，外表面淡棕色至红棕色，具纵向筋脉纹，尖端一侧有短线形痕迹（种脐），另一端可见类圆形斑点（合点）。种皮薄，除去种皮可见类白色子叶片。质坚，富有油性。气微，味苦。

功能与主治：止咳平喘、润肠通便。用于咳嗽气喘、肠燥便秘。

2. 菟丝子与紫苏子

（1）菟丝子呈卵圆形或类圆形，腹棱线明显，两侧常凹陷，外表面黄棕色至褐棕色，微粗糙。种皮坚硬，不易破碎。气微，味淡。

功能与主治：补阳益阴、固精缩尿、明目止泻。用于腰膝酸痛、阳痿滑精、小便频数、白带过多、目暗不明、脾虚便溏或泄泻。

知识链接

菟丝子故事传说

从前，江南有个养兔成癖的财主，雇了一名长工为他养兔子，并规定如果死一只兔子，要扣掉他四分之一的工钱。一天，长工不慎将一只兔子的脊骨打伤。他怕财主知道，便偷偷地把伤兔藏进了豆地。事后，他却意外地发现伤兔并没有死，并且伤也好了。为探个究竟，长工又故意将一只兔子打伤放入豆地，并细心观察，他看见受伤的兔子经常啃食一种缠在豆秸上的野生黄丝藤。长工大悟，原来是黄丝藤治好了兔子的伤。于是他便用这种黄丝藤煎汤给有腰伤的爹喝，爹的腰伤也好了。又通过几个患者的试用，确定黄丝藤可以治疗腰伤病。不久，这位长工辞去了养兔的活计，当上了专治腰伤的医师。后来他把这药干脆就叫"兔丝子"。由于它是草药，后人便在兔字头上面冠以草字头，便叫成"菟丝子"。

（2）紫苏子呈小坚果卵圆形或类球形，表面灰棕色或灰褐色，有微隆起的暗紫色网状花纹，基部稍尖，有灰白色点状果梗痕。果皮薄而脆，易压碎。富有油性。压碎有香气，味微辛。

功能与主治：降气消痰、止咳平喘、润肠通便。用于痰壅气逆、咳嗽气喘、肠燥便秘。

3. 小茴香与蛇床子

（1）小茴香略呈圆柱形（双悬果），或半圆柱形（分果），有的稍弯曲，两段略尖，形似谷粒，外表面黄绿色至淡黄色，顶端有黄棕色花柱残基，基部有细小果柄或果柄痕。半圆柱形者可见纵棱线5条，接合面平坦。质稍坚。气香特异，味微甜、辛。

功能与主治：祛寒止痛、理气和胃。用于寒疝疼痛、睾丸偏坠，胃寒呕吐食少、脘腹胀痛等症。

（2）蛇床子呈椭圆形，多数已分离成两片（分果），外表面灰黄色至灰褐色，顶端有小突起，基部偶有细果柄。背面有纵棱线5条，腹面较平坦。中心部位稍凹陷，有2条棕色纵棱线。质脆。碾碎后，可见细小种子1粒，略呈纺锤形，气香特异，味辛凉、微辣。

功能与主治：温肾壮阳、散寒祛风、燥湿杀虫。用于阳痿、宫寒不孕、寒湿带下、湿痹腰痛、阴部湿痒、湿疹、湿疮、疥癣。

七、全草类中药

（一）全草类中药的概述

全草类中药是指可供药用的草本植物的全株或地上部分。全草类中药有的用带根或根茎的全株入药，如蒲公英；有的用地上部分的茎叶入药，如藿香；有的用带有花或果实的地上部分入药，如荆芥；有的用小灌木的幼枝梢入药，如麻黄；有的用草本植物地上草质茎，如石斛。

（二）全草类外形相似中药饮片的识别

荆芥与香薷的识别详见表9-10。

表9-10　荆芥与香薷

项目	荆芥	香薷
饮片特点	呈短段状，全体被灰白色疏短柔毛。茎方柱形，外表面黄绿色至紫棕色，叶较小，多皱缩或破碎，暗绿色至黄绿色，切面类白色，中央有髓。气香特异，味辛凉	呈中段状，全体密被白色柔毛。茎方柱形，外表面黄绿色至淡黄或紫红色，分枝对生，叶少见，多皱缩或破碎，切面类白色，气香特异，味凉微辛

续表

项目		荆芥	香薷
区别点	茎大小	较粗	较细
	被毛量	茎叶与切碎的花序的毛较稀疏	茎叶与切碎的花序密被白毛
功效		发表散风、透疹	发汗解表、和中利湿
主治		感冒、头痛、麻疹、风疹、疮疡初起	暑湿感冒、恶寒发热、头痛无汗、腹痛吐泻、小便不利

八、藻菌类和地衣类中药

藻菌类和地衣类中药均来自低等植物，它们在形态上无根、茎、叶的分化，是单细胞或多细胞的叶状体或菌丝体，可分枝或不分枝，在构造上一般无组织，无分化。植物体都有各种不同的色素，能进行光合作用，生活方式是自养式，如土茯苓、海藻、雷丸、猪苓、马勃。

土茯苓与雷丸识别详见表9-11。

表9-11　土茯苓与雷丸

项目		土茯苓	雷丸
饮片特点		呈椭圆形或不规则形的薄片，边缘不整齐。切面类白色至淡红棕色，粉性，可见点状维管束及多数小亮点；气微，味微甘、涩	呈椭圆形或类圆形的薄片，边缘呈波浪或有凹陷。切面类白色至黄白色，可见筋脉点状的花纹；质坚硬；气微，味淡、微涩
区别点	切面	切面类白色至淡红棕色	切面类白色至黄白色
	质地	粉性，用水湿润后有黏滑感	质坚硬
功效		解毒、除湿、通利关节	杀虫消积
主治		湿热淋浊、带下、痈肿、瘰疬、疥癣、梅毒及汞中毒所致的肢体拘挛、筋骨疼痛	治虫积腹痛、疳疾、风痫

九、树脂类中药

树脂类中药外形相似中药饮片的识别，例如制乳香与制没药。

（1）制乳香为不规则形的小块，外表面棕黑色，具光泽。质坚，破碎面棕褐色。气香特异，味微苦。

功能与主治：活血止痛、消肿生肌。用于①痛经、经闭、胃烷疼痛、风湿痹痛、跌打伤痛及痈疽肿痛、肠痈等症；②疮疡溃破，久不收口。

（2）制没药为不规则形的团块或小块，表面黑棕色至黑褐色，粗糙。质坚，破碎面棕褐色。气香特异，味苦。

功能与主治：活血止痛、消肿生肌。用于痛经、经闭、胃腹疼痛、跌打伤痛、痈疽肿痛及肠痈等症。

十、动物类中药

动物类中药是指以动物全体或某一部分入药的药材总称。有的是以完整动物体入药，如蜈蚣、金钱白花蛇等；有的是以动物体的一部分入药，如角类中药羚羊角、骨类中药猴骨、贝壳类中药牡蛎；有的是用动物体的分泌物入药，如麝香；有的用动物体的病理产物入药，如牛黄。

龟甲与鳖甲的识别见表9-12。

表9-12　龟甲与鳖甲

项目	龟甲	鳖甲
饮片特点	呈长方形、类方形或不规则形的块片，平坦或略弯曲，有的具有向上倾斜的角状突起（墙板）。棕黄色至棕褐色，有的一面较平滑，有的上表面具脊状隆起。有的可见弧形、三叉形或直角形的浅沟纹。边缘具细锯齿或平滑。质坚脆，略具焦臭和醋气	呈长方形的块片，两端微向内曲。棕黄色至黄棕色，一面具细网状皱纹，一面较平滑，中间有一条脊状隆起，一端突出呈矛头状，另一端稍扁而翘离，两侧边缘具细密锯齿。质坚脆，略具焦臭和醋气
区别点	外形平坦，具向上倾斜的角状突起（墙板）	外形两端微向内曲，具细网状皱纹

续表

项目	龟甲	鳖甲
功效	滋阴潜阳、益肾强骨、养血补心	滋阴潜阳、软坚散结、退热除蒸
主治	阴虚潮热、骨蒸盗汗、头晕目眩、虚风内动、筋骨痿软、心虚健忘	阴虚发热、劳热骨蒸、虚风内动、经闭、癥瘕

十一、矿物类中药

（一）矿物类中药的概述

矿物类中药指由地质作用所形成的具有一定药用价值的天然单质或化合物。一般矿物类中药的分类是以矿物中所含主要的或含量最多的某种化合物为根据的，《中国药典》（2020年版）对矿物类中药则是采用的阴、阳离子分类法，按阴离子分类法，分有硫化物类，如雄黄、朱砂；氧化物类，如赭石、磁石；卤化物类，如轻粉；硫酸盐类，如石膏；碳酸盐类，如炉甘石。按阳离子分类法，分有铜化合物类，如胆矾；钠化合物类，如芒硝；镁化合物类，如滑石；钙化合物类，如石膏；铁化合物类，如磁石；汞化合物类，如朱砂；铅化合物类，如铅丹；砷化合物类，如雄黄。

（二）矿物质类外形相似中药饮片的识别

石膏与芒硝的识别见表9-13。

表9-13 石膏与芒硝

项目		石膏	芒硝
饮片特点		呈棱长块状、块状或不规则块状。白色、灰白色或淡黄色，有的呈半透明。质软，体重，断面呈绢丝样光泽。气微，味淡	呈棱柱状、长方形或不规则块状及粒状。无色透明或类白色半透明。质脆，易碎，断面呈玻璃样光泽。气微，味咸
区别点	质地	质软	质脆
	断面	断面呈绢丝样光泽	断面呈玻璃样光泽
	气味	味淡	味咸
功效		清热降火、除烦止渴	泄热通便、润燥软坚、清火消肿
主治		外感热病、高热烦渴、肺热喘咳、胃火亢盛、头痛、牙痛	实热便秘、大便燥结、积滞腹痛、肠痈肿痛、乳痈、痔疮肿痛

识别各种中药饮片的外观是药学专业技术人员应该具备的基本技能，目前中药紧缺品种较多，有不法分子乘机伪造掺假，加之药学专业技术人员素质下降，收假用错屡见不鲜。滥用、误用、混用现象，严重影响中医药的信誉，难以保证人民用药安全。因此，抓住中药饮片的外观特点，是保证用药的疗效与安全的前提。

学以致用

工作场景：

小玉是某连锁药店药师，今年负责带教一名药剂学的实习生，某天早上较忙，实习生帮一位大叔调配三剂中药，小玉审方核对处方。

处方：麦冬12g　炒山楂6g　炒麦芽9g　炒谷芽9g　麸炒山药15g　熟地黄3g　三剂

用法：每日一剂，水煎煮，早晚分服。

处方无误，但在核对药材时，小玉发现实习生错抓了天花粉当作山药，换药后，再核对无误才把药交到顾客手上。后来小玉把天花粉与山药地区别向实习生清楚讲解了一遍。

知识运用：

1. 药品调剂复核时，对存在外形相似的药品需仔细辨认清楚，确保无误。

2. 山药饮片与天花粉饮片的区别点为山药饮片外表类白色，粉性，有光滑细腻感，质脆，易断，嚼之发黏；天花粉饮片外表黄白色或淡黄色，残存黄褐色外皮，质坚，嚼之味苦。

第二节　中药的贮存与养护

中药品种繁多，成分性质各异，若没有科学合理的养护方法，中药将会发生霉变、虫蛀、走油、变色、走味、风化等现象，而失去原有的活性成分，严重的还会损害大众的身体健康。因此，应根据中药的不同性质、中药所含化学成分以及其发生质量变化的规律，采取合理的养护方法和技术，以保护中药原有的品质，保证中药质量，降低中药损耗，达到确保临床用药安全有效的目的。中药贮存养护的原则是“以防为主，防治结合”。中药的品质变异主要由内在因素和外界因素造成，内在因素包括中药的含水量和化学成分及其性质，外界因素包括温度、湿度、日光、生物（害虫、霉菌）、空气中的氧气和臭氧等。

一、中药变异的内在因素

（一）中药的含水量

中药的含水量直接影响其质量与重量，控制水分是中药养护的首要问题。中药由于受自然条件和本身性质的影响，都含有一定的水分。中药在贮存过程中，含水量的多少可直接影响到中药质量变化，所以中药水分含量是中药养护过程中的主要监控指标。一般来说，当空气的相对湿度不超过70%、温度在15℃以下时，药材本身的含水量在10%以下，药材就可以安全贮存。

案例分析

案例：

梅雨天气时，南方某药店的老板为了节省电费，不许开空调，导致药店中枸杞子吸潮泛油变色，黄芪、麦冬、当归、党参等药材吸潮泛油、发霉和虫蛀，造成了一定的经济损失。

分析：

枸杞子含糖较多，色泽鲜艳，吸潮后泛油色泽会变得暗淡无光；其他药材在吸潮后，色泽都有一定的变化，变得无光泽。在贮存药材时必须时刻关注环境的温度与湿度，防止药材霉变或吸潮变质。

（二）中药的化学成分

中药的成分比较复杂，常归纳为六大类：生物碱、苷类、鞣质类、油脂类、挥发油类和植物色素类。

1. 含生物碱类药材　这类药材如果干燥或贮存方法不恰当，会导致药材有效成分的含量降低；长时间与空气和日光接触，会有部分氧化、分解而变质，所以此类药材应避光贮存。如麻黄、黄连、川贝母等。

2. 含苷类药材　这类药材大都本身含有苷水解酶，能将苷水解而失效，贮存时，应控制药材本身的含水量，避免水解的发生。所以此类药材应密闭干燥贮存，避免湿气侵入。如苦杏仁、牡丹皮、三七等。

3. 含鞣质类药材　这类药材如果暴露在空气中，易被空气中的氧气氧化而变质失效，所以此类药材应密闭贮存，尽量减少与空气的接触。如五倍子、地榆、诃子等。

4. 含油脂类药材　光线、温度、水分以及油脂中的杂质等都能加速油脂类药材的酸败，所以此类药材应尽量除去水分与杂质，在避光、低温、干燥处密闭贮存。如蓖麻子、火麻仁、柏子仁等。

5. 含挥发油类药材　由于温度过高会导致药材所含挥发油散失或走油，所以此类药材应避光、阴凉存贮。如细辛、当归、薄荷、肉桂等。

6. 含植物色素类药材　植物色素在日光下或与氧气接触易变色，所以此类药材应在低温阴凉处存放；干燥过程中要避免强烈日光暴晒，防止氧化，防止变色，以保其固有色泽。如枸杞子等。

二、中药变异的外界因素

（一）生物——霉菌、鼠和害虫

1. 霉菌　霉菌常寄生或腐生在粮食、食品、药材等有机体上，使之发生霉变（又叫发霉），有的霉菌还可以产生毒素，危害人民的身体健康。中药表面附着的霉菌在适宜的温度（20~35℃）、湿度（相对湿度75%以上或药材本身含水量超过15%）和附着体能提供足够的营养下，就能繁殖，其分泌的酶可溶蚀药材组织，导致中药有效成分发生变化而失效。一般来说，药材本身含水量在10%以下，空气相对湿度不超70%，温度在15℃以下时，不易发霉；在光线强烈或空气流通的情况下，药材也不易发霉。

2. 鼠害　鼠害对中药的贮存会造成极大的危害，鼠类不仅偷吃药材，还随处排泄粪便。鼠类是传播病原微生物的媒介，它能把一些病毒、致病菌带到药材上，对药材造成严重污染，可引发传染性疾病如鼠疫等，危害性是难以估计的。

3. 害虫　害虫会蛀食中药，使药物有效成分流失，甚至失效。15~30℃为害虫适宜活动温度范围，0~15℃或35~40℃为害虫不活动范围，50~60℃为高温致死区，−8~−4℃为低温致死区；温度18~27℃（相对湿度70%~80%）为最适宜温度范围，相对湿度75%~90%（温度27~35℃）为适宜湿度范围，相对湿度30%~40%为不适宜湿度范围（害虫会生理失调或死亡）。

（二）空气

空气中的氧和臭氧对药材的变质起着催化的作用，可使药材氧化变质、变色，特别是含鞣质类药材和含植物色素类药材。

（三）温度

温度对中药贮存的影响是最大的，药材在常温（15~20℃）下，其有效成分基本稳定，利于贮存。当温度升高时，药材水分蒸发，表面失去润泽，甚至干裂；各种氧化、水解反应都会因温度升高而加快；中药泛油、气味散失亦加快；动物胶类和部分树脂类，会发生变软、变形、黏结、融化等现象；含结晶水矿物药材中会失水变成粉末或融化。

（四）湿度

湿度的大小可引起中药药材潮解、融化、霉变等各种变化；同时也会导致药材中的糖类、蛋白质分解。当中药材的含水量控制在10%左右、室内相对湿度控制在60%~70%时，有利于药材的贮存。当空气的湿度超过70%时，中药材本身的含水量会因为药材吸收了空气中的水分而增加。含糖质多的中药如糖人参及蜜制品（蜜炙甘草、蜜炙黄芪等），会吸潮发软，继而导致虫蛀。盐制药材（盐附子、盐巴戟等）以及钠盐类的矿物药如芒硝（硫酸钠$Na_2SO_4 \cdot 10H_2O$），会潮解风化；当空气中的相对湿度在60%以下时，空气中的水分含量明显降低，中药材本身的含水量会因被干燥的流动空气带走而明显减少，含结晶水较多的矿物药，如胆矾（硫酸铜$CuSO_4 \cdot 5H_2O$）、芒硝（硫酸钠$Na_2SO_4 \cdot 10H_2O$）则易风化（失去结晶水）。叶类、花类、胶类中药会因失水而干裂发脆，影响中药质量。

（五）日光

日光含大量的能量与紫外线，不合理的直射日光会促进中药成分发生氧化、分解、聚合等光化反应，如油脂的酸败、苷类及维生素的分解、色素破坏等，从而导致中药材变质。如含有色素的中药材（西红花、红花等）会逐渐变色；某些全草、叶类等植物药（薄荷、藿香、大青叶等）的颜色也会由深色褪为浅色；含有挥发油类中药会减弱或散失芳香味，从而影响中药材质量。但光线中的紫外光又有较强的杀菌作用，可以利用暴晒杀灭微生物和害虫。

三、中药房常用养护方法

（一）干燥除湿法

1. 暴晒法　暴晒也称为阳干法，是利用太阳光的热能使药材散发水分而干燥，同时利用其紫外光杀死霉菌及虫卵，因此暴晒可达到防霉、治虫的双重目的。直射阳光的温度有时可达50℃左右，凡暴晒不会影响其质量的药材，都可在阳光下直晒。但要随时注意药材本身水分是否已降至所需要求，否则过干会引起药材的脆裂，会增加损耗率。

2. 摊晾法　摊晾法也称阴干法，即将药材置于室内或阴凉处，使其借温热空气的流动，带走水分而干燥，适用于芳香性叶、花、果皮等类药材。由于暴晒法会使这些药材的挥发油损失，或引起质地脆裂、走油、变色等。例如，陈皮水分多时易霉烂，水分少则易于干脆而损耗增加，若置于烈日则易于干枯变色，因此只能采用摊晾的方法。又如酸枣仁、柏子仁、桃仁、苦杏仁、火麻仁等药材，不宜暴晒，可放于光线不太强的地方或阴凉处加以摊晾，以免走油降低质量。

3. 加热烘干法　采用火盆、土坑，现多采用烘箱、烘房、干燥机等加热增温驱除水分的方法称为加热烘干法。对于水分过高而又不能暴晒的药材，或者因为阴雨连绵，无法利用日光暴晒时，可采用此法。使用此法时，要注意温度及时间的调节。

4. 石灰干燥法　应用生石灰吸取药材水分的方法称为石灰干燥法，一般采用石灰箱、石灰缸或石灰吸潮袋等工具。生石灰吸潮后变成熟石灰，再吸收空气中的二氧化碳生成碳酸钙，吸潮能力逐渐降低，故应经常撤换，以保证药材的干燥。对于质地娇嫩、容易走油或溢糖而发霉虫蛀、回潮后不宜采用暴晒或烘干的药材品种，如人参、枸杞、鹿茸等，可采用石灰干燥法。石灰箱所放量约占灰缸高度的1/6~1/5为宜。

5. 机械吸潮法　机械吸潮法是借助空气去湿机（抽湿机）使药材内含水量降低的吸潮方法。即在一个相对密闭的空间内，利用空气去湿机（抽湿机）连续吸潮，从而达到除去药材内部一定水分的方法。此方法属于现代中药养护大力推广的技术。此方法不仅效率高、降湿快，而且不受外界环境的影响，亦不改变药材的性质，在防霉除虫方面都有着重大的意义。使用空气去湿机（抽湿机）吸潮时，一定要注意中药内部的水分变化，避免盲目开动机器，影响药材质量。

知识链接

家中常用药材的自然贮存方法

很多家庭都会备存一些普通中药材，用作汤料，这些中药材可选择自然保存，存放要通风干燥，同时放置一些花椒在旁边驱虫，有条件者可用草纸或柴火炭防潮。

（二）防霉除虫养护法

在贮存中药时可引起中药质量变异的主要原因是霉变和虫蛀，由霉菌及害虫的侵蚀和蛀食导致。常用的防霉除虫养护有清洁卫生、密封、冷藏、热蒸、醇闷以及硫黄熏蒸等方法。

1. 清洁卫生防治法　清洁卫生防治也称环境卫生防治，是各种防治工作的基础，也是贯彻“以防为主，防治并举”的中药养护方针的重要措施之一。符合经济、安全、有效、无污染的防治原则，是一项积极主动的防治措施。

中药害虫对生存环境的要求是温暖、潮湿、肮脏，喜在洞孔、缝隙、阴暗处栖息活动；而中药贮存的环境要求是低温、干燥、清洁。经验证明，重视仓库的清洁卫生工作，切断害虫感染途径，恶化害虫的生活条件，是防止害虫侵入的最有效的方法。清洁卫生防治法既能防治害虫，保证中药卫生清洁，又能抑制霉腐微生物的滋生、发育和蔓延，对保证中药质量、安全贮存中药起很重要的作用。

2. 冷藏养护法　采用低温（0~10℃）贮存中药的方法称为冷藏养护法。此法可有效防止不宜烘、晒的药材发生生虫、发霉、变色等变质现象。进入冷库的药材含水量必须控制在安全水分范围内，最好是密封，以防湿气入侵。贵重中药如人参、冬虫夏草等多采用冷藏养护法。

3. 热蒸法　将生虫的药材放入蒸锅或蒸笼内，利用水蒸气杀死害虫，然后将药材晾晒干燥后包装的方法，称为热蒸法。热蒸法适用于已加工制熟药材，以及热蒸后不走味、不变色、不泛油的药材。蒸时应注意掌握“火候”，以蒸至热气透顶为度。时间短蒸不透，杀不死害虫，蒸过久又会影响药材质量。适宜热蒸杀虫的药材有根及根茎类如郁金、天南星、白芷、川乌、草乌、何首乌、锁阳、肉苁蓉以及筋皮类的动物类药材等。芳香类及易挥发药不宜用此法。

4. 化学药剂防治杀光虫法　用于防治中药害虫的化学药剂一般分为熏蒸剂、触杀剂和驱避剂，常以熏蒸剂多用。通常采用的有硫黄熏蒸法、氯化苦熏蒸法、磷化铝熏蒸法等。化学药剂杀虫法虽然杀虫效果较好，但对操作人员、周围环境和药材本身都有毒性污染，且本身属于易燃物品，故需小心谨慎使用。

学以致用

工作场景：

小翠是某连锁药店的药士，在店长休年假期间，店中的药品出现了贮量不足现象，店长安排了小翠制订进货计划，小翠根据本店上一季度的使用量进了清开灵、蜈蚣、全蝎等库存不足的药品，店长休假回来后却批评了小翠，原因是春季、夏季是关节炎高发季节，蜈蚣、全蝎销量会比较大，但秋季到了，这类药材的使用量会减少。这类动物药材含有较高的蛋白质，贮存是较麻烦的。

知识运用：

在实际工作中需根据药品的保存特性、用药的季节性制订恰当、合理的购进药品计划，以免造成不必要的浪费与损失。

第三节　中药炮制

中药炮制是指在中医药理论的指导下，按照中医用药要求将中药材加工成中药饮片的传统方法和技术，古时又称“炮炙”“修事”“修治”。药物经炮制后，不仅可以提高药效、降低药物的毒副作用，而且方便存储，是中医临床用药的必备工序。炮制工艺的确定应以临床需求为依据，炮制工艺是否合理、方法是否恰当，直接影响到临床疗效；而中药的净制、切制、加热炮制与加辅料炮制均可影响临床疗效。

一、中药炮制的目的

中药的炮制方法是根据中药的性味归经和治疗的需要而定的。中药的性味归经、功能主治决定了中药的临床药理作用。不同的炮制方法和加入不同的辅料，对中药的性味归经和治疗作用有着不同的影响。中药经过炮制以后，由于温度、时间、溶剂以及不同辅料的处理，使其所含的成分可产生不同的变化。

中药的化学成分非常复杂，如具有一定生理活性的化学成分，在治疗某种疾病的过程中，可能是起治疗作用的有效成分，也可能是无效甚至是有害成分。炮制就是要保留治疗某疾病时的有效成分，去除无效甚至是有害成分。不同中药有不同的炮制目的，总的来说，中药炮制目的可归纳为减毒增效。在炮制某一具体中药时，又往往同时具有以下目的。

1. 降低或消除药物的毒副作用，确保用药安全。例如，姜制半夏、甘草，水制吴茱萸均可解毒；巴豆加热制霜可使毒性蛋白质变性除去毒性；何首乌经炮制后可除去致泻的副作用。

2. 增强药物的作用，提高临床疗效。姜汁炙竹茹可增强其和胃止呕的功效；蜜炙款冬花可增强润肺止咳的功效；种子类中药经过炒制后，质地酥松，易煎出有效成分，可增强疗效。

3. 改变中药的性味归经或功能主治，使之更能适应临床的需要。例如，黄连生品用于泻火燥湿、解热毒；姜制黄连用于胃热呕吐。

4. 改变或增强中药作用的部位。例如，醋制延胡索可引药入肝，增强疏肝止痛的作用。

5. 方便调剂和制剂。为了方便入药配方，中药材绝大部分经过整理加工，切制成一定规格的片、段、丝、块等的饮片。

6. 矫臭、矫味，利于服用。有些动物中药如僵蚕、紫河车，有些含树脂中药如乳香、没药，及其他有特异味的中药，服用后常使人有恶心、呕吐、心烦等不良反应。炮制能减轻或消除不良气味，利于患者的服用。

案例分析

案例：

某患者，男，36岁，胃出血，胃痛且胀，服用三七、郁金、熟大黄、牛膝、降香各10g。服用三剂后，症状消失。

分析：

大黄具有泻热通便、解毒消痈、行瘀通经、清热除湿、凉血止血等作用，生大黄苦寒沉降，气味重浊，走而不守，直达下焦，泻下作用峻烈，炮制后得到的熟大黄泻下作用缓和，收敛力亦有减弱，能减轻腹痛的副作用。虽然生大黄的止血效果比熟大黄强，但熟大黄的不良反应少，结合患者的情况选择熟大黄比生大黄更为合理。

二、中药炮制的常用辅料

中药炮制辅料是指在炮制过程中必须加入的、具有辅助作用的附加物料，它对主药起协调作用，或增强疗效，或降低毒性，或减轻副作用，或影响主药的理化性质，又或起到消除不良气味的作用。中药炮制常用的辅料一般有液体辅料和固体辅料。

（一）液体辅料

液体辅料是指在常温下为液体或黏稠状液体的辅料，常用的有酒、米醋、食盐水、蜂蜜、生姜汁、甘草汁、黑豆汁、胆汁、麻油、米泔水等。

1. 酒　炮制常用的酒有黄酒和白酒两类，其中用黄酒较多。酒味甘辛，性大热，有提升、引药上行归经、通血脉、散寒，矫臭、矫味的作用。酒是一种很好的有机溶剂，可以溶解药物中的许多成分，有一定的防腐作用。中药经酒制后既有助于中药有效成分的溶出，增强药效，又可以引药上行，缓和药性，解腥，防腐。酒制的中药饮片有黄芩、白芍、当归、大黄、黄连、蕲蛇等。

2. 醋　醋又称苦酒，炮制用醋是米醋。醋味酸苦，性温，有散瘀止血、理气止痛、行水解毒、矫臭、矫味的作用。醋也是一种很好的有机溶剂，能与生物碱结合生成溶于水的醋酸生物碱盐。中药经醋制后既有助于生物碱有效成分的溶出，增强药效，又可以引药入肝经，降低中药的毒性，去腥。醋制中药饮片有五灵脂、延胡索、香附、甘遂、芫花、柴胡等。

3. 食盐水　炮制所用的食盐水是食盐的水溶液，是用规定量的食盐加适量的开水，溶化过滤而制成。食盐水味咸，性寒，有清热凉血、软坚散结、强筋骨、解毒防腐、矫味的作用。盐水炮制的中药既可引药下行入肾经，增强疗效，又可以缓解药性。盐水炮制的中药饮片有杜仲、车前子、巴戟天、黄柏、补骨脂、益智仁、橘核等。

4. 蜂蜜　炮制所用的蜂蜜多为油菜花等无毒性的花蜜，不能使用有毒性的花蜜如夹竹桃花蜜。使用蜂蜜炮制药物时，必须用炼蜜，即经加热炼熟的蜂蜜，目的是除去蜂蜜中的水分、杂质、死蜂和酵素。炼蜜分为嫩蜜、中蜜和老蜜，炮制时选用中蜜较多。蜂蜜味甘，性平。具补中润燥、止痛、解毒、矫味，与中药起协同作用。所以中药经蜂蜜炮制后，能增强润肺止咳、补中益气的疗效，缓和中药药性过偏，矫味和消除中药的副作用。蜂蜜炮制的中药有甘草、黄芪、麻黄、紫菀、款冬花、前胡等。由于蜂蜜是弱酸性的液体，能与金属起化学反应，在贮存过程中接触到铅、锌、铁等金属后，会发生化学反应。因此，应采用非金属容器如陶瓷皿、玻璃瓶、不锈钢皿等贮存蜜炙后的中药，不能用铁、铜器皿以避免发生化学反应。

5. 生姜汁　炮制所用的生姜汁是用姜的新鲜根茎经捣烂榨取的汁，或用干姜切碎，加适量的水共煮后去渣而得到的煎煮液。生姜汁味辛，性温，有发汗、止呕、开痰、解毒的功效，具有缓和药性、增加疗效。降低中药毒性的作用。生姜汁炮制的中药有竹茹、半夏、黄连、厚朴等。

此外，甘草汁、黑豆汁、胆汁、麻油、米泔水这些液体辅料使用较少。甘草汁味甘、性平，具有缓和药性、降低中药毒性的作用，甘草汁炮制的中药主要有乌头、附子、远志、半夏等；黑豆汁味甘、性平，具有降低中药毒性的作用，黑豆汁炮制的中药主要有何首乌等；胆汁味苦、性大寒，具有增强中药疗效、降低中药毒性的作用，胆汁炮制的中药主要有天南星等；麻油味甘、性微寒，用麻油炮制过的骨质中药，使有效成分更易溶出，麻油炮制的中药主要有蛤蚧等；米泔水味甘、性寒，能清热凉血，具有吸附油脂的作用，米泔水炮制的中药主要有苍术等。

（二）固体辅料

固体辅料指的是在常温下为固体的辅料：主要是稻米、麦麸、河砂、灶心土、滑石粉、蛤粉、朱砂、豆腐、白矾。

1. 稻米　中药炮制用的稻米是大米或糯米，稻米味甘、性平，有补中益气、健脾和胃、止渴止泻的作用，具有增强中药疗效，降低中药的刺激性和毒性的作用。稻米炮制的中药有红娘子、青娘子、斑蝥、党参等。

2. 麦麸　中药炮制用的麦麸是小麦的种皮，黄褐色，麦麸味甘、性平，有和中益脾的作用，具有增强中药疗效，祛除中药不良气味，缓和中药的药性的作用。麦麸炮制的中药有枳壳、枳实、白术、苍术、芡实、木香、僵蚕等。

3. 河砂　中药炮制用的河砂是筛取中等粗细，除去杂质及泥土的河里砂石或油砂。在炮制中河砂起到传热导体作用，使中药受热均匀，药材质地酥脆，便于粉碎，可使有效成分易煎出，降低中药毒性。河砂炮制的中药有马钱子、骨碎补等。

4. 灶心土　中药炮制用的灶心土是烧木柴或杂草的土灶内底部中心的焦黄土块，又名伏龙肝。味辛、性温，有温经止血、温中止呕、温脾涩肠止泻的功效。在炮制中起到缓和药性、增强中药补脾止泻的作用，灶心土炮制的中药有白术、山药等。

5. 滑石粉　是硅酸盐类矿物滑石经精选净化、粉碎、干燥而得，主要成分为含水硅酸镁，味甘、性寒，有利尿、清热、解暑之效。在炮制中起均匀传热的作用，使药材质地酥脆，便于粉碎，使有效成分易煎出，降低药材毒副作用，滑石粉炮制的中药有肉豆蔻、鱼鳔、刺猬皮、水蛭等。

6. 蛤粉　中药炮制用的蛤粉是文蛤或青蛤的贝壳经煅制粉碎后的灰白色粉末，主要成分是氧化钙。蛤粉味咸，性寒。具有增强清热化痰、养阴润肺、利湿软坚、降低药材腻滞性的作用。蛤粉炮制的中药有阿胶、鹿角胶、黄明胶。

此外，白矾、朱砂、豆腐这些固体辅料使用较少。中药炮制用的白矾是明矾矿石提炼而成的不规则的无色、有光泽、质脆易碎的结晶体。白矾味微酸涩，性寒，具有解毒、祛痰杀虫、收敛燥湿、防腐的作用。白矾炮制的中药有半夏、天南星等；朱砂的主要成分是硫化汞，味甘、性微寒，具有增强中药镇静、安神的作用，朱砂炮制的中药有麦冬、茯苓等；豆腐味甘、性凉，具有益气和中、生津润燥、清热解毒、清洁中药、降低中药毒性的作用，豆腐炮制的中药有藤黄、硫黄、珍珠等。

三、中药炮制的常用方法

（一）炒法

炒法是指经过修制或加工切制的干燥药材，置于锅内用火加热，不断翻动至一定程度称为炒，是常用的一种火制法，又分清炒和加辅料炒两类。

1. 清炒　根据炒的程度不同，分炒黄、炒焦、炒炭。

（1）炒黄：将药材置于锅内，以文火微火短时间加热翻动，炒至表面黄色，内部基本无变化，并能嗅到药材所散发出的固有气味，外部鼓起爆裂。炒黄是使药材膨胀，易于煎出有效成分，能矫臭，使含苷类药材中的酶被破坏，有利于药材的保存。炒黄的药材有薏苡仁、苦杏仁、酸枣仁、王不留行、莱菔子、冬瓜子等。

（2）炒焦：将药材置于锅内以中火加热，炒至外面焦黄或焦褐，内部淡黄并有焦香气味为度。炒焦的药材有山楂、栀子、槟榔、神曲等，此类药材炒焦，可增强健脾消食作用。

（3）炒炭：将药材置于锅中以武火加热，炒至表面枯黑，内部焦黄或褐为度，此谓炒炭存性。为防止炒后全部炭化而失去药性，出锅后及时翻动，促使热量散发，如地榆炭、槐花炭，炒炭可增强止血、收敛作用。

2. 加辅料炒　根据所加辅料不同，分麸炒、土炒、米炒、砂烫、滑石粉炒、蛤粉炒等。

（1）麸炒：用麦麸与药材拌炒的方法称为麸炒。先用中火将锅加热，将干麸皮适量散布于锅内，麸皮遇热即发烟，待起浓烟时，放入药材，不断拌炒，以将药材熏黄为度，炒好立即出锅，倾入铁筛中，筛除炒焦的麸皮及灰末，晾凉即可，如出锅色泽浅者，可将出锅的药材和麸皮一起焖一些时间；如要求色浅些，过筛除去麸皮即可。

所用麦麸的量，一般10kg药材用麸皮1kg，以将药材熏黄为度，如麸炒白术、枳壳、僵蚕、椿白皮等。

（2）土炒：用灶心土与药材同炒，使药材成焦黄色或土黄色的方法。先将灶心土研成细粉，置于锅内拌炒至灵活状态，投入药材，翻炒至挂土色，有土香气时，出锅，筛去灶心土即可。

土炒所用灶心土之量，一般10kg药材用土2.5kg，与药材拌炒后，使之能均匀地挂上一层即可。如土炒白术、山药等。

（3）米炒：将大米与药材置锅中同炒，文火炒至米呈深黄色，药材亦熏至黄色，出锅，筛去米，放凉即得，如米炒党参、山药，斑蝥米炒可去毒（其米有毒应弃去，并深埋之）。

（4）砂炒：又称砂烫，选取颗粒均匀洁净的中等砂粒，置锅内加热至100℃以上，放入药材翻炒，使药材均匀受热，炒至质地酥脆或鼓起，表面呈黄色倒入铁筛中筛去砂粒。如骨碎补、狗脊、马钱子。需要醋淬者，可趁热倾入醋中，取出晾干使用，如鳖甲、龟甲、鸡内金等。

（5）蛤粉烫：蛤粉受热传热比砂慢，烫药不易焦。动物胶类常用蛤粉烫，使内外受热均匀，质坚韧转为松脆。操作方法同砂烫，如阿胶、鹿胶等。

此外，还有用滑石粉炒烫、蒲黄烫炒等。

（二）炙法

炙法是药材拌入定量液体辅料拌炒，使辅料逐渐渗入药材组织内部的一类操作。按所用辅料不同分为蜜炙、酒炙、醋炙、盐炙、姜汁炙、油炙等。

1. 蜜炙　用蜜炙药材时，常用炼蜜。将药材用定量炼蜜拌匀，稍焖，置热锅内文火炒至色黄不粘手为度，然后出锅晾凉。亦可将药材先于锅中炒热，再喷洒定量的炼蜜，使其吸入药材，炒至有药材香气，药色微黄，立即出锅，凉后备用，如百合。蜜炙法适用于止咳平喘及补脾益气的药材。一般为10kg药材用2.5kg炼蜜，体轻质松，如花、草类用蜜多一些，体质较硬，如种子类药材，用蜜量可少一些。蜜炙的药材有麻黄、甘草、百合、紫菀、枇杷叶、桑白皮、百部等。

2. 酒炙　将药材用定量黄酒适量喷洒拌匀，稍焖，置热锅内文火炒至黄色或深黄色时取出。酒炙法适用于活血祛瘀、祛风通络及寒凉性的药材。用酒量随各药而异，一般为10kg药材用1kg黄酒。酒炙的药材有白芍、大黄、黄连、桑枝、当归、乌梢蛇、蟾酥（用白酒）等。

3. 醋炙　药材与米醋同拌炒的一种方法。将药材与一定量的米醋拌匀，待醋被吸收后，置热锅内，文火炒至药材微黄、药香逸出，取出摊晾。亦可将药材先于锅中炒热，再喷洒定量的醋，使其吸入药材，炒至有药材香气，药材的颜色微黄，立即出锅，凉后备用，如乳香、没药、五灵脂。醋炙法适用于疏肝解郁、散瘀止痛、攻下逐水的药材。一般为10kg药材用2kg醋。醋炙的药材有延胡索、香附、柴胡、青皮、三棱、莪术、甘遂等。

4. 盐炙（炒）　药材与盐水拌炒的一种方法。将药材与一定量的盐水拌匀，待盐水被吸收后，置热锅内，文火炒至药材微黄、药香逸出，取出摊晾。亦可将药材先于锅中炒热，再喷洒定量的盐水，使其吸入药材，炒至有药材香气，药材的颜色微黄，立即出锅，凉后备用，如车前子等。盐炙法适用于补肾固精、利尿、泻火的药材。一般为10kg药材用0.2kg盐。盐炙的药材有小茴香、知母、车前子、杜仲、黄柏、橘核等。

5. 姜汁炙（炒）　药材加姜汁拌炒的方法。将生姜捣烂，榨取其汁，与药材拌匀焖润，使姜汁吸尽，置锅内文火炒至微黄或黄色，略见焦斑时取出。姜炙法适用于降逆止呕、化湿祛痰及寒凉性药材。姜汁用量，各地略异，一般为10kg药材用1kg生姜。姜炙的药材有厚朴、竹茹、草果、黄连等。

6. 油炙　用油炸或油拌炒药材的方法炮制，常用芝麻油和羊脂油。将油置锅中熬至微沸，投入药材，随时翻动，炙炸至酥脆变黄，取出晾凉。如羊脂油炙淫羊藿

（可增强补肾壮阳作用）、油炸马钱子（去毒，油含毒应弃去，不供食用）。用油量由药材多少而定。

（三）煅法

煅法是指用武火烧制药材的方法，可使药材松脆，性味、功能改变，将有效成分易于煎出，药材易于加工粉碎。煅法可分为明煅法、煅淬法、扣锅煅法三类。

1. 明煅法　将药材直接置火上或锅内煅烧。直火煅烧至药材红透为止，如石膏、白矾、龙骨、牡蛎、礞石、石决明、蛤壳等；或将药材置坩埚内煅，使熔化、产生气泡，待完全冷却后取出。如白矾煅后为枯矾，硼砂（月石）煅后为煅月石等。

2. 煅淬法　用直火煅红药材后，迅速投入液体辅料（醋、酒、清水、药汁等）中，使其酥脆易碎，可反复煅淬，如煅磁石、煅自然铜、煅炉甘石等。

3. 扣锅煅法（暗煅、焖煅、闭煅）　将药材放于锅中，盖一小锅，合缝处以黄泥封固，扣锅上压上重物，再放数粒米，以武火烤烧，等米呈深黄，停火取出药材，本法适于煅炭，如血余炭、艾叶炭、棕榈炭、莲房炭、灯心炭等。

各种煅法要按具体品种来掌握操作过程和煅的时间，如矿石类需煅到红透为度，时间宜长；贝壳类只需煅至微红为度，时间宜短，煅得不透，不能使药疏松，煅得太过，使之灰化，则失去药效。

（四）烘、焙、烤

烘、焙、烤三法都是把原生药或半成品，经加热，使药材干燥，便于保存和粉碎制剂。烘焙烤一般在烘房进行或用炉灶之余热来干燥药材，为了不影响药材质量，必须掌握好温度，一般干燥，温度不超过80℃，烘焙时间在半小时之内，含挥发油及芳香性生药，温度应控制在50℃以下。

（五）燎

燎是用炭火将药材的外刺、毛、须根烧去的方法，如金毛狗脊、升麻、刺猬皮等。鹿茸的茸毛，一般用燎法将毛燎焦，再用利刃刮净。

药材疗效的高低，不但取决于药材本身，而且与炮制的好坏有很大关系，正如明代陈嘉谟所说：“凡药制造，贵在适中，不及则功效难求，太过则气味反失。”也就是说炮制一定要适度。中药饮片是所有方剂的原料，被称为“三大支柱”的中间环节，处于重要位置。中药药用部分需要净选、除去药材中的泥沙、夹杂物以及霉败品，分离其不同的药用部位。而有些中药饮片生产商，为了节省人力、物力和财力，都一一省去这些必要的工序，将皮、茎、根、须混为一团，粗制滥造，甚至以次充好、以劣充优、掺杂使假，不仅严重扰乱了医药市场，更严重的是影响了临床用药安全有效。

学以致用

工作场景：

小青是某药店的药士，有一天来了一位大叔，他把一张处方交给了小青，1小时后回来取药，小青接过药方，审方后，发现处方中的西洋参片刚好售完，只有整株的西洋参。小青沉思了一会儿，向店长说出了自己的想法，运用自己的调剂技能——炮制。经店长同意后，小青在药店现场把整株的西洋参炮制成西洋参片，没有耽搁顾客的时间。

知识运用：

将整株的西洋参炮制成西洋参片是临方炮制，切片前，必须先软化药材再切片（如用微波炉稍作加热，可使西洋参软化）。

第四节　毒性中药的炮制

毒性中药是指毒性剧烈、治疗剂量与中毒剂量相当接近，使用不当会导致人中毒或死亡的中药。国务院发布的《医疗用毒性药品管理办法》中规定的毒性中药品种为28种，分别是砒石（红砒、白砒）、砒霜、水银、生马钱子、生川乌、生草乌、生白附子、生附子、生半夏、生南星、生巴豆、斑蝥、青娘虫、红娘虫、生甘遂、生狼毒、生藤黄、生千金子、生天仙子、闹羊花、雪上一枝蒿、红升丹、白降丹、蟾酥、洋金花、红粉、轻粉、雄黄。（注意，中药毒性药品品种是指原药材和饮片，不包含制剂。）

由于毒性中药有独特的疗效，故在临床使用过程中，通常会使用一定的方法来降低药材毒性，常见的方法有以下几种。

1. 净制去毒　通过去除药材的一些有毒性成分的非药用部分或毒性杂质来降低药材的毒性。如斑蝥在临床使用前一般都会将其头、足、翅去除，使用药更加安全。

2. 火制去毒　通过炒、炙、煅、煨等加热的方法，使毒性成分破坏。如苍耳子的毒性成分是苍耳苷，主要存在苍耳子的脂肪蛋白中，通过加热炒制后使有毒蛋白凝固，降低药材毒性；马钱子通过砂烫可高温降低毒性成分士的宁。

3. 水制去毒　通过水飞法，让毒性药材的有毒成分部分在水中溶解，降低其毒性。如雄黄主要成分（As_2S_2），同时也含有三价砷，三价砷盐与氧接触转化为三氧化二砷（砒霜）具有剧毒。雄黄在水飞过程中部分可溶性三价砷盐溶解在水中，从而降低毒性。

4. 水火共制去毒　通过延长煎煮时间，破坏药材中的毒性成分。如乌头，久煎后乌头碱可分解成毒性较低的次乌头碱，降低药材毒性。

5. 辅料去毒　通过添加辅料进行炮制，让辅料吸附、中和或破坏药材中的毒性成分。如醋制大戟、米炒斑蝥后毒性大量降低。

6. 复制法去毒　通过添加多种辅料，按照规定操作程序，反复炮制使毒性成分溶于水中或其他溶媒中，以降低药品毒性，如半夏、天南星。

案例分析

案例：

某患者，女，28岁，初诊时自述胃脘隐痛，得温即减，时吐清水，嗳气泛酸，纳食减少，神疲乏力，手中不温，大便常见稀薄。舌质胖淡、苔白滑而润，脉浮取不应，沉寻显细。属脾胃阳虚，湿聚饮停之胃脘痛。

处方：党参12g　干姜9g　炒白术9g　陈皮6g　云苓9g　制附子12g　制吴茱萸6g　代赭石15　甘草3g

三剂

用法：水煎服，每日一剂，分2次早晚温服。

当天晚上患者服用药后，自感口舌麻木，进而头痛、头晕、四肢感到麻木，抽搐。急送医院抢救才脱险。经调查，罪魁祸首是制附子没有达到炮制标准，残存很大的毒性。

分析：

附子辛、甘，大热；有毒。归心、肾、脾经。回阳救逆，补火助阳，散寒止痛。临床上，除外用，均用毒性较低的炮制品，炮制质量不合格，残存的毒性大会引起毒性反应。

下面以生附子和生半夏为例，介绍毒性中药的炮制方法。

【附子】

采挖后，除去母根、须根及泥沙，习称“泥附子”，加工成下列规格。

（1）盐附子：选择个大、均匀的泥附子，洗净，浸入食用胆巴水溶液中过夜，再加食盐，继续浸泡，每日取出晒晾，并逐渐延长晒晾时间，直至附子表面出现大量结晶盐粒（盐霜），体质变硬为止，习称“盐附子”。

（2）淡附片：取盐附子，用清水浸漂，每日换水2~3次，至盐分漂尽，与甘草、黑豆加水共煮透心，至切开后口尝无麻舌感时，取出，除去甘草、黑豆，切薄片，晒干。100kg盐附子用5kg甘草、10kg黑豆。

（3）黑顺片：取泥附子，按大小分别洗净，浸入食用胆巴水溶液中数日，连同浸液煮至透心，捞出，水漂，纵切成厚约0.5cm的片，再用水浸漂，用调色液使附片染成浓茶色，取出，蒸至出现油面、光泽后，烘至半干，再晒干或继续烘干，习称“黑顺片”。

（4）白附片：选择大小均匀的泥附子，洗净，浸入食用胆巴水溶液中数日，连同浸液煮至透心，捞出，剥去外皮，纵切成厚约0.3cm的片，用水浸漂，取出，蒸透，晒干，习称“白附片”。

（5）炮附片：取附片（黑顺片或白附片），用砂烫至鼓起并微变色。

附子中含用毒性较高的乌头碱，中毒剂量为0.2mg，致死量为2~4mg。在临床使用过程中，除了炮制之外，需要延长煎煮时间，将乌头碱分解成毒性较低的次乌头碱，确保用药用全。注意孕妇慎用，不宜与半夏、瓜蒌、瓜蒌子、瓜蒌皮、天花粉、川贝母、浙贝母、平贝母、伊贝母、湖北贝母、白蔹、白及同用。

制附子质量控制要求乌头碱限量符合《中国药典》（2020年版）规定。

【半夏】

（1）法半夏：取半夏，大小分开，用水浸泡至内无干心，取出；另取甘草适量，加水煎煮两次，合并煎液，倒入用适量水制成的石灰液中，搅匀，加入上述已浸透的半夏，浸泡，每日搅拌1~2次，并保持浸液pH>12，至剖面黄色均匀，口尝微有麻舌感时，取出，洗净，阴干或烘干，即得。100kg净半夏用15kg甘草、15kg生石灰。

（2）姜半夏：取净半夏，大小分开，用水浸泡至内无干心时，取出；另取生姜切片煎汤，加白矾与半夏共煮透，取出，晾干，或晾至半干，干燥；或切薄片，干燥。100kg净半夏用25kg生姜、12.5kg白矾。

（3）清水半夏：取净半夏，大小分开，用8%白矾溶液浸泡至内无干心，口尝微有麻舌感，取出，洗净，切厚片，干燥。100kg净半夏用20kg白矾。

在使用半夏的过程中，要注意不宜与川乌、制川乌、草乌、制草乌、附子同用。且半夏蛋白对小鼠具有明显的抗早孕作用，因此孕妇应慎用。

部分其他毒性中药的炮制方法见表9-14。

表 9-14　部分毒性中药的炮制方法

饮片名称	炮制方法
砒石	去杂质，砸碎，装入砂罐内，用泥封口。置炉火中煅红，取出放凉，研为细末
水银	用辰砂矿石砸碎，置炉中通空气（或加石炭及铁质）加热蒸馏，再经过滤而得
蟾酥	可制粉用，取蟾酥，捣碎，加白酒浸渍，时常搅动至呈稠膏状，干燥，粉碎。10kg 蟾酥用 20kg 白酒
制马钱子	用砂烫至鼓起并显棕褐色或深棕色
生川乌	除去杂质。用时捣碎
生南星	除去杂质，洗净，干燥
生甘遂	生用除去杂质，洗净，干燥。制用照醋炙法炒干。100kg 甘遂用 30kg 醋
生千金子	除去杂质，筛去泥沙，洗净，捞出，干燥，用时打碎
闹羊花	阴干或晒干
砒霜	回收砷的矿石经破碎，进行氧化焙烧，生成的气体经除尘、冷却、捕集制得
雄黄	除去杂质。可用水飞法制雄黄粉
斑蝥	生用除去杂质。制用取净斑蝥与米拌炒，至米呈黄棕色，取出，除去头、翅、足。100kg 斑蝥用 20kg 米
生巴豆	生用去皮取净仁。内服一般制霜后使用
生草乌	除去杂质。洗净，干燥
生白附子	除去杂质
生狼毒	生用除去杂质，洗净，润透，切片。制用取净狼毒片，照醋炙法炒干。100kg 狼毒片用 30~50kg 醋
生天仙子	采摘果实，暴晒，打下种子，筛去果皮、枝梗，晒干
洋金花	晒干或低温干燥

学以致用

工作场景：

小王是某连锁药店药师，早上一位老大爷拿着处方来抓药，处方为：菝葜30g，生地黄15g，知母15g，赤芍15g，白芍15g，鸡血藤15g，乳香15g，没药15g，地龙5g，蜈蚣2条。

小王审方后调配，当调配到蜈蚣时，小王除去竹片，把蜈蚣的头、足去除，老大爷看到了，着急地问为什么要浪费他的药材，小王只得耐心向老大爷解释这是为了降低蜈蚣的毒性，使用药更加安全。

知识运用：

蜈蚣味辛，性温，有毒。临床上通过除去其有毒性成分的非药用部分头、足来降低毒性，使用药更安全。这是运用了毒性中药炮制的常用方法——净制去毒法。

章末小结

1. 识别常用中药饮片的外观是中药调剂的基本知识，识别中药饮片必须触、视、嗅同用。
2. 相似中药饮片的识别方法要在外观、味道、手感等方面找出各自的不同点。
3. 中药材包括植物药、动物药、矿物药，又可分为原药材与中药饮片。
4. 空气的相对湿度不超70%、温度在15℃以下时，而药材本身的含水量在10%以下，就是药材的最佳贮存条件。
5. 暴晒、摊晾和机械吸潮法是药房最常用的除湿法。
6. 中药炮制的主要目的是增强药效，降低毒性。
7. 中药炮制常用的辅料一般分液体辅料和固体辅料。
8. 中药炮制常用的炮制火制包含炒（炙）、炮、煅、炼、烘、焙、烤、燎。
9. 毒性中药饮片是毒性中药材经过正确的中医药理论、中药炮制方法，经过加工炮制后的，可直接用于中医临床的中药。
10. 降低毒性的常见方法有净制去毒、火制去毒、水制去毒、水火共制去毒、辅料去毒和复制去毒。
11. 中药炮制方法不同，功效不同，中药炮制目的不同，炮制的方法也不同。

思考题

1. 菟丝子与苏子的异同处有哪些？各自的功效又是什么？
2. 影响中药饮片储存的外界因素有哪些？
3. 中药炮制的目的是什么？
4. 毒性中药的炮制方法有哪些？

（区门秀）

第十章
中药的合理应用

第十章
数字内容

学习目标

- 掌握中药的配伍形式、组方原则、临床常用中药的配伍禁忌以及审阅中药处方。
- 熟悉中药的通用名称和应付常规。
- 了解中药的用药禁忌。
- 学会审核中药处方。
- 培养社会责任担当、有专业文化自信、有诚信仁爱之心；树立有服务患者的意识的观念。

情境导入

情境描述：

小兰是某药店的药师，某天一位奶奶拿着处方到店抓药。处方为“赤白芍 10g　生附子 6g　干姜 6g　生薏苡仁 30g　补骨脂 10g　淫羊藿 10g　细辛 3g”。

小兰审方后询问大妈是否有关节痹痛症状，大妈说“是”，小兰解释说该处方中生附子是毒性中药，一般用制附片，请大妈去找医师签名确认，再回来抓药。经医师核查确认，确实是使用制附片。

学前导语：

随着社会的发展，人们对预防、医疗、康复、保健、养生等服务的需求不断增长，中药因其副作用小，近年来备受人们青睐。作为医药工作人员，要熟练掌握合理使用中药的知识和技能，必须掌握中药的性味、功效，这才能更好地为人民服务。本章将带领大家学习相关知识。

第一节　中药的配伍

中药的配伍是指有目的地按病情需要和药性特点，有选择地将两味以上药物配合使用。前人把单味药的应用及药物之间的配伍关系概括为七种情况，称为“七情”。“七情”的说法首见于《神农本草经》，其云：“药有阴阳配合……有单行者，有相须者，有相使者，有相畏者，有相恶者，有相反者，有相杀者，凡此七情，合和视之。”这“七情”之中除单行外，都是谈药物配伍关系，现将六个配伍关系分述如下。

一、配伍形式

（一）相须

即性能功效相类似的药物配合应用，可以增强原有疗效。如麻黄配桂枝增强了发汗解表的功效；石膏配知母可以增强清热泻火的功效；附子、干姜配合应用，以增强温阳守中、回阳救逆的功效。相须配伍构成了复方用药的配伍核心，是中药配伍的主要形式之一。

（二）相使

即以一药为主，另一药为辅，两药合用，辅药能增强主药疗效。如黄芪配茯苓治脾虚水肿，黄芪为健脾利水的主药，茯苓淡渗利湿，可以增强黄芪利尿消肿的作用，这是功效相近药物相使配伍的例证；如黄连配木香治湿热泻痢，腹痛里急，黄连为清热燥湿、解毒止痢的主药，木香调中宣滞、行气止痛，可增强黄连清热燥湿、行气化滞的功效，这是功效不同的药物相使配伍的例证。相使配伍药不必同类，一主一辅，相辅相成，提高主药的疗效，即是相使的配伍。

（三）相畏

即一种药物的毒性反应或副作用，能被另一种药物减轻或消除。如半夏畏生姜，生姜可以抑制生半夏刺激黏膜的毒副作用，更好地发挥半夏降逆止呕的疗效；熟地黄畏砂仁，砂仁可以减轻熟地黄滋腻碍胃，影响消化的副作用。这都是相畏配伍范例。

（四）相恶

即两药合用，一种药物能使另一种药物原有功效降低，甚至丧失。相恶只是两药的某方面或某几方面的功效减弱或丧失，并非两药的各种功效全部相恶，需注意避免相恶。如人参恶莱菔子，因莱菔子能削弱人参的补气作用；生姜恶黄芩，黄芩能削弱生姜温中散寒的作用。

（五）相反

即两药合用，能产生或增强毒性反应或副作用。如“十八反”。

上述六个方面，其变化关系可以概括为三项，即在配伍应用的情况下：

1. 相须、相使可以起到协同作用，能提高药效，临床用药时要充分利用。
2. 相畏、相杀可以减轻或消除毒副作用，以保证安全用药。
3. 一些药物因相互作用减弱功效，产生或增强毒副作用，属于配伍禁忌，原则上应避免配用。

（六）相杀

即一种药物能减轻或消除另一种药物的毒性或副作用。如防风能缓解消除砒霜所引起的砷中毒反应，即防风杀砒霜毒；绿豆杀巴豆毒，麝香杀杏仁毒，生姜杀半夏毒等。可见，相畏和相杀没有质的区别，是从自身毒副作用受到对方的抑制和自身能消除对方毒副作用的不同角度提出来的配伍方法，也就是同一配伍关系的两种不同提法。

案例分析

案例：

夏天，患者为户外工作者，男，29岁，因最近大汗淋漓、头晕乏力、胸闷恶心、烦躁不安到某医院就诊，某注册医师开具处方，患者服用三剂后，症状消失。

处方：西洋参5g　西瓜翠衣30g　荷梗15g　麦冬9g　石斛15g　黄连3g　竹叶6g　知母6g　甘草3g

用法：水煎服，3剂。

分析：

大汗淋漓、头晕乏力、胸闷恶心、烦躁不安，诊断为暑热气津两伤证，方中西洋参益气生津，养阴清热；西瓜翠衣清热解暑，生津止渴；麦冬养阴生津，共为君药起到相须作用而共同增进生津的疗效；荷梗、石斛、竹叶、知母，作为臣药起到相使作用；黄连性味苦寒，入心经，能清心、脾之热，作为佐药起到治兼证的相使作用；甘草为使药起到相使调和作用。

二、组方原则

将中药配伍组成一张处方，不是将某些功效类似药物的堆砌相加，而是依据辨证与治法的需要，将药物有原则、有目的地组合在一起，其组方的原则就是君臣佐使。此理论最早见于《黄帝内经》，如《素问·至真要大论》曰：“主病之谓君，佐君之谓臣，应臣之谓使。”

（一）君药

针对主病或主证起主要治疗作用的药物，是处方中的主药。如在麻黄汤中，麻黄为主药，功效为发汗解表、宣肺平喘，主治外感风寒表实证。

（二）臣药

有两种意义：一是辅助君药加强治疗主病或主证的药物；二是针对兼病或兼证起治疗作用的药物。如四物汤中的当归，可帮助增强熟地黄补血的功效。

（三）佐药

佐药有三种意义：一是为佐助药，协助君、臣药以加强治疗作用，或直接治疗次要病症的药物；二是为佐制药，即减缓或消除或制约君、臣药的毒性或烈性的药物；三是为反佐药，即根据病情需要，配用与君药性味相反又能在治疗中起相成作用的药物。

（四）使药

使药有两种意义：一是引经药，引方中诸药到病所的药物；二是调和药，能调和诸药作用的药物。

课堂问答

《麻黄汤》功效：发汗解表、宣肺平喘。主治：外感风寒表实证。

处方：麻黄9g，桂枝6g，苦杏仁6g，甘草（炙）3g。

请问：①此方中的君药、臣药、使药、佐药分别是哪味药？②此方中药物的配伍形式是什么？

第二节　中药处方常用术语

中药的使用历史悠久，中药处方名称是长期的中医药实践中形成的。由于中药品种繁多，我国幅员辽阔，各地使用习惯不同造成的地区差异以及历史文献记载的不同，使得中药饮片名称十分复杂。因此，医药人员正确地理解和运用中药饮片名称，对准确应用和调配有重要的意义。

一、中药处方通用名称

（一）正名

《中国药典》及国家卫生健康委员会颁布药品标准中收载的中药名称为中药正名。为了防止同名异物、同物异名现象，中药名称应尽量使用正名，尤其是加入世界卫生组织之后，为了使中医药走向全世界，医务工作者要尽量使用正确的专业术语来书写和阅读处方。

（二）别名

除正名以外的中药名称为别名。由于有些药物别名已经历代相沿成习，至今仍有医师喜欢应用，为了保证用药安全有效，调剂人员应熟记常用的中药别名，保证调剂工作的顺利完成。如大黄别名将军。

课堂问答

趣味中药对联

对联一：

使君子疾走边疆三七当归，折头翁准备关门半夏附子。

对联二：

厚朴待人使君子长存远志，苁蓉处事郁李仁敢不细辛。

同学们能找出藏在对联中的中药吗？一起试试吧！

（三）处方名

在中药正名前加上说明语就构成了中药的处方名。说明语大多表示医师对中药饮片的产地、基源、采收季节、形状特征、炮制等方面的要求，以确保疗效，如当归尾、云连、酒白芍等。每种药物可以有一个或多个处方名（表10-1）。

表 10-1　常用中药的处方名与别名

正名	处方名	别名
三七	田三七　参三七　旱三七	
大黄	生大黄　酒大黄	锦纹　锦黄　生军　将军　川军
山豆根	广豆根　南豆根	
山药	怀山药　淮山药	

续表

正名	处方名	别名
天冬	天门冬	
天花粉		栝楼根
丹参	紫丹参	
升麻	绿升麻	
牛膝	怀牛膝	
乌药	台乌药	
北沙参	辽沙参　东沙参	
甘草	粉甘草　皮草	国老
白芍	杭白芍　香白芍	
延胡索	元胡　玄胡索	
当归	全当归　秦当归	
百部	百部草	
苍术	茅苍术	
广防己	木防己	
防己	粉防己　汉防己	房苑
羌活	川羌活　西羌活	
麦冬	麦门冬　杭寸冬　杭麦冬	
附子	川附片　淡附片　炮附片	
郁金	黄郁金　黑郁金	
泽泻	建泽泻　福泽泻	
前胡	信前胡	
南沙参	泡沙参　空沙参	
干姜炭	炮姜炭	
独活	川独活　香独活	
茜草	红茜草　茜草根	
党参	台党参　潞党参	
香附	香附子	莎草根

续表

正名	处方名	别名
重楼		七叶一枝花　蚤休
柴胡	北柴胡　南柴胡　软柴胡	
桔梗	苦桔梗　甜桔梗	
浙贝母	象贝母	
秦艽	左秦艽	
黄芩	条黄芩　枯黄芩　子黄芩	
黄连	川黄连　雅黄连　云黄连	
拳参		草河车
续断	川续断	
葛根	粉葛根　甘葛根	
藜芦		山葱
大血藤	红藤	
牡丹皮	丹皮　粉丹皮	
肉桂	紫油肉桂	
竹茹	淡竹茹　细竹茹　青竹茹	
杜仲	川杜仲	
忍冬藤	金银藤　银花藤	
松节	油松节	
青皮	四化青皮	
厚朴	川厚朴　紫油厚朴　川厚朴	
香加皮	北五加皮	
首乌藤		夜交藤
桂枝	桂枝尖　嫩桂枝	
通草	通脱木	
桑白皮	桑皮　桑根白皮	
椿皮	椿根皮　臭椿皮	

续表

正名	处方名	别名
丁香	公丁香	
西红花	藏红花　番红花	
红花	草红花　红蓝花	
辛夷	木笔花	
金银花	二花　双花　忍冬花	
功劳叶	十大功劳	
艾叶	蕲艾　祁艾	
桑叶	霜桑叶　冬桑叶	
淫羊藿	仙灵脾	
佩兰	佩兰草	醒头草
细辛	北细辛　辽细辛	
青蒿	嫩青蒿	
茵陈	绵茵陈	
益母草		坤草
墨旱莲	旱莲草	
山茱萸	山萸肉　杭山萸	
千金子		续随子
马钱子		番木鳖
五味子	辽五味子　北五味子	
木瓜	宣木瓜	
木蝴蝶	玉蝴蝶	千张纸
王不留行		王不留
牛蒡子	鼠粘子	大力子　牛子
龙眼肉		桂圆肉
瓜蒌	全瓜蒌	栝楼
白果		银杏
佛手	川佛手　广佛手　佛手柑	
诃子	诃子肉	诃黎勒

续表

正名	处方名	别名
补骨脂		破故纸
沙苑子	沙苑蒺藜　潼蒺藜	
栀子	山栀子	
牵牛子		黑丑　白丑　二丑
砂仁	缩砂仁	
草决明	决明子　马蹄决明	
茺蔚子		益母草子　坤草子
莱菔子		萝卜子
蒺藜	白蒺藜　刺蒺藜	
槟榔	花槟榔	大腹子　海南子
罂粟壳		米壳　御米壳
海螵蛸		乌贼骨
蛇蜕		龙衣
蝉蜕		蝉衣
僵蚕	白僵蚕	
蛤壳	海蛤壳	
芒硝		朴硝　皮硝
朱砂		丹砂　辰砂
磁石	灵磁石　活磁石	
赭石		代赭石
儿茶		孩儿茶
血竭	麒麟竭	
红粉	红升丹　升药	

（四）并开药名

处方中将2~3种药物缩写在一起就构成了并开药名。并开药大致有两种：一是疗效基本相同的药物，如焦三仙即指焦神曲、焦山楂、焦麦芽三药，均有消食健胃作用，所以常并开同用；二是配伍时使其产生协同作用，如知柏即指知母和黄柏，其配伍能增强滋阴降火作用。见表10-2。

表 10-2　处方常用并开药名

并开药名	处方应付	并开药名	处方应付
二丑	黑丑、白丑	二决明	生石决明、决明子
二冬、二门冬	天冬、麦冬	二地丁	蒲公英、紫花地丁
二地、生熟地	生地黄、熟地黄	二乌、川草乌	制川乌、制草乌
二术、苍白术	苍术、白术	生熟麦芽	生麦芽、熟麦芽
知柏	知母、黄柏	生炒蒲黄	生蒲黄、炒蒲黄
炒知柏、盐知柏	盐知母、盐黄柏	酒知柏	酒知母、酒黄柏
二芍、赤白芍	赤芍、白芍	棱术	三棱、莪术
南北沙参	南沙参、北沙参	全藿香	藿香叶、藿香梗
苏梗叶	紫苏梗、紫苏叶	腹皮子	大腹皮、生槟榔
苏子梗	紫苏子、紫苏梗	苏子叶	紫苏子、紫苏叶
乳没	制乳香、制没药	生熟大黄	生大黄、熟大黄
生龙牡	生龙骨、生牡蛎	龙牡	煅龙骨、煅牡蛎
荆防	荆芥、防风	全紫苏	苏子、苏叶、苏梗
金银花藤、双花藤	金银花、金银花藤	桑枝叶	桑叶、桑枝
青海风藤	青风藤、海风藤	桃杏仁	桃仁、苦杏仁
猪茯苓	猪苓、茯苓	荷叶梗	荷叶、荷梗
大小蓟	大蓟、小蓟	谷麦芽	炒谷芽、炒麦芽
羌独活	羌活、独活	二蒺藜、潼白蒺藜	白蒺藜、沙苑子
龙齿骨	煅龙齿、煅龙骨	红白豆蔻	红豆蔻、白豆蔻
二母、知贝母	知母、浙贝母	焦曲麦	焦神曲、焦麦芽
炒曲麦	炒神曲、炒麦芽	青陈皮	青皮、陈皮
干良姜	干姜、高良姜	二风藤	青风藤、海风藤
二活	羌活、独活	全荆芥	荆芥、荆芥穗
焦三仙	焦山楂、焦麦芽、焦神曲	生熟薏仁	生薏仁、炒薏仁
冬瓜皮子	冬瓜皮、冬瓜子	炒三仙	炒山楂、炒麦芽、炒神曲
砂蔻仁	砂仁、蔻仁	生熟枣仁	生酸枣仁、炒酸枣仁
生熟谷芽	生谷芽、炒谷芽	焦四仙	焦山楂、焦麦芽、焦神曲、焦槟榔

二、中药处方应付常规

中药处方应付常规是指各地区根据历史用药习惯和多年积累的丰富经验形成的给药规律，是调剂人员及医师对处方名称和给付不同炮制达成共识，在处方时不需要注明炮制规格，调剂人员亦可按医师处方用药意图给药。

1. 处方单写药名（或注明炒），应付清炒品，如谷芽、麦芽、稻芽、苏子、莱菔子、苍耳子、牛蒡子、白芥子、决明子、牵牛子、王不留行、酸枣仁、草果、槐花、山楂。

2. 处方单写药名（或注明炒、麸炒），应付麸炒品，如枳壳、白术、僵蚕、薏苡仁、芡实、冬瓜子、半夏曲、六神曲、三棱。

3. 处方单写药名（或注明炒、烫），应付烫制品，如狗脊、骨碎补、龟甲、鳖甲。

4. 处方单写药名（或注明炙、炒），应付蜜炙品，紫菀、款冬花、枇杷叶、桑白皮、槐角。

5. 处方单写药名（或注明炙），应付酒炙品，如女贞子、肉苁蓉、山茱萸、大黄、黄精、乌梢蛇、蕲蛇。

6. 处方单写药名（或注明炒、炙），应付醋炙品，如乳香、没药、五灵脂、延胡索、香附、莪术、青皮、大戟、甘遂、芫花、商陆、五味子。

7. 处方单写药名（或注明炒、炙），应付盐炙品，如小茴香、蒺藜、车前子、橘核、胡芦巴、益智仁、补骨脂。

8. 处方单写药名，应付炙品，如吴茱萸、川乌、草乌、天南星、白附子、远志、淫羊藿、厚朴、半夏、巴戟天、马钱子、巴豆、藤黄。

9. 处方单写药名，应付煅制品，如龙骨、瓦楞子、礞石、自然铜、钟乳石、花蕊石、龙齿、牡蛎、磁石、赭石、寒水石、白石英、海浮石。

10. 处方单写药名，应付炭品，如地榆、棕榈、血余、干漆。

三、中药处方脚注

医师在开处方时，某些中药饮片在炮制方法、煎药方法、服用方法、剂量及药引等方面有特殊要求，常在药名的右上角或右下角加以简明的注解，对调剂人员配方提出要求，习称“脚注”。其目的在于充分保证用药质量，增强疗效，所以调剂人员应按照脚注的要求认真调配。

（一）特殊煎煮方法

包括“先煎”“后下”“另煎”“包煎”等。如生石膏、龟甲等需先煎；薄荷、苦

杏仁等宜后下；车前子、蒲黄等需包煎；人参、西红花及羚羊角等需另煎。（详见本书第十二章第二节煎煮技术）

（二）特殊服法

包括“生汁兑入”“冲服”“烊化”。如三七粉、沉香粉等需冲服，阿胶、鹿角胶等胶类药材需烊化后服用等。

案例分析

案例：

处方：黄芩9g　连翘9g　清半夏6g　桔梗6g　川军6g　大黄6g　二花6g　延胡索3g　薄荷3g（后下）　丹参6g　甘草3g

分析：

本处方中的错误及注意事项如下。

1. 处方中大黄重复使用，川军就是大黄。
2. 处方中有别名，二花是金银花的别名。
3. 处方中延胡索应付醋延胡索。
4. 处方中有需特殊处理的药材，薄荷要后下。

第三节　临床常用中药的用药禁忌

用药禁忌是指用药时应当避免的事项，包括配伍禁忌、妊娠用药禁忌、饮食禁忌、病症禁忌等内容。根据对患者造成不良影响程度的不同，又常分为忌用和慎用。

一、配伍禁忌

前文曾提及中药配伍形式共有七种情况，称为“七情”，包括有单行、相须、相使、相畏、相恶、相反和相杀，但在《神农本草经》中曾指出“勿用相恶、相反者”，两者所导致的后果是不一样的，相恶配伍可使药物某些方面的功效减弱，但又是一种可以利用的配伍关系，如在治疗脾虚食积气滞之证，单用人参益气则不利于积滞胀满之证，单用莱菔子消积导滞，又会加重气虚，两者合用则效果更佳。而相反为害，可能危害患者的健康，甚至危及生命。目前医药界共同认可的配伍禁忌有“十八反”“十九畏”。

十八反：乌头（川乌、草乌、附子）反贝母（川贝母、浙贝母）、瓜蒌（全瓜蒌、瓜蒌皮、瓜蒌仁、天花粉）、半夏、白蔹、白及；甘草反甘遂、大戟、海藻、芫花；藜芦反人参、沙参、丹参、玄参、苦参、西洋参、党参、细辛、芍药（赤芍、白芍）。

十九畏：硫黄畏朴硝，水银畏砒霜，狼毒畏密陀僧，巴豆畏牵牛，丁香畏郁金，川乌、草乌畏犀角，牙硝畏三棱，官桂畏赤石脂，人参畏五灵脂。

知识链接

“十八反”“十九畏”歌诀

十八反药歌

本草明言十八反，半蒌贝蔹及攻乌。
藻戟遂芫俱战草，诸参辛芍叛藜芦。

——金元·张子和《儒门事亲》

十九畏药歌

硫黄原是火中精，朴硝一见便相争。
水银莫与砒霜见，狼毒最怕密陀僧。
巴豆性烈最为上，偏与牵牛不顺情。
丁香莫与郁金见，牙硝难合京三棱。
川乌草乌不顺犀，人参最怕五灵脂。
官桂善能调冷气，若逢石脂便相欺。
大凡修合看顺逆，炮爁炙煿莫相依。

——明·刘纯《医经小学》

对于“十八反”“十九畏”作为配伍禁忌，历代医药学家虽然遵信者居多，但亦有持不同意见者，有人认为“十八反”“十九畏”并非绝对禁忌；有的医药学家还认为，相反药同用，能相反相成，产生较强的功效，倘若运用得当，可愈沉疴病疾。

现代学者对“十八反”“十九畏”进行了药理实验研究，取得了不少成绩。但由于“十八反”“十九畏”牵涉的问题较多，各地的实验条件和方法存在差异，实验结果相差很大。早期的研究结果趋向于全盘否定；近年来，观察逐渐深入，“不宜轻易否定”的呼声渐高。此外，还有实验证明，“十八反”“十九畏”药对人体毒副作用的大小与药物的绝对剂量及相互间的相对剂有关。

由此可见，无论文献资料、临床观察还是实验研究目前均无统一的结论，说明对“十八反”“十九畏”的科学研究还要做长期艰苦、深入、细致的工作，去伪存真，才能得出准确的结论。目前在尚未搞清反药是否能同用的情况下。临床用药应采取慎重从事的态度，对于其中一些反药若无充分把握，最好不宜使用，以免发生意外。

二、证候禁忌

由于药物的药性不同，其作用各有专长和一定的适应范围，因此，临床用药也就有所禁忌，称“证候禁忌”。根据一分为二的观点，药物既能治病，又有一定的偏性，如果应用不当，就会对人体造成危害。因此，在用药时要注意它的用药范围和禁忌。例如生大黄性味苦寒，有泻下通便、清除积滞等功效，但必须用于大便燥结之实证，对于老年体衰、津少便秘，就应忌用。

三、妊娠用药禁忌

妊娠用药禁忌指妇女妊娠期治疗用药的禁忌。这类中药能在一定程度上影响胎儿生长发育，有致畸作用，甚至能造成流产。根据其损害程度的不同，一般分为禁用与慎用两种。慎用药主要是活血祛瘀药、行气药、攻下药、温里药中的部分药，如牛膝、川芎、红花、桃仁、姜黄、牡丹皮、枳实、枳壳、大黄等。凡属于禁用药的绝对不能使用，慎用药可根据孕妇患病的情况，酌情使用，但没有特殊必要时，应尽量避免，以免发生事故。禁用药大多系剧毒药，或药性作用峻猛之品及堕胎作用较强的药，如水银、砒霜、雄黄、轻粉、斑蝥、马钱子、蟾酥、川乌、草乌等。

知识链接

妊娠禁忌歌

蚖斑水蛭及虻虫，乌头附子配天雄，野葛水银并巴豆，
牛膝薏苡与蜈蚣，三棱芫花代赭麝，大戟蛇蜕黄雌雄，
牙硝芒硝牡丹桂，槐花牵牛皂角同，半夏南星与通草，
瞿麦干姜蟹爪甲，硇砂干漆兼桃仁，地胆茅根土鳖虫。

案例分析

案例：

某女性患者在28岁、怀孕24周时，因水肿特别厉害，自己服用了半个月活血化瘀、利水渗湿的药物后，水肿逐渐消退。到了孕期30周时，又因失眠先后服用了安神定惊的中成药，如朱砂安神丸、磁朱丸等。但其孩子直至18岁，长得还是像小孩，心智如10岁儿童，生活完全不能自理。

分析：

该女性患者在怀孕后服用了两种类型的中药，其中活血化瘀、利水渗湿的药物属于孕妇慎用药，其次，在孕期30周时所服用的安神定惊药中含有朱砂、磁石矿物类药材，朱砂的主要成分是硫化汞，内服易引起神经系统、消化系统和泌尿系统中毒，汞离子也可通过血脑屏障和胎盘屏障，均能对婴儿的发育造成致命的影响。

四、饮食禁忌

饮食禁忌是指服药期间对某些食物的禁忌，又简称食忌，也就是通常所说的忌口。俗话说“吃药不忌口，坏了大夫手”。忌口是中医治病的一个特点，历来医家对此十分重视，其有关内容也广泛存在于《黄帝内经》《伤寒论》《金匮要略》等医籍中。实践证明，忌口是有一定道理的。因为人们平时食用的鱼、肉、鸡、蛋、蔬菜、瓜果、酱、醋、茶、酒等普通食物，它们本身也都具有各自的性能，对疾病的发展和药物的治疗作用均可产生一定影响。如清代章杏云所著《调疾饮食辨》一书中云：“患者饮食，藉以滋养胃气，宣行药力，故饮食得宜足为药饵之助，失宜则反与药饵为仇。”所以，患者服中药时有些食物应忌口。

如服用清内热的中药时，不宜食用葱、蒜、胡椒、羊肉、狗肉等热性的食物；在服温中类药治疗“寒证”时，应禁食生冷食物。在古代文献中亦有大量记载：甘草、黄连、桔梗、乌梅忌猪肉；薄荷忌鳖肉；茯苓忌醋；鸡肉忌黄鳝；蜂蜜反生葱；天冬忌鲤鱼；荆芥忌鱼、蟹、河豚、驴肉；白术忌大蒜、桃等。这说明服用某些药物时，不可吃某些食物。如果吃了禁忌的食物，疗效就不满意或起相反作用。另外，由于疾病的关系，在服药期间，凡属生冷、油腻、腥臭等不易消化或有特殊刺激性的食物，都应忌口。如热性病应忌食辛辣、油腻、煎炸类食物；寒性病应忌生冷，脾胃虚弱者应忌食油炸黏腻、固硬、不易消化的食物；伤风感冒或儿童出疹未透时，不宜食用生冷、酸涩、油腻的食物；治疗因气滞而引起的胸闷、腹胀时，不宜食用豆类和白薯，因为这些食物容易引起胀气。其他诸如水肿患者少食食盐；哮喘、过敏性皮炎患者，少吃“发食”，如鸡、羊、猪头肉、鱼、虾、蟹等。

章末小结

1. 中药配伍是指有目的地按病情需要和药性特点，有选择地将两味以上药物配合使用。
2. 中药的配伍形式有七种情况，称为“七情”，分别是单行、相须、相使、相畏、相恶、相反和相杀。
3. 中药的组方原则是君、臣、佐、使。
4. 中药正名是指《中国药典》（2020年版）及国家卫生健康委员会颁布药品标准中收载的中药名称。
5. 别名是指除正名以外的中药名称。
6. 常见中药处方脚注有“先煎”“后下”“另煎”“包煎”“生汁兑入”“冲服”“烊化”。
7. 目前医药界共同认可的配伍禁忌有“十八反”“十九畏”。
8. 妊娠禁忌药专指妇女妊娠期除中断妊娠、引产外，禁止使用或须慎重使用的药物，一般分为禁用与慎用两种。
9. 饮食禁忌是指服药期间对某些食物的禁忌，又简称食忌，也就是通常所说的忌口。

思考题

1. 七情指什么？
2. 中药组方的原则是什么？
3. “十八反”“十九畏”是指什么？

（陶敏婕）

第十一章

中药饮片调剂

第十一章
数字内容

学习目标

- 掌握戥秤的使用方法、中药饮片调剂的程序及毒性药材、贵重药材的调剂管理。
- 熟悉中药调剂人员的职业道德要求及审方、划价的相关规定。
- 了解中药饮片调剂的条件与要求及消耗中药的统计报销。
- 学会按中药饮片调配操作规程调配中药饮片处方。
- 培养认真细致、一丝不苟的学习态度和良好的职业道德。

情境导入

情境描述：

某个体药店工作人员误把20g车前子拿成20g马钱子，造成顾客陈大妈服药后死亡，法医鉴定为马钱子中毒死亡。马钱子属于毒性中药，按规定常用量为0.3~0.6g，本案例中使用20g马钱子酿成了重大的医疗事故。

学前导语：

中药调配工作是一项复杂而细致的工作，它直接关系到患者的生命安危。因此，中药调剂人员必须具有高尚的职业道德和熟练的操作技能，才能更好地为患者服务。本章将带领大家开启学习中药饮片调剂知识的大门。

第一节　中药饮片调剂的计量工具及要求

一、中药计量工具

中药计量工具是用来称量药物的器具，最常用的是戥秤，其次是天平、电子秤、电子天平、台秤等。

（一）戥秤

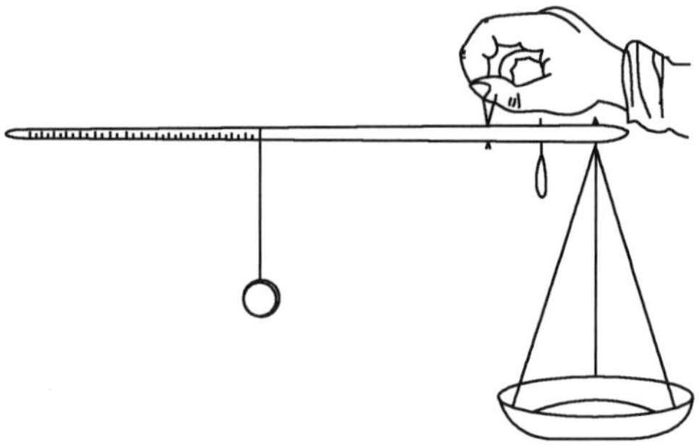

图11-1　戥秤

戥秤（图11-1），俗称药戥子、戥子，是中药饮片调剂最常用的称量工具。戥秤根据称重大小不同分为不同规格。

1. 戥秤的构造　戥秤是一种单杠杆不等臂衡器，由戥杆、戥砣、戥盘、戥纽等组成。戥盘为铜制，用来盛放物品。戥砣是用铜或其他金属制成的扁圆形砣块，上部有一小孔拴砣线，将戥砣挂在秤杆上，每个戥秤的盘与砣是配套的，不可随意换用。戥杆应平直光滑，由木质、金属等制成，一端较粗，一端较细。戥纽（戥毫）为戥杆粗短上的两个短细绳，靠近戥盘一侧的为“后毫”，用以称较重的物品，靠近戥砣一侧的为“前毫”，用以称较轻的物品。戥杆的上侧和内侧镶嵌着的铜钉（或铅钉）称为“戥星”，用来指示重量。提起前毫，从右向左第一个星为0g，称为“定盘星”。以250g戥秤为例，提起前毫，从定盘星开始，每前进1个星，重量增加1g，至戥杆梢为50g；提起后毫，从50g开始，每前进1个星，重量增加2g，至戥杆梢为250g。

称重在1g以下或调配贵细料或毒剧药时，需选用“厘戥（毫克戥）”，以保证剂量准确。

2. 戥秤的使用　使用戥秤前，首先应检查戥盘与戥砣是否配套，熟悉戥杆上指示分量的两排戥星。

（1）持戥：用左手虎口和示指、中指挟持戥杆，无名指、小指从戥杆下方拢住戥绳，右手拇指和示指提起戥纽，其余三指自然弯曲，提起戥杆使戥盘悬空。

（2）校戥：每次使用戥秤前均需校戥，即检查戥秤是否准确。左手拇指、示指移动戥砣线，将戥砣定位在定盘星上，右手提前毫，将戥杆提至与双眼平行，称为“齐眉对戥”；观察戥杆是否平衡以及灵敏度如何。戥杆平衡且灵敏方可使用，否则应修理、调校。

（3）称取：称取饮片时，左手持戥杆，左手拇指、示指将戥砣线拨至所需称量的戥星位置上，右手取药放入戥盘内，右手提起戥纽举至齐眉，左手稍离开戥杆，“齐眉对戥”检视戥杆是否平衡；当戥杆平衡时，说明戥盘中饮片的重量与欲称取的重量相符，否则需增减饮片至平衡。

戥秤使用过后，戥盘应擦拭干净，将戥砣放在戥盘中，戥盘绳缠绕在戥杆上，戥杆平搭在盘上，放于适当的位置。防潮防锈，以免影响准确度。

（二）托盘天平

托盘天平又称架盘天平（图11-2），是实验室最常用的称重器具。其工作原理属等臂的杠杆原理，在连杆的两端各有一托盘，一端放砝码，另一端放要称的物品，杠杆中央装有指针，指针在中央平衡时，两端的质量（重量）相等。有的架盘天平秤梁上附有标尺和游码。标尺的刻度一般分为10大格，每一大格又分为10个小格，可供称量重量在1~10g以内的物品。每台天平都有与其相配套的砝码盒，带有游码的架盘天平只有5g以上的砝码，称1~10g以内质量时，可移动游码。

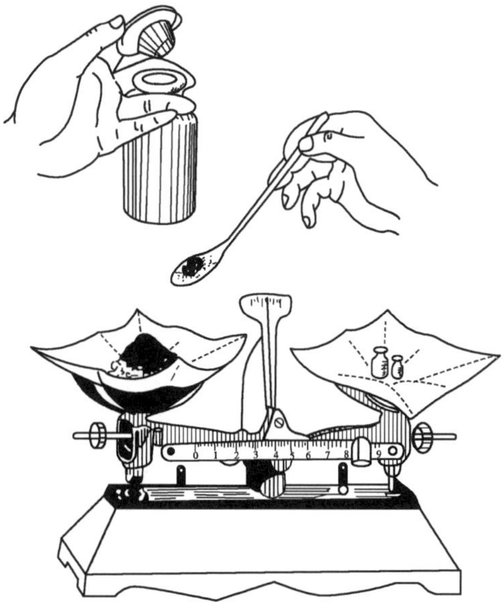

图11-2　托盘天平

托盘天平称重时的注意事项：①天平应放置在平稳的台面上，称重前需调零、调平；②带有游码的托盘天平称重时药物应放在左盘，砝码放在右盘；③根据药物性质，选择适宜的称量纸，如腐蚀性药品、半固体药物选择硫酸纸称量；④使用后回零并使天平处于休止状态；⑤用软布擦拭干净清洁，并保持干燥。

（三）电子秤和电子天平

电子秤是一种比较常见的电子衡器，有多种规格和种类。电子秤的精密度一般较低，误差较大，通常用于0.5~10kg物品的称重，分度值一般为1~2g；用于10~200kg物品的称重，分度值一般为20~50g。使用时一定要放平稳，一般先预热，然后按归零键和去皮键，再将需称重的药物放在秤盘上，电子秤的读数即为所称药物的重量（图11-3a）。

电子天平精密度较高，称量准确可靠、显示快速清晰并且具有自动检测系统、简便的自动校准装置以及超载保护等装置。电子天平根据其精密度分为多种不同等级，可根据称量的精密度和误差要求进行选择，在使用前都应进行校准操作（图11-3b）。

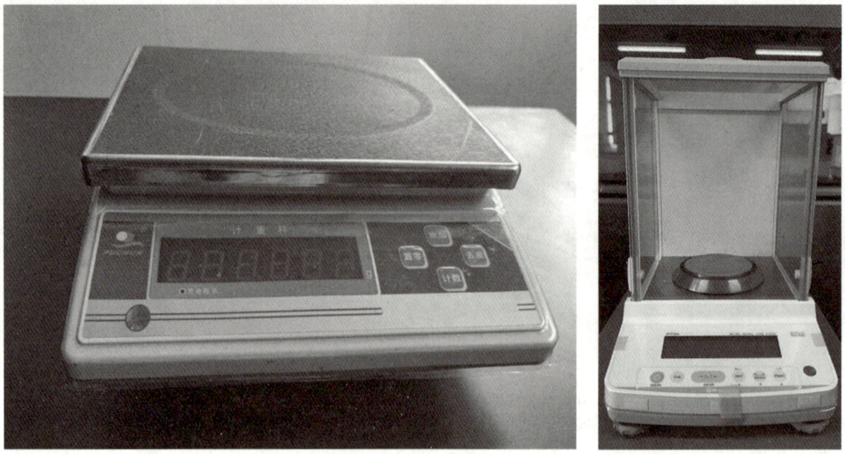

（a）电子秤　　　　（b）电子天平

图11-3　电子秤及电子天平

课堂活动

观察中药饮片调配的计量器戥秤、托盘天平、电子秤、电子天平，比较异同点。

二、中药调剂人员的职业道德要求

（一）中药调剂人员职业道德的基本原则

中药调剂人员职业道德的基本原则是协调中药调剂人员与患者之间、中药调剂人员与社会之间、中药调剂人员相互之间的关系必须遵循的根本指导原则。中药调剂人员职业道德的基本原则可概括为“提高药品质量、保证药品安全有效，实行社会主义人道主义，全心全意地为人民健康服务”。

1. 提高药品质量、保证药品安全有效　提高药品质量、保证药品安全有效是维护人民身体健康的重要前提，也是医药事业的根本目的。中药调剂人员虽然不同于医师，但是也要与患者直接打交道。药学工作是实现医疗救死扶伤的重要组成部分，是医疗活动的重要基础。

2. 实行人道主义　人道主义为伦理道德原则，在医药道德领域内，具有十分重要的意义。社会主义下的医药人道主义继承了传统医药人道主义的精华，在新的历史条件下，表现为对患者的尊重和关心，预防和治疗疾病，保障人人享有用药的平等权利。

3. 全心全意地为人民健康服务　是中药调剂人员道德的根本宗旨，中药调剂人员在具体的实践过程中要真正做到全心全意为人民健康服务，必须处理正确处理中药调剂人员与服务对象的关系、个人利益与集体利益的关系、德与术的关系。

知识链接

中药调剂人员的道德责任

1. 保证患者在用药过程中的安全、有效、经济、适当是中药调剂人员的基本工作责任，也是中药调剂人员的职业道德责任。为此，必须把好药品质量关，树立质量第一的思想。药品只有合格与不合格之分，不合格一律不准用于临床。

2. 中药调剂人员在工作中，要在保障快速、准确调配的同时，为患者提供合理用药的指引，解答患者用药的疑惑，并注意收集中药不良反应等信息。

（二）中药调剂人员的职业道德

中药调剂人员的职业道德包括中药调剂人员的道德、中药调剂人员与服务对象之间的职业道德、中药调剂人员相互之间的职业道德等。

1. 中药调剂人员的道德

（1）严格审方，一丝不苟。收到处方后应根据处方管理规定，对处方前记、正文和医师签名等逐项审查。要仔细审查药名是否正确，用药剂量是否超剂量，有无配伍禁忌等。

（2）执行政策，合理计价。计价要秉公无私，实事求是，执行政策，不分亲疏恩怨，按章办事，一视同仁，必须坚持国家、集体及患者利益相统一的原则。

（3）准确调配，认真复核。调配中药饮片时要按照药方先后顺序依次称药，分剂量准确，对需先煎、后下等特殊煎法的药物，必须另包注明。调配完毕，应仔细复核，无误后在处方上签字，方可发药。如出现差错，应将损失降低到最小。

（4）发出药品，交代清楚。处方调配完毕后，发药时要语言亲切和蔼，耐心热情向患者说明煎煮方法、服用方法及注意事项。

（5）出现差错，及时补救。在工作中出现差错时，当事人不能计较个人得失，应采取积极的补救措施，把损失降低到最低限度。

课堂活动

假如你是一名中药调剂人员，你打算怎样处理好与服务对象之间的关系？如何处理好同事之间的关系？

2. 中药调剂人员与服务对象之间的职业道德　中药调剂人员服务对象是患者，他们的道德行为对患者治疗、康复有直接影响。因此，要求中药调剂人员做到以下几点。

（1）爱岗敬业，尽职尽责。中药调剂人员应当努力学习和工作，扩大知识面，掌握更多更新的中药技术和相关科学知识，指导患者科学用药，为患者解除痛苦，提高其生存质量，这是中药调剂人员的神圣职责，是中药调剂人员与患者之间最基本的道德要求。

（2）关心患者，热忱服务。中药调剂人员的工作是直接或间接为人们健康服务，必须以患者为本。调剂人员一切工作都应始终把患者利益放在首位，时时处处为患者的健康着想。这种高尚的道德观集中体现于保证药品质量，及时满足需要和保证药品的安全性、有效性、经济性，真诚、全心全意、热情主动地为患者服务。所以，关心患者、热忱服务是中药调剂人员道德准则的重要内容。

（3）一视同仁，平等对待。在调剂工作中，不论患者贫富、职位的高低，还是生人熟人、亲朋好友、同乡同学或顶头上司，都应一视同仁、平等对待，要尽量满足他们的合理要求，解决他们的困难，解除他们的病痛。对某些不合理的要求，不能简单回绝，而应耐心解释。

（4）尊重人格，保护隐私。患者为尽快治愈、恢复健康，或为了显示诚意常向中药调剂人员倾吐一些不想公开的秘密等。中药调剂人员应完全、忠实地尊重患者的人格，尊重服务对象，真诚友好相待，严守秘密。这不但是中药调剂人员的基本道德准则，也是社会公德的基本内容。

（5）尊重科学，精益求精。现代社会是高科技时代，科学技术越发展，越要求中药调剂人员有严格的科学态度，在中药调剂活动中，坚持实事求是，不隐瞒自己的缺点与错误，不推卸责任，坚持真理，修正错误。要通过学习，吸收新理论、新知识，掌握新技术、新方法，并运用于实际，更好地为患者服务。这是中药调剂人员道德准则的重要内容。

（6）语言亲切，态度和蔼。调剂人员在为患者服务时，必须有道德情感，同情患者的疾苦，提供服务时态度和蔼、严肃认真，语言亲切可信，交代解释细致。人们通常是通过其语言和态度的好坏来评价某人道德修养的高低。所以真诚、亲切、和蔼的态度，美好、善良的语言是思想、感情和道德修养的具体反映。

（7）不为名利、廉洁奉公。中药调剂人员不能以权谋私、以药谋利，要坚持原则、不徇私情、光明磊落，办老实事、做老实人，这是中药调剂人员职业道德的最低要求。

3. 中药调剂人员之间的职业道德　做好中药调剂工作，发展中药事业，不但要正确处理中药调剂人员与服务对象的关系，还要正确处理好中药调剂人员之间的关系。

（1）相互尊重，平等相待。中药调剂人员之间的关系应建立在共同药学事业目标的基础之上，是同志式的关系。因此，其道德准则应该是相互尊重，平等相待，这也是人际关系、待人接物、互相共事的基础，是志同道合的表现。

（2）团结协作，紧密配合。在现代社会，任何一项工作都需要有关人员的共同努力和紧密配合才能完成。在为患者、服务对象服务时，中药调剂人员都应在自己的岗位上尽职尽责、互相支持、相互配合紧密合作，只有这样才能做好工作。为此，必须反对互不买账、互不通气、互相推诿、各自为政的不良风气。

（3）互相关心，维护集体荣誉。中药调剂人员之间应当彼此互相关心，互助互爱，在工作、业务技术、生活、思想政治等方面关心他人，帮助同志，为他人排忧解难。维护集体荣誉是中药调剂人员共同的义务和责任。热爱关心集体，正确处理个人与集体的关系。爱护集体财产，勤俭节约。

（4）共同努力，发展中药。发展我国的中药科学，需要中药学界集体的共同努力，有的甚至需要中药学界几代人的共同艰苦奋斗才能实现。为此，全体中药学人员要从我做起，在各自平凡的岗位上不懈地努力，不计较个人得失，相互合作，为中药科学的发展作出贡献，这是高尚中药学道德的体现，也是中药调剂人员的道德责任。

第二节　中药饮片的调剂程序

中药饮片调剂是指中药房（店）的药学专业技术人员根据医师处方要求，按照配方程序原则，及时、准确将中药饮片调配成供患者使用的药剂的一项操作技术。中药调剂过程包括：准备→审方→计价→调配→复核→包装→发药→清场。

一、准备

1. 着装　服装清洁，束紧袖口，戴帽前面不漏头发。
2. 个人卫生　双手清洁、修剪指甲等。
3. 调剂物品　戥秤、冲筒、包装纸、纸绳、签字笔、计算器等。
4. 物品清洁　保证台面、戥秤、冲筒等调剂物品洁净。
5. 检查戥秤　戥砣相符，戥绳不绕，戥盘水平等。

课堂活动

如果你是一名药房调剂人员，当你拿到处方时，首先应该做什么？

二、审方

审方是调剂工作的关键一步，是保证用药安全有效、防止差错事故的有效措施。处方经审方无误，方能进行调配。

（一）接收处方

接收处方时应体谅患者心情，态度要和蔼，应耐心解答有关询问，得到患者充分信赖。不可生硬冷漠，以免对患者造成刺激。

（二）审方

1. 审项　也叫全面审方。收方后必须认真审查处方各项内容，包括处方的科别，患者姓名、性别、年龄、婚否、住址，日期，处方药味、剂量、剂数、用法，医师签字等。如有缺项应向患者说明，让医师填齐项目，确认无误后方可计价。

2. 审查药物的名称　处方所列药物名称是否清楚，有无短缺、重复、笔误、别名、并开药名、毒麻药物、特殊煎煮等。对于有问题的处方及时与处方医师联系，纠正处方错误，或经处方医师重新签字后方可调配。

3. 审查药物的配伍禁忌和妊娠禁忌　处方中有无配伍禁忌药（如“十八反”“十九畏”），若有，医师签名后方可进行调配。若患者是孕妇，应注意有无妊娠禁忌药，如有应不予调配。如果是孕妇慎用药也不予调配，若因病情需要，应请开方医师在该药旁签字后方可调配。

4. 审查药物的剂量　剂量是否书写清楚、漏写，特殊药物（毒、麻、剧）是否超剂量，如确属需要超常规使用的，应经处方医师在该味药旁重新签字后方可调配。药师有权拒绝不合格的处方调配。

5. 其他审查　住院处方除按门诊处方审查外，还要审查病区、床号是否清楚。处方日期如超过3日，应请处方医师重新开具处方。处方中有需自备“药引”的，如生姜、大枣等应向患者交代清楚其用法用量。看清是自煎还是代煎，以便计价。有需临方炮制的（如阿胶珠）等应交给专门的药学技术人员及时加工。

（三）发现问题的处理

在实际工作中，医师所开处方绝大多数是合格的，处方审查无误方可计价。如发现问题应立即与医师联系，问明原因，商议解决办法，调剂人员不得主观猜测，不得擅自涂改。

1. 凡处方中出现内容不全，字迹模糊，药品名称、剂量及脚注书写不清或使用不当，无医师签名者，不能进行调配。审方要沉着冷静，及时与开方医师联系，由开方医师更改并签字后再进行调配。

2. 若处方内发现有配伍禁忌、妊娠禁忌或药物用量超出规定范围时，原则上禁止配方。如果确属特殊病症必需，医师确实有临床用药经验和把握，则要求处方医师在配伍禁忌和超量药物项下再次重新签名确认，否则不可调配。

3. 处方中如有重味可直接划掉。

（四）审方的技能技巧

1. 熟练掌握常用方药组成原则 中药处方是在中医辨证论治的基础上，常由几种甚至几十种药物组成的方剂，组成比较复杂。方剂中药物的“君、臣、佐、使”之构成，是根据药物在方中所起的主次、药量的多寡、药力的大小来区分的。如六味地黄丸的组成是熟地黄、山茱萸、山药、茯苓、泽泻、牡丹皮。君药熟地黄甘温滋补，滋肾填精。臣药山茱萸酸温收敛，养肝涩精；山药甘平滋腻，补脾固精。佐药泽泻利湿泄浊，防熟地滋腻；牡丹皮清泻肝火，制山茱萸之温；茯苓淡渗脾湿，助山药健脾。

2. 了解中药药名一字之差 药名一字之差是指两种药物的名称仅一字之差异，例如佩兰、泽兰。如调剂人员工作不细心很容易出现差错。因此，有必要了解常用中药药名一字之差的品种（表11-1）。

表 11-1　常用中药药名一字之差品种

药名	药名	药名	药名
泽泻、泽漆	海螵蛸、桑螵蛸	红豆蔻、草豆蔻	通草、通天草
桑寄生、槲寄生	石决明、决明子	龙胆草、龙须草	佩兰、泽兰
忍冬花、款冬花	麻黄、麻黄根	草河车、紫河车	制南星、胆南星
川柏、川朴	合欢皮、合欢花	漏芦、藜芦	续随子、续断子
白芍、白菊	川芎、川乌	胡麻仁、火麻仁	杞子、栀子
车前子、车前草	山茱萸、吴茱萸	天龙、天虫	金铃子、金樱子
肉豆蔻、白豆蔻	肉桂子、桂花子	酢浆草、败酱草	天葵子、冬葵子
黄芪、黄芩	牵牛子、牛子	白薇、白蔹	半边莲、半枝莲

3. 区分笔画类似的中药处方　由于医师在书写处方时，书写不规范，加上一些药笔画类似，调剂人员稍有疏忽，便容易看错药名，出现抓错药的现象；再加上复核人员工作不认真，就会影响药品的质量和疗效，甚至有可能危及生命。因此，要求调剂人员在调配处方时一定要专心致志，认真识别笔画类似的中药，防止出现差错事故。下面是在临床上经常出现错误的处方药名（表11-2）。

表11-2　常用中药处方笔画类似对照表

药名	药名	药名	药名
桂枝、桔梗	黄芩、黄芪	桃仁、枣仁	大黄、大枣
杏仁、枣仁	川乌、川芎	白薇、白蔹	杞子、枝子
香薷、香蒿	山枝、山棱	红花、红藤	党参、玄参

案例分析

案例：

某女，28岁，怀孕4个多月，因身体不适到医院就诊，医师诊断为虚寒性胎动不安。处方为：党参10g，当归12g，白芍9g，熟地黄9g，附子5g，杜仲9g，陈皮10g，炙甘草6g。患者服药两天后，出现了胎漏下血（即先兆流产）。

分析：

此方是补养气血安胎的方剂，主要用于治疗冲任虚寒，气血不足所致的胎动不安。处方中“附子”属于大热而有大毒之品，方中虽然只用了5g，但此药是孕妇禁用药。因此患者服用此方后造成了先兆流产。

同学们通过此案应该懂得，作为一名调剂人员在审方时一定要严格认真审核每一项内容，妇女在育龄期，如果发现有妊娠禁用药物时，一定要拒绝调配，并应主动与处方医师联系核对，确认后再进行调配，只有这样才能减少医疗事故的发生。

三、计价

计价又称“划价”，是计算处方中药物的总价格，是调剂部门收费的依据。当审方无误后就可以计算价格，在计价时要熟悉各种中药饮片的现行价格情况，必须按规定快速准确计算。一般用计算器或电脑计价。

（一）计价的要求

1. 认真执行国家物价政策，不得擅自调价，对药品价格的上涨、下浮应及时调整。做到计价准确无误。避免补费、退费现象发生。

2. 计价中要注意剂量、新调价、自费药品、医保、新农合等。处方中若有自费药品，须经患者同意后计价，并在收据中注明自费字样。

3. 并开药分别计算每味药价格。

4. 计价应准确无误，误差小于0.05元/剂。

5. 准确计价后，零售药店将单价、剂数、总价、日期、经手人等填入盖有计价图章的相关栏目，医疗单位则应将该处方总价记在处方中的药价处。

6. 零售药店开票收款时，必须写明姓名、剂数、单价、总价。金额大小写相符。

7. 填写药价时应用蓝色或黑色钢笔、中性笔、圆珠笔，不得使用红笔或铅笔。

8. 若有临方炮制、代煎、代送或加工其他剂型的情况可按规定另计价格。

9. 旧方重配时，不得随原价，必须重新计算价格。

（二）计价的操作步骤

1. 每味药的价格（单价以10g计）= 单价 × 每味药的剂量 ÷ 10

2. 每味药的价格（单价以1g计）= 单价 × 每味药剂量

（每味药的价格计算时，金额尾数全部保留，不应进位或舍去。）

3. 每剂药的价格 = 处方中各药物的价格相加。

（每剂药的价格计算时，金额尾数按四舍五入保留到分。）

4. 处方总价格 = 每剂药的单价 × 剂数（总金额尾数四舍五入保留到角。）

5. 复核：检查有无差错，做到准确无误。

课堂活动

练习计价

杏仁12g	1.12元/10g	半夏10g	2.20元/10g
紫菀9g	0.75元/10g	芍药6g	0.98元/10g
甘草3g	0.90元/10g		

三剂

（三）计算机计价程序

计算机计价时对划完价的处方，应认真再对照一遍。首先计价员打开处方计价系统，将处方中药名录入系统，对同一药品名称有不同规格时，需与顾客及调剂员沟通确定；接下来将处方中每味中药所对应的剂量正确输入系统，计价时特别注意饮片的剂量单位，如多数是以“克”，个别以“只”“条”为单位；最后再将处方剂数输入系统，计算机自动计算出总金额。

四、调配

调配又称为“配方”“抓药”，是将中药饮片处方中的药味按处方称准配齐的全过程。调配是调剂中药处方最重要的环节，要求调剂人员具有高尚的职业道德和高度的责任心，需要严肃认真按照医师处方和相关法律法规要求进行调剂，具体操作要求如下。

（一）再次审方

药学专业技术人员接到经过审方、计价、收费后的处方，还需要对处方各项内容进行审核，同时要注意有无临时炮制加工的药品，如有及时通知炮制人员进行加工，以缩短患者的等待时间。临时炮制也要依法炮制，炮制品要符合质量要求。经过复审无问题后，方可调配。

（二）校戥

戥秤是调剂工作中的常用称量工具。一般称量中药饮片的戥秤有1~125g、1~250g、1~500g三种。对戥是检查定盘星的平衡度是否准确，又称齐眉对戥，即用左手拇指、示指将戥砣挂线拨至并固定在定盘星上，右手提起“前毫”将戥秤提至眉齐，检视戥秤的戥杆是否平衡。若戥杆不平衡，应尽快修理、调校。一般药物用克戥，贵重药和毒剧药使用毫克戥或天平，才能保证剂量准确。

（三）称量

1. 按照处方顺序称药。单人调配时，多从处方的第一味药物开始，逐味称取。双人调配时，一人从首味药开始，另一人从末味药开始，要注意避免重复。

2. 用左手虎口和示指、中指挟持戥杆，无名指、小指拢住戥绳，戥盘靠近药斗。右手拉斗、抓药，手心向上将药取出，至戥盘上方翻手放药。右手提戥纽使戥盘悬空左手拇、示指将戥砣绳移至所需的星上，左手稍离开戥杆，提戥不过鼻，通过增减药物至戥杆平衡为准。

3. 拉格斗时不宜用力过猛，以免格斗脱离斗架。拉开格斗称取饮片时，绝对不能用戥盘“铲”取，应用“抓药”的方式，反手入戥盘，以免药物外漏或落地。调剂处方所列药味，要按照规范的处方药味应付称取，不得随意替代，不准生制不分；不准使用不合格药品。

4. 对处方中有矿物、贝壳、果实种子类坚硬药物，需要临时捣碎，以利于有效成分的煎出。使用铜缸捣药后，应立即擦拭干净，不得残留粉末。凡捣碎特殊气味或毒性药后，必须洗刷干净。

知识链接

调剂中临时捣碎的药材

1. 容易走油变质的果实和种子类药材，例如桃仁、苦杏仁、牛蒡子、莱菔子、决明子、砂仁、豆蔻、丁香、川楝子、五味子、白果、白扁豆、瓜蒌子、红豆蔻、芥子、诃子、青果、使君子、郁李仁、胡椒、荜茇、草豆蔻、草果、荔枝核、益智仁、预知子、猪牙皂、榧子、酸枣仁、蔓荆子、橘核、黑芝麻等。

2. 某些贵重药材，例如牛黄、川贝母、三七、黄连、沉香等。

3. 某些动物类药材，例如龟甲、鳖甲、海马、鹿角霜等。

4. 某些矿物类药材，例如白矾、自然铜、磁石、赭石等。

5. 其他药材，例如儿茶、肉桂等。

（四）分剂量

剂量的准确与否，直接影响到治疗的效果，国家对调配中药剂量有明确规定，每剂药的误差不得超过 ±5%，毒剧药及贵重药称量误差不得超过 ±1%。分剂量时应按药物的前后顺序分在包装纸上，不可估量分剂或随意抓配。

1. 对一方多剂同时调剂时，应采取递减分戥法操作，即按每味药剂量乘以剂数等于称取总数量（称取数量 = 单味药物剂量 × 剂数），再按剂数分开。分剂量时每减去一剂的药量，称量一次，即为“等量递减，逐剂复戥”。对并开药应分别称取，不准以一味找齐。对处方中贵重细料药，毒性药要按剂准确称取并分别单包。在进行剂量检查时，每剂药总量的误差率不得超过 ±5%。

2. 分药应按处方所列顺序间隔平摆，中药饮片之间应有一定的间隔，不得混放一堆，以便于核对，如有错味，便于分出另配。对体积松泡的品种应倒在包药纸的中心，以免覆盖其他药造成复核困难。鲜药类品种应另包，以免干湿相混，发霉变质，影响疗效。需要注意的是，一定要注意临时捣碎的药物；要求特殊煎法（先煎、后下、另煎、烊化等）的药物，另包注明用法，再放入群药内。

知识链接

中药配方颗粒

中药配方颗粒是由单味中药饮片经水加热提取、分离、浓缩、干燥、制粒而成的颗粒，在中医药理论指导下，按照中医临床处方调配后，供患者冲服使用。为加强中药配方颗粒的管理，规范中药配方颗粒的质量控制与标准研究，2021年国家药监局组织制定了《中药配方颗粒质量控制与标准制定技术要求》。

五、复核

复核是对所调配药品，按照处方逐项进行全面细致的核对。是减少差错、防止事故、保证调剂准确的重要环节，要严格执行处方复核制度。二级以上医院应当由主管中药师以上药学专业技术人员负责调剂复核工作，复核率应达到100%。

（一）复核内容

1. 调配好的药物与处方所开药物是否相符，剂量数是否相符，有无多配、漏配、错配或掺混异物等现象。

2. 目测药物剂量与处方剂量是否有悬殊。必要时要复称。

3. 有无配伍禁忌、妊娠禁忌和超剂量等。

4. 药品有无虫蛀、发霉、变质等不符合药用要求的现象。

5. 有无以生代制、生制不分、应捣未捣的情况。临时炮制品是否符合医师处方要求和质量要求。

6. 检查是否将先煎、后下、包煎、烊化、冲服、另煎等特殊处理的饮片单包并注明用法。处方应付、毒剧药、贵细药的调配是否得当。

7. 是否有乱代乱用，不符合国家药品标准规定的现象。如南、北五加皮不分，防己、广防己不分等。发现有与调剂要求不符的情况，要及时请调剂人员更改。复核无误后在处方上签字。

（二）复核方法

复核方法可分为双人法和单人法。

复核一般须在自我复核的基础上，再经第二人复核，再予发出，称为双人法。双人法能杜绝调配人员的个人感官臆测，从而避免差错发生，是现在复核的主要方法。

单人法即是调配人员自我复核。此种方法一般用于药学专业技术人员单独值班或人员比较少的药店。为避免单人复核产生差错，可在分剂量至最后一剂时，将每味药拿出一点，按顺序放在一张小纸上，在完成调配后，核对小纸上的药物，从而完成复核。

六、包装

包装是将复核过的药物用包药纸或药袋装好的操作过程。各地所使用的包装材料和包装方法不太一致。通常用包药纸包药或用中药袋盛药，也有用塑料袋包装。社会药店多采用一定规格的纸，纸上印有药店的名称及经营范围等。包装的一般要求有以下几点。

1. 根据每剂药物的重量和质地选择大小适宜的包装纸或药袋盛放中药饮片。
2. 用包药纸包药，要求药包平整美观，规格一致，不散、不破、不漏、不松、不歪；药包需捆扎牢固，不松不散。
3. 有特殊处理的药物应单包小包，小包应规矩整齐，以不漏药为宜。小包上注明用法，放入大包内或者放在大包上。
4. 外用药应使用专用包装，并要有外用标志。
5. 如果是社会药店，最后应将处方捆绑在药包之上。

不管何种包型、何种包装，大小必须适中，捆扎用劲适中，以紧为度，包型不变，力求美观牢固。包顶端留有提系，以便提拎。

七、发药

发药是调配操作的最后一个步骤。即将包装好的药物准确地发给患者，并指导患者用药的过程。发药时应注意以下几点。

1. 核对取药凭证，问清患者姓名、住址等。
2. 耐心向患者或家属交代常规煎服方法、服药时的注意事项，忌口食忌等。
3. 说明缺味药物。
4. 告知应该添加的药引。
5. 耐心、详细地解释患者及其家属提出的其他问题。

八、清场

清理台面，戥秤复原，清洁冲筒。

学以致用

工作场景：

一天，药店的药学专业技术人员小张接到一位大妈拿来的处方，处方：党参12g，白术9g，干姜6g，甘草9g，川乌9g，苦杏仁6g，川贝母6g，生龙牡各15g（另包）。

知识运用：

小张审查处方，发现川乌属于毒剧药，且与川贝母相反，就让患者再问医师。一会大妈又来了，小张发现川乌换成了川芎。小张按照处方要求白术付麸炒白术，苦杏仁清炒并捣碎。付生龙骨15g、生牡蛎15g，生龙牡另包先煎。

第三节　毒性中药的调剂管理

毒性中药是指毒性剧烈，治疗量与中毒量相近，使用不当会致人中毒或死亡的一类中药。

一、毒性中药品种

国务院发布的《医疗用毒性药品管理办法》中规定的毒性中药品种为28种。分别是砒石（红砒、白砒）、砒霜、水银、生马钱子、生川乌、生草乌、生白附子、生附子、生半夏、生天南星、生巴豆、斑蝥、青娘虫、红娘虫、生甘遂、生狼毒、生藤黄、生千金子、生天仙子、闹羊花、雪上一枝蒿、红升丹、白降丹、蟾酥、洋金花、红粉、轻粉、雄黄。（注意，中药毒性药品品种是指原药材和饮片，不包含制剂。）

二、医疗用毒性中药的调剂

根据《医疗用毒性药品管理办法》，有关的调剂具体要求如下。

1. 医疗机构调配毒性中药，需凭本机构执业医师签名的正式处方。药品零售单位调配毒性中药，需凭盖有执业医师所在的执业单位公章的正式处方。每次处方用量不得超过2日极量。

2. 调配处方过程中，必须认真负责、计量准确，按医嘱注明的要求调配，并由调配人员及具有药师以上技术职称的复核人员签名盖章后方可发出。对处方未注明“生用”的毒性中药，应付其炮制品。如发现处方有疑问时，须经原处方医师重新审定并签名进行确认后再行调配。处方一次有效，取药后保存2年备查。

3. 科研、教学单位所需的毒性中药，必须持本单位的资质证明（营业执照或者事业法人资格证）和单位的证明信，向单位所在地县以上药监部门申报，经批准后，供应部门方能发售。

知识链接

避免附子中毒的方法

附子为临床常用药，属于毒性中药。怎样避免附子中毒？

1. 必须用炮制过的附子，禁止生用。
2. 严格掌握适应证，不可随意使用含附子的单验方。
3. 严格超量用药。
4. 大剂量使用附子，必须先煎1~3小时。
5. 附子与干姜、甘草同煎，其生物碱发生化学变化，毒性可大大降低。

三、毒性中药的管理规定

毒性中药具有一定的危险性，为了确保用药安全必须对其从生产、收购、经营、加工、调配、科研和教学等方面进行规范化管理，以防中毒或死亡事故的发生。国家对麻醉药品、精神药品、医疗用毒性药品、放射性药品实行特殊管理。

1. 毒性中药的收购、经营，由各级医药管理部门指定的药品经营单位负责；零售配方由经过批准的经营药店、医疗单位负责。未经批准，任何单位或者个人均不得从事毒性中药的收购、经营和配方业务。

2. 收购、经营、产地加工使用毒性中药的单位必须建立健全保管、验收、领发、核对等制度，严防收假、发错，严禁与其他药品混杂，做到入库有验收有复核、出库有复核，划定仓间或仓位，专柜加锁保管，并有专人专账管理。

3. 毒性中药的包装容器上必须印有毒性中药的标志。在运输毒性中药的过程中应当采取有效措施，防止发生事故。

4. 凡加工炮制毒性中药，必须按照《中国药典》(2020年版）或者省、自治区、直辖市卫生行政部门制定的炮制规范进行。符合药用要求，方可供应、配方。

5. 制备含毒性中药的制剂，必须严格执行制剂工艺操作规程，在本单位检验人员的监督下准确投料，并建立完整的制剂记录，保存5年备查。制剂过程中的废弃物，必须妥善处理，不得污染环境。

6. 医疗单位供应和调配毒性中药，必须凭医师签名的正式处方，方可发售。

7. 药学专业技术人员在调配毒性中药处方时，必须认真负责，剂量准确，按医嘱注明要求调配，并由配方人员和具备资格的药学技术人员、复核人员签名（盖章）后方可发出。

8. 每剂处方用量不得超过药品标准所规定的常用最高限量，每次处方剂量不得超过2日极量。

9. 对处方未注明“生用”的毒性中药，应当付炮制品。如发现处方有疑问时，须经原处方医师审定后再行调配。

10. 含毒性中药的处方一次有效，取药后处方保存2年。

11. 特殊管理的毒性中药的用法用量需严格按照相关规定使用。

案例分析

案例：

某患者患风湿性关节炎，服用某乡镇个人诊所自制中药散剂（其中川乌、草乌剂量较大），每次6g，一日3次，患者服药3日后，开始出现心慌胸闷、恶心、呕吐、全身及口周围麻木等症状。

分析：

该患者服用含川乌、草乌的散剂后出现上述症状，很明显是川乌、草乌中毒。川乌、草乌属毒性中药，其毒性表现为胸闷、气短、呼吸困难、恶心呕吐、腹痛腹泻、四肢及全身麻木、四肢厥冷等。医师在使用毒性中药时，一定要注意使用剂量。如果超剂量使用，不仅不能治疗疾病，而且还会给患者带来痛苦，甚至危及患者生命。

在临床应用上，毒性中药的误用滥用问题仍然存在。因此药学专业技术人员需要严格按照《医疗用毒性药品管理办法》及相关的法律法规，加强对毒性中药的生产、流通和使用过程中的管理与监管工作，防止毒性中药的不良反应，让毒性中药可以在临床应用发挥出更大的治疗效果。

第四节 贵重中药的调剂管理

贵重中药一般是指某些疗效显著，来源特殊或生产年限长、产量稀少、价格昂贵和市场紧缺的药物。

一、贵重中药的划分

在西药和中成药方面各个医院和药房都会有划分贵重药品的界线，如药片单片价格超过某个数值、针剂单支超过某个数值等，以最小包装的单价为界来规定贵重药品的价格。但是在中药饮片上很难以这一套准则去划分贵重药品，因为中药饮片的价格受到来自各方面的影响而起伏不定，就算是同一种药材，也会因比如产量、产地、药材质量、自然灾害、炮制工艺、人为炒作等因素而导致价格不一，因此很难给定一个价格去划分贵重药材和非贵重药材。

国务院在1981年发布的《关于加强市场管理打击投机倒把和走私活动的指示》中，将非法倒卖贵重药材列为投机倒把活动。为了便于管理，将“贵重药材”的品种规定如下：麝香、牛黄、人参、三七、黄连、贝母、鹿茸、冬虫夏草、天麻、珍珠、虎骨、豹骨、熊胆、杜仲、厚朴、全蝎、肉桂、沉香、萸肉、蟾酥、金银花、巴戟天、阿胶、犀角、羚羊角、乳香、没药、血竭、砂仁、檀香、公丁香、西红花。这些药材中的部分价格并不算特别昂贵，但这些品种一般资源较少，生长期长，发展缓慢，有的需从国外进口，供应比较紧缺。因此，在贵重药材的划分中，其中一个很重要的因素便是药材资源的多少，如麝香、鹿茸等动物药，市场上要考虑到其稀缺性，最大限度地发挥其临床价值。

二、贵重中药的调剂

1. 开具贵重中药处方使用普通处方，一类贵重中药处方应该单独开具，具体审查贵重药处方的具体品种，是否非自费开具。

2. 对分等级的贵重中药，计价人员必须在药名上注明单价。对不合法、不合理处方，药剂人员有权拒绝调配。

3. 调配时要先洁净工具，如药盘、天平、戥秤等，保证工具洁净，没有混入其他药物和粉尘。

4. 调剂人员必须认真负责，称量准确，反对眼估手抓，以免造成称量误差。调配时要参看处方，不能凭记忆操作，以防出错。

5. 调配人员调配处方时，凡错发或多发出的贵重药，均按差错登记处理。

6. 贵重药一般需另煎，避免其他药物吸附其有效成分。研末冲服或单煎等，包药时需单包。处方单独合订保存，保存期1年。

贵重药材在临床使用上，除了药材自身的一些注意事项，还应该坚持“合理用药，因病施治”的原则，除了要考虑其功效外，还要考虑经济方面，尽量不要过于加重患者的负担，而从可持续发展方面，贵重药材是珍贵资源，在使用时一定要合理，才能在临床上发挥其最大作用。

三、贵重中药的管理

贵重药材因价格相对昂贵，如果未能妥善保管而导致变质，不仅在经济方面会造成较大的损失，还使药材资源的严重浪费，因此，应根据其实际用药情况来制定相应的管理制度。

1. 确定贵重药材的种类，根据所处的单位或企业药材使用情况进行划分，确定贵重药材的种类，划分方法可以价格为参考。

2. 贵重药品，须建立明细收支台账，实行专人专锁管理，换人时应有交班记录。

3. 根据药材性质进行保管，控制好保管处的温度、湿度，并保持清洁。

4. 相关管理人员应每日根据门诊用药消耗数量，及时补充药品，以保证临床用药。当日消耗的贵重药品应及时登记入账，并应账物相符，贵重药处方应集中存放。

5. 贵重药品应定期检查，严防过期霉变的现象发生，易变质的药品应存放于带锁的冷柜中。

6. 应建立账本，并保留贵重药品处方。在交接班的过程中检查，核对并准确填写账本。交接班时要填上负责人姓名。

7. 执行贵重药品逐日消耗、日清月结制度，贵重药品每月盘点一次，并认真填写盘点明细表。

8. 贵重药品一律由调剂室，按医师处方发放，库房与临床科室均无权发放。

贵重药材一般都是来源特殊或生长年限长、产量稀少的中药资源，因此在保管和使用过程中都应做到避免浪费，让其在临床上发挥最大的疗效。

知识链接

西洋参的禁忌证及毒副作用

西洋参虽然具有很好的滋补作用，但并非人人都适合服用，如果药不对症，很可能会起到反作用。对于面色苍白、脸肢浮肿、畏寒怕冷、心跳缓慢、食欲不振、恶心呕吐、腹痛腹胀、大便稀溏者，男性阳痿、早泄滑精者，女性性欲低下、痛经闭经、带多如水者，儿童发育迟缓、消化不良者，感冒咳嗽或患急性感染有湿热者等，均应忌服西洋参。

西洋参的副作用主要表现在有些体质过于虚弱的人群服用后，会出现畏寒、体温下降、心跳变慢、食欲不振、腹痛腹泻；有的会发生痛经和经期延迟；还有的会发生过敏反应等。这就是俗称的虚不受补，所以，服用西洋参一定要在医师指导下，适量对症服用。

第五节　消耗中药的统计报销

药品管理在医院药剂科及药店工作中占据头等重要的位置，直接影响到医院及药店的经济效益，同时也关系到医院及药店的社会效益。其中，药品定期盘点是药品管理的重要一环，对促进药品的质量管理与经济管理起着重要的作用，同时也是衡量药剂科及药店管理好坏的一个重要手段，也是检验药品在流通环节中相关工作人员工作好坏的重要指标。中药饮片被领取进入调剂室或被购入药店后，有两种消耗情况：报损性消耗和使用性消耗。

课堂活动

中药在调剂、暂贮、发放使用等过程中发现虫蛀、霉败、变质等现象，该如何处理？需要走哪些程序？

一、报损性消耗中药的统计报销

报损性消耗中药是指中药经正常手续领入药房或药店后，在暂贮、发放使用等过程中发现虫蛀、霉败、变质、过期失效以及配方过程中的称量误差、抛洒、破碎等而报废消耗的中药。此类中药的统计报销，一般可采取平时零星累积，盘点时集中清理，按品种进行分类统计，由医院药剂科主任或社会药房（店）经理审核签字。一般三个月盘点一次，盘点的数据结果要进行分析总结，寻找引起误差的因素，以便进一步改进措施，提高药品管理质量。

进行报损处理的中药，其损耗原因分两方面：一是指正常情况下，由于调剂处方过程中，饮片的破碎、水分挥发、称量误差或其他原因造成的自然损耗；二是由于保管不善，造成饮片虫蛀、霉烂、变质、过期失效等产生损耗。损耗率是衡量药品保管工作质量的重要指标。一般情况下，库存中成药及中药饮片的损耗率应控制在5%以内。但不同的品种的周期内损耗率的标准不完全一致。药房或药店的定额损耗率可参照库存药品损耗率确定，考虑到药房或药店的药品周转较快，故正常情况下应低于库存损耗率。

使用损耗率统计公式：$损耗率=\frac{领进饮片数量-处方使用量}{领进饮片数量}\times 100\%$

知识链接

易虫蛀的中药

1. 质地疏松的药材，如前胡、独活、羌活、泽泻、板蓝根、川乌、草乌等。

2. 含淀粉较高的药材，如山药、天花粉、白芷、防己、白蔹、天南星、附子、甘遂、狼毒、贝母、山慈菇、灵芝、薏苡仁、芡实、莲子等。

3. 含糖油类药材，如黄芪、人参、党参、北沙参、当归、川芎、百合、枸杞子等。

4. 含蛋白质较多的动物类药材，如斑蝥、红娘虫、青娘子、虻虫、刺猬皮、水蛭、蛤蚧、蜈蚣、地鳖、狗肾、乌梢蛇、蕲蛇、白花蛇等。

5. 子仁类药材，如川楝子、肉豆蔻、柏子仁、酸枣仁、赤小豆、白扁豆等。

6. 各种曲类药材，如六神曲、半夏曲、建曲等。

二、使用性消耗中药的统计报销

使用性消耗中药是经医师处方或其他特定医疗文件方式，适用于临床的正常业务性消耗。消耗可分为一般管理类药物和重点统计类药物。重点统计类药物的品种一般应包括以下几种。

1. 毒性、麻醉中药类 如马钱子、朱砂、雄黄、斑蝥、洋金花、巴豆、罂粟壳等。医院药房及药店对毒性、麻醉药品必须进行严格的管理和统计。禁止非法使用、储存、转让或借用毒性药品。严格执行专人管理、专用账册、专柜加锁、专册登记的管理制度。

2. 贵重细料类 如人参、冬虫夏草、阿胶、鹿茸、麝香、三七、牛黄等。严格执行贵重药品逐日消耗、日清月结制度，贵重药品每月盘点一次，并认真填写盘点明细表，上报财务科。贵重中药应定期检查，严防过期霉变的现象发生，易潮解和霉变的中药应存放于干燥阴凉、通风处。

3. 其他中药类 如枸杞子、蛤蚧等。

对于重点统计类药物必须根据每日处方，逐一登记，每月累计，定期盘点，报表。做到出入账目平衡，实物与账目相平。

除重点统计类之外的药物，均属于一般管理药物类，此类只作定期（如每月一次）整领整销，每季盘点一次，实行金额管理。

章末小结

1. 中药调剂人员职业道德的基本原则是“提高药品质量、保证药品安全有效，实行社会主义人道主义，全心全意地为人民健康服务”。
2. 中药计量工具有戥秤，其次是托盘天平、电子秤及电子天平等。
3. 戥秤是由戥杆、戥砣、戥盘、戥毫（前毫、后毫）组成。
4. 中药饮片调剂过程包括准备、审方、计价、调配、复核、包装、发药、清场。
5. 中药饮片调剂中审方的主要内容有处方前记、药师签名、药物名称、药物剂量、配伍禁忌、妊娠禁忌及其他等。
6. 发药要交代煎服方法，服药时的注意事项、忌口食忌、药引等。
7. 若在中药处方中出现毒性中药，且未注明使用生品时，应付其炮制品。
8. 毒性中药的所有操作都应根据《医疗用毒性药品管理办法》。
9. 毒性处方一次有效，取药后处方保存2年备查。
10. 毒性中药的管理要做到专人管理，专柜加锁，专用账册。
11. 贵重中药一般是指某些疗效显著，来源特殊或生产年限长、产量稀少、价格昂贵和市场紧缺的药物。

12. 开具贵重中药使用普通处方，处方保存1年。
13. 中药饮片消耗情况主要有报损性消耗和适用性消耗。
14. 适用性消耗的中药可分为一般管理类药物和重点统计类药物。
15. 重点统计类药物包括毒性中药类、贵重细料类、其他药物类。

思考题

1. 中药调剂的程序有哪些?
2. 中药饮片调剂中审方的内容有哪些?
3. 毒性中药的管理原则是什么?

（于素玲）

第十二章
中药煎煮技术

第十二章
数字内容

学习目标

- 掌握中药煎煮的操作要点及特殊药材的入药方法。
- 熟悉中药煎煮设备的操作。
- 了解中药煎煮室的工作制度和中药煎煮设备的操作要求。
- 学会正确进行汤剂的代煎服务。
- 培养认真严谨、实事求是、爱岗敬业的职业精神。

情境导入

情境描述：

某患者服用自己煎煮的中药汤液1小时后，出现嘴麻现象，到医院就诊，医师经检查与询问后，得出结论为乌头碱中毒。原因是患者在煎煮方药时，方中的制附子煎煮时间过短，导致乌头碱中毒，出现嘴麻症状。

学前导语：

中药的煎煮工作具有一定的技术性，它直接关系到患者的生命安危。因此，中药煎煮工作要求煎煮人员必须具有技术知识，操作技能熟练，工作认真严谨，从而更好地为患者服务。本章将带领大家开启学习中药煎煮知识的大门。

第一节　中药煎煮的基本条件

汤剂是指中药饮片或粗颗粒加水煎煮，去渣取汁得到的液体制剂，是我国应用最早、最广泛的一种剂型，主要采用煎煮法制备。主要供内服，少数可外用，如洗浴、熏蒸、含漱。汤剂适应中医的辨证施治、随症加减的原则，具有制备简单易行、吸收快、能迅速发挥药效的特点。在防治疾病中发挥了很大作用，目前仍为中医临床应用的重要剂型。

煎药室是医疗机构代客煎药的场所，为了加强医疗机构中药煎药室规范化、制度化建设，保证中药煎药质量，国家制定了《医疗机构中药煎药室管理规范》，其主要内容如下。

一、设备及场所要求

1. 煎药室应当远离各种污染源，周围的地面、路面、植被等应当避免对煎药造成污染，尽量远离可产生绒絮、花粉的花卉和树木。

2. 煎药室的房屋和面积应当根据本医疗机构的规模和煎药量合理配置。工作区和生活区应当分开，工作区内应当设有储藏（药）间、准备间、煎煮室、清洗（清洁）室等功能区域。

3. 煎药室应当宽敞、明亮，地面、墙面、屋顶应平整、洁净、无污染、易清洁；应当有有效的通风、除尘、防积水以及消防等设施，各种管道、灯具、风口以及其他设施应当避免出现不易清洁的部位。

4. 煎药室应当配备完善的煎药仪器、设备和设施，根据实际需要配备储藏（药物）设施、冷藏设施以及称量仪器、量取仪器、过滤装置、计时器、贮药容器等。

5. 煎药工作台面应当平整、洁净。

6. 煎药容器应当以砂锅、陶瓷、不锈钢等材料制作的器皿为宜，禁用铁、铝、锡等制作的器皿。

7. 储药容器应当做到防尘、防霉、防虫、防鼠、防污染。用前应当严格消毒，用后应当及时清洗。

二、人员要求

1. 煎药室应当由具备一定理论水平和实际操作经验的药师具体负责煎药室的业务指导、质量监督及组织管理工作。

2. 煎药人员应当经过中药煎药相关知识和技能培训并考核合格后才可从事中药煎药工作。煎药技术人员还需有计划地接受相关专业知识和操作技能的岗位培训。

3. 煎药人员应当每年至少体检一次。传染病、皮肤病等患者和乙肝病毒携带者、体表有伤口未愈合者不得从事煎药工作。

4. 煎药人员应当注意个人卫生。煎药前要进行手部清洁，工作时应当穿着专用的工作服并保持工作服清洁。

三、煎药室管理制度

1. 煎药室由药学部统一管理，药学部专人负责煎药室的组织协调和管理工作，根据本单位的实际情况制定相应的煎药室工作制度和相关设备的标准化操作程序；同时把工作制度、操作程序装订后张挂在煎药室的适宜位置，严格执行。

2. 建立收发记录和中药急煎制度并规范急煎记录，内容要真实，记录要完整、整洁。每方（剂）煎药应当有一份反映煎药各个环节的操作记录；急煎药物应在2小时内完成。

3. 领取中药时必须履行交接手续，填写中药代煎单（一式两份，调剂室与煎药室各一份）。认真核对相关信息如姓名、性别、年龄、床号、剂数等；在煎煮中药时应当认真核对处方（或煎药凭证）有关内容，对于特殊煎法的药物要仔细核实方法；煎后无质量问题包装好，检查无外观质量问题贴好标签，标签上必须有带有“科室、姓名、煎药日期”。重新核对信息，再让相关人员签字后领取。

案例分析

案例：

孙女士在某市中医院就医，在医院代煎中药，服用3日后，病情没丝毫好转。心存疑惑的孙女士突然发现药袋上的标签竟然是别人的名字。于是孙女士向医院讨个说法。经医院调查某煎药人员因失误在患者张某的药袋贴上了孙女士的标签，该煎药人员已被解聘。

分析：

煎药人员应严格遵守汤剂制备操作规程，认真执行核对、记录及交接手续，避免差错事故的发生。

4. 煎药设备设施、容器使用前应确保清洁，并有清洁规程和每日清洁记录。内服、外用煎煮器要严格分开使用。传染病患者的盛药器具原则上应当使用一次性用品，用后按照医疗废物进行管理和处置。不具备上述条件的，对重复使用的盛药器具应当加强管理，固定专人使用，且严格消毒，防止交叉污染。在使用煎药设备时必须严格按照设备的标准化操作程序操作，确保中药汤剂的质量。

5. 煎药室应当定期消毒。洗涤剂、消毒剂品种应定期更换，并不得对设备和药物产生腐蚀和污染。用于清扫、清洗和消毒的设备、用具应放置在专用场所妥善保管。

6. 加强煎药室的水、电、气等安全工作维修和检查，非工作需要不得进入；为加强煎药的质量控制、监测工作，药学部负责人应当定期（每季度至少一次）对煎药工作质量进行评估、检查，征求医护人员和住院患者意见，并建立质量控制、监测档案。

第二节　煎煮技术

一、中药煎煮的概念

中药煎煮是将药材加水煎煮取汁的过程。该法是最早使用的一种简易浸出方法，至今仍是制备浸出制剂最常用的方法。由于浸出溶媒通常用水，故有时也称为“水煮法”或“水提法”。煎煮流程为：药材前处理→浸泡→煎煮2~3次→过滤→合并煎液→包装。

煎煮是制备中药汤剂的一项专业技术操作。历代医家对中药的煎煮非常重视，李时珍曰：“凡服汤药，虽品物专精，修治如法，而煎药者卤莽造次，水火不良，火候失度，则药也无功也。”清代徐灵胎曰：“煎药之法，最宜深讲，药之效不效全在此乎。”由此充分说明了中药煎煮质量对药效的发挥起着弥足轻重的作用。因此，掌握中药煎煮技术和提高职业素养是药学专业人员从事相关工作必须具备的能力。

二、中药煎煮的有关事项

（一）煎煮流程与操作要点

1. 煎煮器具　中药煎煮器具一般以砂锅为首选，如图12-1。砂锅材质稳定，不易与中药的药物成分发生化学反应，且导热均匀、受热缓和、保温性强、水分蒸发小，所以自古沿用。此外也可选用搪瓷锅、不锈钢锅和玻璃煎器。但不宜选用铜、铁、铝质煎器，虽传热快但化学性质不稳定，煎煮时易与中药中多种成分发生化学反应，影响药效，甚至产生毒副作用。

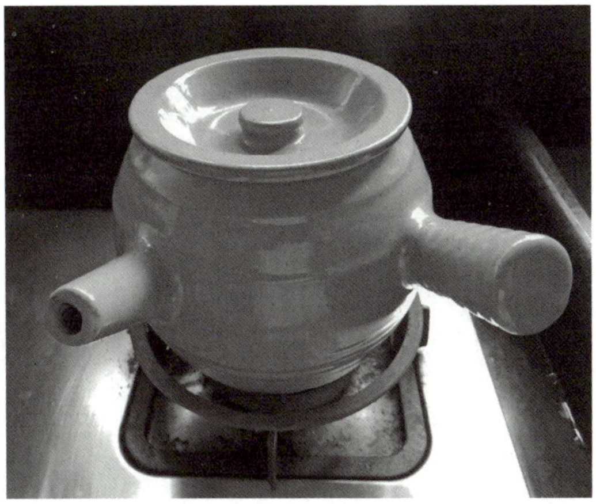

图12-1　砂锅

2. 药材清洗　药店或者医院销售的中药材大都是中药饮片，根据其药用特点都进行了相应的加工炮制，在煎煮之前一般没有必要淘洗或者用大量清水冲洗。如果确实需要进行清洗，可在浸泡前迅速用水漂洗一下，切勿浸泡冲洗，以防易溶于水的有效成分大量丢失，从而对中药材中的有效成分含量造成影响。

3. 药材浸泡　浸泡是中药煎煮过程中一个很重要但却易被忽视的一个程序。中药饮片煎煮之前进行浸泡，使中药材充分润湿，既有利于有效成分的充分溶出，又可缩短煎煮时间，避免因煎煮时间过长，导致药材中的部分有效成分因受热时间过长造成过多的耗损、破坏。

多数药物宜用冷水浸泡，把药物倒入药锅内摊平，然后加水浸泡，轻压药材，加水量高出药材平面约2~3cm即可。浸泡过程以药材充分浸透为原则。一般以花、叶、茎为主的药材，质地较疏松，可浸泡20~30分钟，而种子、果实及质地较坚实的药材，可适当延长浸泡时间，为1小时左右。夏天气温高，浸泡时间不宜过长，以免腐败变质，冬季浸泡时间可以长些。特别需要注意的是浸泡中药绝对不能用沸水浸泡。

知识链接

不能用沸水浸泡中药的原因

中药所含的蛋白质遇沸水会因骤然受热而凝固，并使细胞壁硬化，外层形成紧密的胞膜，阻碍内在成分充分溶出；中药所含的高分子物质，遇沸水后易形成胶体，亦不利于有效成分渗出；切制、粉碎中药时，其表面所留粉末因突然受热而糊化，阻碍药材毛细管通道，使水分难以渗入，成分溶解后又难以向外扩散，最终影响成分煎出；芳香性中药，如薄荷、紫苏、广木香、砂仁、豆蔻等，含挥发油及挥发性物质，遇热易挥发，则不仅禁忌在煎前沸水泡，更应后下。

有关数据显示：中药煎前浸泡的最适水温为40~50℃，可泡30分钟，此条件既可使药材湿润充分膨胀，又可提高有效成分煎出率。

4. 煎煮用水

（1）用水：应当使用符合国家卫生标准的饮用水，也可使用无异味、洁净澄清，含矿物质及杂质少的水。一般常用生活饮用水或纯化水。

（2）水量：在煎煮过程中，煎药的加水量是一个很重要的因素，其直接影响到汤剂的质量。药多水少会造成“煮不透煎不尽”，有效成分浸出不完全，并且容易干煳、粘锅；而药少水多，虽然能增加有效成分的溶出，但煎煮得到的汤液的量过大，影响患者服药顺应性。药物质地不同其吸水量有显著差别，重量相同的药物，质地疏松的，吸水量多；质地坚实的，吸水量少。煎煮花、叶、全草类及其质地疏松的药材，其用水量要略多一些；煎煮矿物、贝壳类及其他质地坚实的药物，其用水量相应略少一些。

在煎煮时，应根据中药材的质地、吸水性能、煎煮时间长短、煎煮过程中蒸发量及煎煮后所需药液量计算加水量。按理论推算，加水量应为饮片吸水量、煎煮过程中蒸发量及煎煮后所需药液量的总和。但实际操作时加水很难做到十分精确。一般来说，第一遍煎煮时加水量为药材量的8~10倍，或将药材适当加压后，液面淹没过药材2~3cm为宜。第二遍加水量可少一些，第二次煎煮时，加水量为药材量的6~8倍，或将药液滤出后，重新加水至高出药材平面1cm左右，待武火煎煮至沸腾后改为文火煎煮即可。

5. 煎煮方法

（1）煎煮火候与煎煮时间：在中药煎煮过程中，有“武火”和“文火”之别。大火、急火称武火；小火、慢火为文火。一般未沸前用武火煮沸，沸后用文火保持微沸状态，有利于有效成分的溶出，同时避免药汁溢出或水分蒸发过快导致药液熬干。在煎煮过程中，尽量少开锅盖，以免药味挥发。煎煮时间长短的控制，则主要取决于不同药物的性质和质地。

（2）煎煮的次数：中药煎煮一般要煎煮2~3次，最少应煎2次。煎煮次数太少，提取不完全，药材损失大；煎煮次数太多，不仅耗工和燃料，而且煎出液中杂质增多，药液量增大，影响患者服用。一般而言，一剂中药在煎煮2次后药渣中所含的有效成分已大为降低，故以煎煮2次为佳。药量较大的处方，在2次煎煮后可能存留的有效成分较多，可再煎第三遍或遵医嘱煎煮。

6. 去渣取汁　将煎煮好的中药趁热过滤取汁，避免有效成分反吸附至药渣中。一般在最后一次煎煮时，将药渣用双层纱布包好，压榨药渣中剩余药液，合并到煎液中。

7. 煎药量　应根据儿童和成人分别确定。儿童每剂一般煎至100~300ml，成人每剂一般煎至400~600ml，一般每剂按两份分装，或遵医嘱。

（二）特殊药材的入药方法

一般来说，在煎煮过程中大多数中药材可以同时入煎，但部分药材因其性质、性能及临床用途不同，所需煎煮时间不同，甚至同一药物因煎煮时间不同，其性能与临床应用也存在差异。因此，凡注明有先煎、后下、另煎、烊化、包煎、煎汤代水等特殊要求的中药饮片，应按照要求或医嘱操作。

1. 先煎　先煎药应当在煮沸10~15分钟后，再投入其他药料同煎。先煎的目的是延长药物的煎煮时间，以增加药物溶解度、降低药物毒性、提高有效成分的煎出，充分发挥药物疗效。需要先煎的中药材有①矿石类药物：此类药物质地坚硬，有效成分不易煎出，如生石膏、寒水石、赤石脂、灵磁石、代赭石、海浮石、礞石、自然铜、牡蛎、石决明、珍珠母、海蛤壳、瓦楞子、龟甲、鳖甲、穿山甲、龙骨、龙齿、水牛角等，可在煎煮前粉碎，先煎入药。②含有毒成分的药物：如乌头、附子、商陆等，要先煎1~2小时，先煎、久煎能达到减毒或去毒的目的。③某些植物药：如天竺黄、火麻仁、石斛等药材，表皮比较坚硬致密，或者多蜡质，有效成分难以提取，只有先煎，延长煎煮时间才能有效提取。

2. 后下　应在第一煎药料即将煎至预定量时，投入同煎5~10分钟。目的是减少挥发油成分的挥散及有效成分免于受热分解破坏。需后下的中药材有：①气味芳香、含挥发油多的药物，如薄荷、藿香、木香、豆蔻、砂仁、草豆蔻、檀香、降香、沉香、青蒿、细辛等；②不宜久煎的药物，如钩藤、杏仁、苦大黄、番泻叶等，其有效成分遇热不稳定，长时间煎煮会破坏其有效成分，应后下入药。

3. 包煎　包煎药应当装入包煎袋（纱布包）封口，再与其他药材同煎。需要包煎的中药材有：①细小种子类药物，如车前子、葶苈子、青葙子等，煎药时特别黏腻，如不包煎，容易粘锅，药液也不容易滤出；②粉末状药物如蒲黄、青黛、海金沙等中药材，质地较轻，煎煮时容易溢出，而灶心土、滑石粉等中药材容易沉淀，所以需要用纱布包起来煎煮；③有绒毛的药物，如旋覆花、枇杷叶等，如不包煎，煎煮后刺激性异物不易滤除，服用时会刺激咽喉，引起咳嗽、呕吐等不良反应。

4. 另煎　某些贵重药，为了尽量保存其有效成分，避免同煎时被其他药物吸收，则需另煎，如人参、西洋参等。另外，对于某些既贵重又难以煎出有效成分的药物，如羚羊角，则应切成小薄片另煎，亦可用水磨汁或锉成细粉调服，以避免造成浪费。

5. 烊化　是指对某些胶质或黏性较大的药物隔水加温融化，叫烊化。适用于胶类或黏性大而易溶的药物，以免与他药同煎而黏附他药或粘锅煮焦。例如胶质药物鹿角胶、阿胶等，不宜与其他一般药共煎，需要另放入容器内隔水炖化，或以少量水煮化，再兑入其他药物同服。

6. 煎汤代水　应当将该类药物先煎15~25分钟后，去渣、过滤、取汁，再煎他药。如丝瓜络、灶心土、金钱草、糯稻根等体积庞大的药物。

7. 溶化　一些溶解性较大的中药材，特别是一些矿物药，如芒硝、玄明粉等亦可溶化冲入汤剂中应用。

8. 生汁兑入　鲜生地汁、生藕节、梨汁、韭菜汁、姜汁、白茅根汁、竹沥等，不宜入煎，可兑入煮好的汤剂中服用。

9. 合药冲服　某些贵重的药物，其有效成分不溶于水，或加热后某些有效成分易分解，如人参粉、牛黄粉、三七粉、麝香粉、全蝎粉、肉桂粉、甘遂粉等，将药末合于已煎好的煎剂中搅拌后服用。

案例分析

案例：

春季，李大爷的腰痛发作，到中医院就诊，医师诊断为寒湿痹阻治性引起腰痛，开具处方：生附子（先煎）10g，茯苓12g，白芍15g，生姜9g，白术15g，桂枝20g，杜仲20g，狗脊15g，乌梢蛇20g，三剂。用法：水煎服，每日1剂，分2次早晚温服。

当天晚上患者服用药后，自感口舌麻木，进而头痛、头晕、四肢感到麻木、抽搐。急送医院抢救才脱险。经调查，是附子煎煮时间不够长（低于1小时）导致中毒。

分析：

含毒性成分的药物如生附子、乌头、商陆等，需先煎1~2小时，先煎、久煎能达到减毒或去毒的目的。

（三）全自动煎药包装设备

全自动煎药包装设备是集煎药机与包装机为一体的设备，其结构紧凑、外形美观，采用电控装置、多孔不锈钢内胆、玻璃筒体的全封闭容器。全自动煎药包装机延续了传统煎药方式，常温常压煎煮，武火、文火自动转换，具有防干烧功能；密闭的煎煮环境使芳香类药物得以充分保留，解决了“后下”的问题；包装袋尺寸可根据容量设定；电脑程序控制，液晶数字化显示，全自动化操作大大提高了工作效率和汤剂质量，保证了代煎服务的准确性和及时性，是医院药房和社会药房（店）广泛使用的一种煎药设备。

1. 操作过程与要点

（1）检查：检查设备清洁状态和运行状态；检查水、电供给是否正常；关闭所有阀门。

（2）浸泡：将代煎药材放入干净的煎药袋中，系紧，置于多孔不锈钢内胆中；加水，超过煎药袋即可，浸泡30分钟以上；处方单、代煎单与药袋随行，夹在不锈钢桶上；登记浸泡时间。

（3）煎药：打开总开关，设定煎煮温度、压力和时间；启动运行按钮，武火和文火自动转换；到设定时间后，自动切断加热电源，运行指示灯灭，煎药结束；登记煎药操作记录。

（4）去渣取汁：打开锅盖，提起多孔桶，用“U”形插件将多孔桶悬空架在桶上，控出药液，并用压盘捶挤压药袋，挤出药渣中的残存药汁。

（5）包装：设定包装包数和包装量，一般设定为150~200ml，一剂药为2个包装；打开出液阀门，启动包装机运行开关，开始包装，一般前1~2袋有管道残液，前2袋可以不要。

（6）清洗：煎药机用清水清洗干净，打开清洗阀门将污水排出；在煎药机中加入适量清水，打开出液阀门，排出污水和遗留药液；清洗煎药袋，检查是否有残留药渣及有无破损。

2. 使用注意事项

（1）清洗时避开电器控制部分，以免损坏电器元件。

（2）煎煮时间从煮沸后开始计时。

（3）煎煮时机头的辊轴表面温度比较高，操作时防止烫伤。

（4）煎煮完成后，打开排气安全阀，当压力表降为零时方可打开锅盖。

（5）当锅体温度较高时，不宜用冷水冲洗玻璃筒，以免玻璃筒爆裂。

（四）煎药的质量要求

煎煮质量与临床疗效密切相关，为保证患者用药安全、有效，在煎煮过程中应注意以下几点。

1. 药料应充分煎透，做到无糊状块、无白心、无硬心。

2. 煎药时应当防止药液溢出、煎干或煮焦。煎干或煮焦者禁止药用。

3. 内服药与外用药应当使用不同的标识区分。

4. 煎煮好的药液应当装入经过清洗和消毒并符合盛放食品要求的容器内，严防污染。

5. 包装时药液的温度应不低于98℃。

6. 包装药液的材料应符合药品包装材料国家标准。

第三节　药店的代煎服务

随着中医药事业的蓬勃发展，人们生活节奏的不断加快，患者自制汤剂已不能满足现代人方便、快捷的用药需求。目前，很多医疗机构和药店已推出中药代煎服务，即由患者支付代煎费，医疗机构或药店将其药煎好，分装交给患者的一种专业服务。

我国《药品经营质量管理规范》规定“提供中药饮片代煎服务，应当符合国家有关规定”。为规范医疗机构中药饮片和中药煎药室的管理工作，国家制定了《医院中药饮片管理规范》和《医疗机构中药煎药室管理规范》，但零售药店的代煎服务管理尚缺乏相应的法规约束，因此，为提高药店中药代煎质量，保障患者用药安全、有效，学习药店代煎服务内容对提高代煎服务质量具有极其重要的意义。

一、药店代煎服务的基本条件

（一）场地及设备要求

提供代煎服务的药店应设有更衣室、煎煮区（室）、清洗区（室）及储藏区（室）等；地面、墙体应当平整、洁净、易清洁，有通风、除尘等设施。

煎药设备以全自动煎药包装机应用为多，可完成煎药和包装两步操作。目前全自动煎药包装机的类型有单煎机、双缸机和三缸机，图12-2为双缸，可一次完成两剂药的同时煎煮。

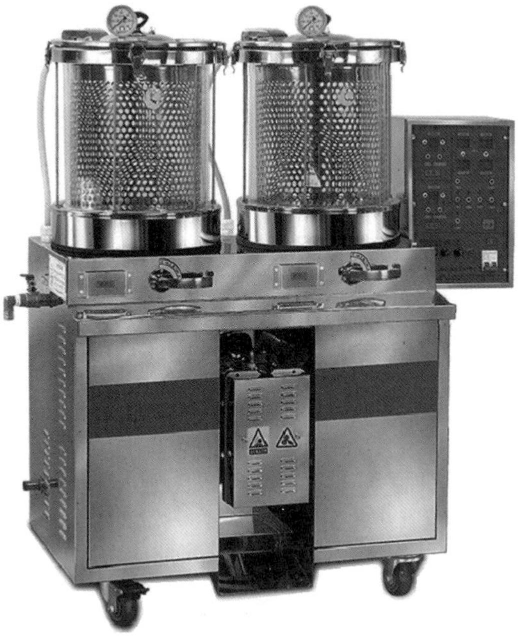

图12-2　全自动煎药包装机（双缸）

（二）人员要求

1. 代煎药店应配备执业中药师或中药学技术人员，负责煎药业务指导和质量监督；营业期间按时在岗，佩戴具有照片、姓名、职业资格或技术职称等信息的员工胸卡。

2. 煎药人员应具备一定的中药专业知识，熟悉煎煮技能和操作常规。经培训后在执业中药师指导下上岗工作。煎药人员每年至少体检一次，皮肤病、传染病和乙肝病毒携带者、体表有伤口未愈合者不得从事煎药工作。

二、药店代煎服务的流程

（一）收方

接收患者处方（或处方和药料）时，应耐心聆听患者需求，并按处方要求提供代煎服务。

（二）审方

执业中药师或中药师及以上技术职称人员进行处方审核，审核内容包括患者姓名、年龄、性别，药名，用量，剂量，用法及配伍禁忌等，审核完毕后，审方人员应在处方上签字或盖章；对处方所列中药饮片不得擅自更改或代用；对包含“十八反”、“十九畏”、妊娠禁忌、超量等具有安全隐患的中药处方，应当拒绝调配，但经原处方医师更正或再次签字确认的，可以调配和销售；如果存有其他疑问，应与医师沟通，并及时更正、签名后再予配方。

（三）付款

患者如在店内抓药，需交付药费和代煎费，也有药店提供免费代煎服务。若只是代煎药品不抓药则付代煎费。

（四）调配与复核

在药店凭方抓药时，应先经执业中药师审核无误后由符合资格的药学专业技术人员进行调配，调配后调配人员在处方相应位置签字或盖章。为防止差错事件发生，将调配好的药品按处方逐项细致核对，核对无误后在处方签上签字或盖章，并在专用登记本上登记顾客姓名、代煎剂数、调配人工号、配药时间等信息。（其中药调配与复核内容详见“第十一章中药饮片调剂”）

（五）药材煎煮与包装

煎药人员领取煎药通知单和代煎药材，并登记签名、注明领药时间；进入煎药室后，先检查煎药设备卫生情况及运行状态；根据处方要求对药材进行前处理（如粉碎、炮制等）和浸泡，然后按设备操作规程进行药材的煎煮和包装；尤其注意凡注有先煎、后下、另煎、烊化、包煎、煎汤代水等特殊要求的中药饮片，应当按照要求进行操作（详见本章第二节“中药煎煮”）。

在进行每道工序时代煎单或标识都应与代煎药袋、浸泡容器、煎煮容器和盛药容器同行，且每道工序均需操作人员在代煎单相应位置签字或加盖专用印章。

（六）清场

用清水冲洗、清洁煎药设备，去除结垢，排尽废液，关闭电源；用软布擦净锅盖和密封圈，防止有残留药液；清洁煎药台，使其干净、整洁。

（七）付药与用药指导

代煎药送出交付时，接药人员须在代煎送药本上签名，并检查代煎药包装是否完整等。发药时，认真核对处方签上顾客姓名和收银票上注明的袋数，核对无误后发给顾客，并告知服用方法和注意事项。

知识链接

汤剂的服药时间

1. 一般上焦者宜饭后服药，下焦者宜饭前服药。
2. 一般汤剂宜在饭后30~60分钟内服用。

3. 刺激性较大的汤药宜在饭后立即服用，可减轻对胃肠道的刺激。

4. 滋补类药材宜饭前1小时早、晚空腹服用，易于吸收。

三、药店代煎服务的注意事项

1. 根据《药品经营质量管理规范》，经营中药饮片的门店，需取得相应的“药品经营许可证”之后才可销售中药饮片，且应保证正规渠道购进，严把进货关和销售关。

2. 调配人员及煎药人员应实事求是，不可将药品偷梁换柱，以次充好。调配人员应认真严谨，切不可以手代称，估量抓药；所用计量器具应定期校验，并有合格标志。

3. 煎药人员煎药前应先洗手、消毒，服装干净整洁，按设备操作规程操作。每剂药煎煮完成后必须对煎药设备进行彻底清洁，再进行另一剂的煎煮，做到用前、用后清洁干净。

4. 优先煎煮急煎的中药，保证急煎中药从接药到服药时间不得超过2小时。

5. 其他人员非公事不得进入煎药室，不得进行与汤剂制备无关的活动。

第四节　中药煎煮的误区

汤剂历史悠久，疗效理想，深受百姓信赖，主要采用煎煮工艺提取药材中的有效成分。煎煮的目的是把中药材中的有效成分经过物理、化学作用（如溶解、扩散、渗透和脱吸附等），转入到汤液里去。然而在中药煎煮过程中，一些错误的煎煮行为，不但不能有效提取药材中的有效成分，反而可能会影响药物疗效，甚至适得其反。

在中药煎煮过程中，应避免以下行为。

（一）长时间冲洗药材

人们总是习惯将从药店或医院买回的中药饮片进行长时间冲洗，其实这种行为并不可取。从药店或医院购买回的中药饮片一般都经炮制加工过，如果需要清洗，短暂漂洗既可。长时间用水冲洗会造成药材有效成分的流失，反而物极其反。

1. 长时间水洗可使药材的水溶性成分丢失，如不少药材中含有糖和苷类，糖和苷类可溶解于水，经水洗后，将丢失一部分有效成分，从而导致药效降低。

2. 长时间水洗可使粉末类药材丢失，中药中有不少药材是粉末类的，也有的在配药时需研碎，如桃仁、龙骨、滑石粉等，如果用水洗会造成这些药物的流失。

3. 长时间水洗可致部分药材辅料丢失，某些常用的中药饮片，如胆南星、酒制大黄等，在炮制过程中加入蜜、酒、胆汁等辅料，而这些辅料易溶于水中，若用水长时间冲洗，可导致部分辅料丢失。

因此，在煎煮中药之前，不宜用水长时间冲洗药材，以免造成药材有效成分流失，影响药物的疗效。

（二）开盖煎煮

很多植物类中药，如木兰科、芸香科、菊科等植物都含挥发油，挥发油在医学上具有祛风、抗菌、消炎、镇痛等作用。但是，挥发油在水中的溶解度很小，而且绝大部分挥发油的比重都比水轻，很容易随水蒸气一起蒸发出来。如果在煎煮中药的过程中开盖煎煮，中药内的有效成分容易随水蒸气挥发出来，从而降低药物疗效。因此，在煎煮时不宜开盖煎煮。

（三）煎煮中药越久越好

中药煎煮是中药材中的有效成分不断释放、溶解的过程，当中药材与药液中的有效成分浓度平衡后，这一过程就停止了。所以，不是煎煮时间越长，有效成分提取越充分。如果连续不断地加热煎煮，不仅不会使药物内的有效成分继续溶解，反而令药液中挥发性有效成分不断蒸发而减少，甚至会使有效成分在长时间的高温加热过程中遭到破坏，还可能使某些杂质或无效成分被过多浸出，导致药效降低，不良反应增大。

（四）武火快煎

煎中药很讲究火候，也就是说应多加注意煎药火力及煎药时间的长短，要根据药物的性质掌握火候。解表类药物气味芳香，含挥发油的有效成分居多，久煎能使之过度挥发而造成损失，一般宜用武火急煎法，煎煮时间要短；头煎药煎沸15分钟即可，二煎药煎沸10分钟即可。补益类药物，因其滋腻质重，需久煎方能出汁，一般用武火煎沸，后改为文火慢熬；头煎药煎沸后，再用文火慢熬20~30分钟，二煎药煎沸后用文火慢熬30~40分钟。而且，长时间煎煮药物，在煎煮过程中需搅拌2~3次，以防底层药物焦煳。

案例分析

案例：

陈大爷最近身体不适，医师给开了几剂中药让陈大爷回家煎煮。在煎煮中药的时候，陈大爷和来家里做客的王大爷下起象棋，药罐子一直在煤气炉上，开着大火煮着，陈大爷闻到一股焦味才发现药罐子里的水已经煮干了。陈大爷舍不得浪费，重新加水，继续煎煮。服用完这剂中药后，陈大爷发现病情加重了。

分析：

1. 汤剂煎干或煮焦者禁止药用。因为焦煳的药物成分发生了变化，有可能产生了毒性物质。

2. 煎煮中药必须讲究火候和时间，火力大小和时间长短会直接影响药效的发挥。

（五）铁锅煎煮

禁用铁锅煎煮中药，尽管金属传热快，方便又好洗刷，但其对药效影响非常大。很多植物药材是含酸性或碱性的，中性的药材很少，而这些植物性药物通常含有鞣质、有机酸等，会与铁锅里的铁离子产生化学反应，可能产生副作用。如诃子、苏木都会和铁锅反应产生不溶于水的鞣酸铁，含有黄酮类的中药，在遇到铁离子时也可以产生化学反应，导致药材成分改变，影响中药的煎煮和吸收，使得疗效降低。而用砂锅以及瓦罐煎煮中药非常好，这是因为砂锅的锅底导热十分均匀，煮起来受热比较和缓，而且砂锅保温性比较强，水分蒸发量比较小，有利于不耐热成分的保存，药材有效成分保留比较全面。

章末小结

1. 中药煎煮是药店或医院药房的药学专业技术人员根据医师处方各味药材的特点及药效要求，将药材加水煎煮取汁的过程。
2. 国家制定的《医疗机构中药煎药室管理规范》的主要内容包括设备及场所要求、人员要求以及煎药室管理制度。
3. 中药煎煮的要点为，正确清洗和浸泡药材、选择适宜的煎煮器具、以饮用水或纯化水作为溶剂、适宜的加水量和煎煮次数、控制煎煮火候、特殊药材入药方法。

4. 药店代煎服务流程为收方、审方、付款、调配与复核、煎煮、包装、付药与用药指导。
5. 中药煎煮应注意避免长时间冲洗中药材，避免开盖煎煮，避免武火快煎，避免使用金属器具煎煮。

思考题

1. 简述中药煎煮的操作要点。
2. 简述特殊药材的入药方法。
3. 简述药店代煎服务的流程。

（黄金凤）

实 训

实训 2-1 社会药房（店）的布置、药品的分类与定位摆设

一、实训目的

1. 掌握药品的陈列原则。

2. 熟悉社会药房（店）的外在布局和内在布置的要求。

3. 以“适用合理、美观大方”为药店内部布局原则，掌握药品定位摆放的方法。

二、实训场地

模拟药房。

三、实训用品

1. 准备一间建筑设计、光照、温湿度符合要求、面积约40m^2的空置房间。

2. 柜台5个；空药架5组；自选货架2组；中药柜2组；西药及中成药空盒若干（相同备用2份）；实验用中药饮片若干（相同备用2份）；标价签若干；服务承诺牌、制度牌、岗位职责牌若干个；（模拟）经营许可证2份；执业药师复印件2份；桌子2张；椅子4张；体重身高秤2台；室内广告用纸多张；办公用品（笔、白纸、彩纸、剪刀等）若干；根据需要自备广告宣传使用道具（气球、灯笼等）。

四、实训内容

1. 全班分为两大组，每组推选店长1名、副店长2名（分别负责药店布置和药品的陈列摆放）、设计师2名。

2. 每大组学生分为两小组，其中一小组学生负责药店布置，另一小组负责药品的陈列摆放。负责药品摆放的小组抽签确定摆放方法（按功效主治和药品剂型陈列二选一）。

3. 课前实地参观社会药房（店）的外在布局和店内布置、药品摆放并拍照备用；或从网上查找师生均熟悉的药房店内外布局、药品摆设陈列的图片。

4. 参考照片或图片，在分管组长的带领下进行讨论找出布局和药品摆放的特色之处，由店长总结，讨论并拿出店内外布置的设计草图。

5. 负责药品陈列摆放的小组根据抽到的摆放方法，并参考消费者的用药习惯，冷销、热销货情况及相关法规，在负责组长的带领下讨论并设计药品细分定位草图。

6. 检查实训用品和材料是否可用，数量是否齐全。

7. 两大组各占一半空间，负责布置药店的小组组员分工明确，在分管组长的指挥下，按照店内外布置设计图纸要求，有条不紊地对本组负责的区域进行布置工作。布置整齐后，由负责药品陈列的小组入场，在负责组长的指挥下，按照陈列设计图纸要求，对药品的陈列具体进行操作。

五、实训说明

1. 模拟药房的设施设备、各种规章制度、职责、一证一照、标牌等硬件软件都要准备齐全、规范，整个内、外在布局要体现药店的特点，设计布置、功能分区要基本符合《药品经营质量管理规范》要求。

2. 用来陈列的西药成药、中药饮片需事先准备相同的2份，其中西药成药包括外用药、内服药、非处方药、处方药等。

3. 课前通知组长要学生熟悉中药斗谱的编排原则，并制订合理编排计划。

4. 教师介绍实训要求和实训内容时要强调GSP在药店布置、药品陈列等方面的要求。①营业场所、仓库、办公区、生活区是否“有效隔离”；②营业场所宽敞、整洁，营业用货架、柜台齐备，销售柜组标志醒目，注意经营中药需有中药的调剂台，药品的分类标志需要醒目，悬挂标示牌；③陈列药品的分类规范、科学，药品摆放整齐，药品类别标志字迹清晰，位置合理，定位准确；④检查陈列的药品符合储存的要求（包括温度、湿度、分类等），药品与非药品、内服药与外用药、易串味药品与一般药品分开存放；⑤处方药与非处方药分柜摆放，处方药柜与非处方药柜有明显标志。

5. 实训时间80分钟，其中教师课前介绍10分钟，各组讨论10分钟，药店布置25分钟，药品陈列30分钟，教师点评、给分、小结5分钟。

6. 药品陈列注意突出特点、保持量感。采用合理合法、重点药品陈列、季节药品陈列、节日药品陈列等多种方便实用、符合消费者心理的陈列方法。

六、实训考核标准

实训考核评估表

考核项目	考核细则	评估
仪容仪表	着装整齐、分工明确、合作默契（10分）	
物品准备	实验用品准备齐全、完好（10分）	

续表

考核项目	考核细则	评估
实训操作	药店外在装饰突出特色、布局美观，内在布置合理、色调和谐、空间敞亮、实用、功能区划分符合GSP的要求（20分）	
	药品摆放定位迅速准确，陈列美观、实用、方便。符合GSP的要求（30分）	
	按时间完成，收场及时，地面桌面整洁（10分）	
	整体设计布局陈列效果好（10分）	
清场、整理	清洁器具、整理台面（10分）	
总分		

实训 2-2　药品包装识别和解说药品说明书

一、实训目的

1. 熟悉药品包装标签管理规定。

2. 学会从包装上识别药品与非药品；处方药与非处方药；内服药与外用药。

3. 正确理解并解释说明书中各项目的含义。

4. 准确、耐心、细致地指导患者阅读说明书的主要内容。

二、实训场地

模拟药房。

三、实训用品

1. 药品包装盒一批（内附说明书），包括处方药、非处方药、化学药品、中成药品、内服药、外用药。

2. 特殊药品包装盒若干（内附说明书），包括精神药品、毒性药品、麻醉药品等。

3. 保健品包装盒一批（内附说明书）。

四、实训内容

1. 学生分组实训，每4~6人一组，并分配好角色，其中2~3人扮演药店营业员，另外2~3人扮演患者（顾客）。

2. 所有学生按教师讲述的实训要求查看实验用药品的包装和说明书，通过包装盒上的标签内容辨识商品类型及药品的类型。通读说明书的内容，并正确理解。

3. 店员扮演者准备迎接询问顾客（患者），顾客扮演者描述患者情况，店员根据药品说明书向患者推荐对症药品。

4. 店员扮演者指导患者正确阅读药品说明书，教会患者正确使用药品。

5. 以组为单位填写药品包装识别实训报告表。

6. 各组按顺序进行成果展示，把整个实训过程完整地做演示，指导老师进行考评。

五、实训说明

1. 所有设备、实验物品事先必须根据人数、操作项目精心计划准备。

2. 课前实验指导教师要求学生合理分组，复习并掌握包装识别、阅读说明书的内容，熟悉并领会包装、标签、说明书的相关法规。

3. 教师与实验员共同准备一些有代表性的药品保健品包装盒，且均需附有说明书、标签。

4. 整个实训过程80分钟，其中教师讲解实验要求及实验考核标准10分钟，学生对实验知识准备15分钟，实训过程40分钟，教师考核10分钟，总结5分钟。

六、实训考核标准

实训考核评估表

考核项目	考核细则	评估
仪容仪表	职业素养、服务态度（着装整齐、分工明确、合作默契）（10分）	
物品准备	实验用品准备齐全、完好（10分）	
实训操作	沟通能力、表达能力（10分）	
	仔细查看药品包装、标签内容是否正确、合法（20分）	
	正确告知患者（顾客）药品名称、适应证、用法用量及注意事项、帮助患者分析药理、毒理、药代动力学，提醒患者注意药物不良反应和相互作用（30分）	
	顾客满意度（10分）	
	药品包装识别实训报告表的填写（10分）	
清场、整理	清洁器具、整理台面（10分）	
总分		

附：包装识别实训报告表

序号	名称	批准文号	标识	储运条件	判断商品类别	
					药品	非药品
1						
2						
3						
4						
5						
6						

续表

序号	名称	批准文号	标识	储运条件	判断商品类别	
					药品	非药品
7						
8						
9						
10						
11						
12						
13						
14						
15						
16						
17						
18						
19						
20						

实训3　处方的读识练习

一、实训目的

1. 通过处方的读识练习，学会看懂处方。

2. 通过处方的读识练习，能初步审核处方。

3. 通过处方的调配练习，掌握处方调配的一般程序。

二、实训用品

处方单、包装纸、笔、药匙、压方木、药袋、白色纸。

三、实训材料

药品。

四、实训内容

1. 处方识别　每位同学准备2张处方单，读懂处方单（尤其要读懂处方单用法用量的缩写符号）。

2. 处方的审核　审核4张处方单，把不合理的处方筛选出来，并说出不合理的原因。

3. 处方的调剂　挑出1张合理的处方，进行调配。每3位同学为一组，轮流扮演调剂师、核对付发人员和顾客。由调剂师将药品调配好后交付核对付发人员，由核对付发人员将药品发给患者。患者对调剂师及核对付发人员的整个服务过程进行评价。

五、实训考核标准

（一）处方的读识小测

将合理处方单编号，打乱放好，每位学生随机选2张，在规定时间内（5分钟）对处方中的正文进行翻译，并将答案写下，统一上交答卷，任课老师评分作为实验成绩。

处方读识的测评

班别：________　姓名：________　学号：________

处方编号	处方翻译

续表

处方编号	处方翻译

（二）处方的审核测评

将不合理处方单编号，打乱放好，每位学生随机选2张，在规定时间内（5分钟）对处方进行审核，并将审核结果写下，统一上交答卷，任课老师评分作为实验成绩。

处方的审核测评

班别：________ 姓名：________ 学号：________

处方编号	不合理处方	不合理原因

实训4　合理用药审查练习

一、实训目的

1. 通过本次实训，明白合理用药是确保用药安全有效、防止医疗用药差错事故的有效方法。

2. 能在规定时间内准确指出处方错误之处并改正。

二、实训用品

案例1~6各15张（三种用于实训练习，三种用于实训考核）。

三、实训内容

合理用药审查的项目包括以下内容。

（一）药品的使用剂量

1. 一般药品（包括中成药、化学药制剂、抗生素、生化药品等）在说明书中都明确规定有使用剂量，都应按照说明书的规定剂量用药。

2. 由于病情轻重、病势缓急、病程长短、患者体质强弱等因素，在用药时也要因病、因药、因人、因时而异，合理确定药品的使用剂量，才能取得良好的治疗效果，达到安全有效的用药目的。

3. 临床医师必须结合患者的个体特点，确定最佳用量，防止用量过小药力不足或用量过大出现毒副作用的现象。

（二）药品的给药途径

1. 外用给药主要是指皮肤给药，供涂、敷、喷、搽或贴于皮肤表面上使用，临床上多为皮肤给药制剂。外用给药大多是针对皮肤局部疾病的，起保护皮肤和局部治疗作用，如抗感染、抗过敏、止痒、止痛、收敛、杀菌、活血化瘀和局部麻醉等，但皮肤给药也可以达到全身治疗作用。

2. 口服给药是临床上最常用的给药方式之一，药物口服后都要经过胃肠道吸收。某些肝脏首过效应比较强的药物不宜选择口服给药。

3. 舌下给药是将药物制剂置于舌下或嚼碎置于舌下，药物通过血流丰富的颊黏膜、舌下静脉吸收而迅速发挥药效的一种给药途径。由于给药部位血流丰富，吸收迅速，起效很快，适合一些急症患者和某些经胃肠道、肝脏药效降低或失效的药物。

4. 吸入给药制剂吸收的主要部位是在肺泡中进行，药物在肺部可迅速吸收，并直接进入全身循环，不受首过效应的影响。

5. 注射给药由于注射部位的周围有丰富的血液或淋巴液循环，且影响吸收的因素比口服制剂要少，故一般注射给药吸收快，生物利用度也比较高。

（三）药品的使用方法——口服给药的服药时间

1. 清晨空腹服用的药品有激素类、长效抗高血压药、驱虫药、盐类泻药等。

2. 饭前服用药品有收敛药、胃黏膜保护药（如复方氢氧化铝）、胃肠促动药（如多潘立酮）、抑制胃酸分泌的药物（如奥美拉唑、雷尼替丁类）、降血糖药（如格列本脲）、利胆药。

3. 餐时服用药品有助消化药、降血糖药（二甲双胍、阿卡波糖）、抗真菌药（伊曲康唑）、非甾体抗炎药（如吡罗普康）、治疗胆结石和胆囊炎药等。

4. 饭后服用药品有具刺激性的阿司匹林、保泰松、吲哚美辛、苯妥英钠等。

5. 睡前服用药品有镇静催眠药、平喘药、降血脂药等。

6. 必要时服用指病情需要时服药。

7. 顿服药品有某些病如肾病综合征、顽固的支气管哮喘，需长期服用糖皮质激素来控制病情等。

四、实训考核标准

合理用药审查考评：将已编号的案例按顺序发给每位学生，学生需在规定时间内（6分钟）对处方进行审查，并将答案写下，统一上交答卷，任课老师评分做实验成绩。（可分两组学生同时进行）

合理用药审查考评

班别：__________　姓名：________　学号：__________　处方编号：______________

合理用药审查项目（100分）	得分
药品的使用剂量（30分）	
药品给药途径（30分）	
药品使用方法（40分）	
总分	

【案例分析】

案例1：患者，女，38岁，近2年来易激惹，常心烦意乱，头痛头晕，诊断为广泛性焦虑症，医师开具处方如下：

Rp.

地西泮片　2.5mg × 100

　　Sig.　10mg　p.o.　h.s.

案例2：患儿，男，10月龄，因病毒性腹泻就诊，医师开具双歧三联活性杆菌胶囊和蒙脱石散，家长咨询药师两种药物是否可以加在奶粉中给患儿服用。

案例3：患儿，女，3岁，医师诊断为缺锌、低钙血症，开具苹果酸钙颗粒及赖氨葡锌颗粒，家长将两者于晚饭后同时服用1周后，症状未缓解，家长咨询药师原因。

案例4：患者，女，32岁，因胃痉挛呕吐就诊，医师开具雷尼替丁胶囊及奥美拉唑胶囊，患者服用3日后觉得胃胀，食欲不振，咨询药师原因。

案例5：患者，男，23岁，因急性肠炎就诊，医师开具吗丁啉口服，肌内注射654-2针剂，效果不佳，咨询药师原因。

案例6：患者，男，50岁，因失眠1个月就诊，既往有哮喘病史，经常服用氨茶碱预防哮喘，现在医师开具苯巴比妥催眠，咨询药师两药可以同时服用吗？

实训 5-1　呼吸系统疾病相关案例分析

一、实验目的

1. 能够根据患者的症状准确地判断疾病类型。

2. 能够根据疾病类型推荐适合的药物，并提供个体化的合理用药措施。

二、实验内容

案例一

患者，女，29岁。反复喘息伴咳嗽、咳痰半年。患者半年来反复出现发作性喘息，发作原因是秋冬季节交替、温度骤降，偶尔闻到油烟等刺激性气味也会引起发作性喘息。同时伴咳嗽、咳痰，痰液呈稀薄白色。自觉无发热、胸闷、胸痛、心悸等情况。远离刺激性气味后症状可自行缓解。喘息持续发作时，2天前患者接触朋友的宠物狗后喘息再次发作，轻微活动即感胸闷、气促，夜间症状尤为严重，需高枕卧位。发病以来，精神、食欲、睡眠差，大小便正常。自行购买孟鲁司特钠片（10mg）口服，效果欠佳。

（1）请分析患者口服孟鲁司特钠片未达满意疗效的原因。

（2）请根据患者的症状进行初步诊断。

（3）请根据初步诊断给出合理有效的给药方案。

（4）请根据给药方案进行用药指引。

案例二

患者，女，23岁。于3年前因受凉后出现阵发性喷嚏，流清水鼻涕，并感鼻塞，无涕中带血，无咳嗽咳痰，无发热畏寒，无胸闷心悸，无呼吸不畅。自行购买氨酚黄那敏胶囊后症状缓解。之后每逢春秋季节变化时，或受凉后则出现鼻部两侧瘙痒，频繁打喷嚏、流清水样鼻涕、鼻塞严重等症状，同时，眼部也出现干痒、流泪。

（1）请根据患者的症状进行初步诊断。

（2）请根据初步诊断给出合理有效的给药方案。

（3）根据给药方案进行用药指引。

案例三

患者，男，30岁。咽部干燥、疼痛3天，吞咽时加重，口咽部弥漫性充血、红肿，伴有散在疱疹。双侧扁桃体无明显红肿。无发热，无咯血，精神尚可，饮食正常。患者自行购买布洛芬缓释胶囊口服后，症状无明显好转。

（1）请分析患者口服布洛芬未达满意疗效的原因。

（2）请根据患者的症状进行初步诊断。

（3）请根据初步诊断给出合理有效的给药方案。

（4）请根据给药方案进行用药指引。

案例四

患者，男，34岁。1年前明显诱因出现喘息、气促、胸闷，呈阵发性发作，进行性加重，伴咳嗽、咳痰、心悸、呼吸困难不适，医师给予沙美特罗替卡松吸入粉雾剂使用后症状可得到改善。但是患者经常遗忘按时用药甚至擅自停药，导致病情反复发作，发作频率增加。患病以来精神、饮食、睡眠稍差，大小便如常，体重无明显增减，体力无明显下降。

（1）请分析患者喘息反复发作的原因。

（2）如何做好科学宣教，提高患者的依从性？

（3）是否有长效的药物可以替代沙美特罗替卡松吸入粉雾剂？

案例五

患者，男，41岁。3天前受凉后出现发热，发热2天，颜面潮红，巩膜充血，最高体温达39.8℃，伴有明显寒战，浑身肌肉酸痛、困倦乏力、咽痛、咽干、咳嗽、咳痰等症状。自行购买氨酚黄那敏胶囊服用后，症状轻微改善，但是浑身酸痛、高热等症状未能缓解。

（1）请判断患者的疾病类型。

（2）请分析患者服用氨酚黄那敏胶囊却效果欠佳的原因。

（3）患者是否有必要服用抗流感药物？如何服用最合理？

三、实训结果

案例号	用药分析
案例一	① ② ③ ④
案例二	① ② ③

续表

案例号	用药分析
案例三	① ② ③ ④
案例四	① ② ③
案例五	① ② ③

四、实训分析

谈谈本次实训课的收获。

实训 5-2　消化系统疾病相关案例分析

一、实验目的

1. 能够根据患者的症状准确地判断疾病类型。

2. 能够根据疾病类型推荐适合的药物，并提供个体化的用药指引。

二、实验内容

案例一

患者，女，42岁。因2天前大量饮酒后出现上腹部疼痛，疼痛部位位于肚脐正中偏左，阵发性绞痛，伴有腹部饱胀、不适。体温38.5℃，伴有寒战、头痛、反酸、恶心、呕吐等症状。呕吐后感到稍微舒适，无黑便，无腹泻，无咳嗽或呼吸困难。患者自行服用双歧杆菌三联活菌胶囊后症状无明显好转。

（1）请分析患者口服双歧三联活菌胶囊未达到预期疗效的原因。

（2）请根据患者的症状进行初步诊断。

（3）请根据初步诊断给出合理有效的给药方案。

（4）请根据给药方案进行用药指引。

案例二

患者，男，30岁。反复上腹部疼痛3天。3年前出现以下症状：饥饿时感到上腹部隐痛不适，进食后得以缓解。近2天因辛辣饮食导致症状加重，饥饿时左腹有烧灼感，反酸、嗳气。

（1）请根据患者的症状进行初步诊断。

（2）请根据初步诊断给出合理有效的给药方案。

（3）根据给药方案进行用药指引。

案例三

患儿，男，3岁。2天前无明显诱因出现发热，体温38.3℃左右。腹泻，呈黄色稀水样便，量中等，日达5~6次。无恶心、呕吐等症状。

（1）请根据患者的症状进行初步诊断。

（2）请根据初步诊断给出合理有效的给药方案。

（3）请根据给药方案进行用药指引。

案例四

患者，女，46岁。7天前，患者出现干硬、呈球状的大便，但每日仍可排便1次，排便时有肛门直肠堵塞感，排便十分困难，排便后伴随着少量鲜红色点滴状鲜血。

（1）请根据患者的症状进行初步诊断。

（2）请根据初步诊断给出合理有效的给药方案。

（3）请根据给药方案进行用药指引。

案例五

患者，男，38岁。数月前出现上腹部不适、隐痛，有时发生嗳气、反酸、恶心、呕吐的症状，经过检查诊断为幽门螺杆菌感染。医师开具泮托拉唑肠溶片、枸橼酸铋钾片、阿莫西林胶囊、克拉霉素片为其治疗。患者于饭后30分钟将四种药物用水送服，服用1周后，症状改善不明显。

（1）请分析患者的服药方法是否正确。

（2）请指引患者正确服用药物。

三、实训结果

案例号	用药分析
案例一	①
	②
	③
	④
案例二	①
	②
	③
案例三	①
	②
	③
案例四	①
	②
	③
案例五	①
	②

四、实训分析

1. 谈谈本次实训课的收获。
2. 谈谈如何防范幽门螺杆菌感染。

实训 5-3　心血管系统疾病相关案例分析

一、实验目的

1. 能够判断患者的用药方式或方法是否正确。

2. 能够根据疾病类型推荐适合的药物，并提供个体化的用药指引。

二、实验内容

案例一

患者，女，65岁。半月前无明显诱因出现手脚麻木，口齿不清，反复头晕，头重脚轻，持续约20分钟后自行缓解，无视物模糊，无恶心、呕吐，无心悸、面色潮红，无呼吸困难、发热，无咯血，无胸痛，无耳鸣、眼花，无晕厥、水肿，曾多次就诊当地医院，测血压在140/90mmHg至160/100mmHg之间浮动。

医师为其开具吲达帕胺缓释片，患者于每晚睡前嚼碎服用，出现血压波动，夜尿增多的情况。

（1）请判断患者的血压水平。

（2）请判断患者的用药方法是否正确。

（3）请指引患者合理用药。

（4）如果单一应用吲达帕胺不能达到满意疗效，还可以联合应用哪些药物？

案例二

患者，男，52岁。机关公务员，肥胖，患高血压10年，伴有支气管哮喘病史10年以上。血压经常在178/118mmHg上下波动。

（1）请根据患者的症状进行初步诊断。

（2）请根据初步诊断给出合理有效的给药方案。

（3）根据给药方案进行用药指引。

（4）指引患者在日常生活中的注意事项。

案例三

患者，男，56岁。阵发性心前区疼痛3年，在劳力与休息时均有心前区疼痛发作，每次3~8分钟，休息后或含服硝酸甘油后疼痛缓解。高血压病史10年，最高180/110mmHg，今日测量血压值为190/110mmHg，心率92次/min。

（1）该患者应首选哪一类抗高血压药？

（2）请简述首选该药物的原因。

（3）请根据首选药物进行用药指引。

案例四

患者，男，44岁。1个月前，出现头晕、头痛、心慌、头重脚轻、四肢无力等症状，经过休息仍不能缓解，同时伴有轻微恶心。无视物模糊，无呕吐及二便失禁，无意识障碍、无气促。查血压为150/100mmHg。患者既往有痛风史，常反复发作。医师给予硝苯地平缓释片和氢氯噻嗪片联合治疗高血压，用药数天后，出现脚背、踝关节、大脚趾根部关节红肿、疼痛。

（1）请分析患者出现大脚趾根部关节红肿、疼痛，脚趾根部关节红肿、疼痛的原因。

（2）请给出合理有效的给药方案。

（3）请根据给药方案进行用药指引。

案例五

患者，男，65岁。既往血压最高180/110mmHg；患者于2周前听闻病友说道口服硝苯地平缓释片后降血压效果不错，遂自行购药服用。数天后出现双踝部水肿。该患者患有2型糖尿病数年。

（1）请分析患者为什么会出现脚踝水肿的症状。

（2）患者是否可以选用琥珀酸美托洛尔缓释片进行治疗？

（3）请给出合理有效的给药方案。

三、实训结果

案例号	用药分析
案例一	① ② ③ ④
案例二	① ② ③ ④
案例三	① ② ③

续表

案例号	用药分析
案例四	① ② ③
案例五	① ② ③

四、实训分析

谈谈本次实训课的收获。

实训6　化学药品、中成药处方的调配

一、实训目的

1. 能正确进行化学药品、中成药处方的调配操作。

2. 能正确处理差错处方。

3. 具有认真严谨、实事求是的科学作风。

二、实训用品

1. 用具　模拟药房（西药与中成药药房）。

2. 材料　处方签、处方笺中西药与中成药的空药盒及相应药品说明书、包装袋等。

三、实训内容

1. 分组　学生以小组为单位模拟西药与中成药的调配过程，每3人一组，分别扮演患者、药士（调配药品）、药师（核对、发药及用药指引），填写下表记录。

角色	患者	药士	药师
姓名			

2. 抽签　组长在下列合格处方笺中随机抽取1个，组织小组成员根据所抽处方笺内容进行调配操作。处方笺如下：

【1号笺】

普通

×××医院门诊处方笺

费别：自费　　处方编号：××××

科别	消化内科	门诊号	×××	日期	××××年××月××日
姓名	×××	性别	女	年龄	38岁
临床诊断	胃、十二指肠溃疡				

续表

R： 　奥美拉唑肠溶片　20mg×7片 ×1盒 　　　　　　　　　20mg　p.o.　q.d. 　复方铝酸铋颗粒　1.3g×18包 ×1盒 　　　　　　　　　1.3g　p.o.　t.i.d. 　克拉霉素缓释片　0.5g×3片 ×1盒 　　　　　　　　　0.5g　p.o.　q.d.					
医师	×××	药品金额及收讫章		×××	
审核		调配		核对、发药	

【2号笺】

普通 ×××医院门诊处方笺 费别：自费　　　　　　　　处方编号：××××					
科别	儿科	门诊号	×××	日期	××××年××月××日
姓名	×××	性别	男	年龄	1岁8月
临床诊断	手足口病				
R： 　头孢克肟颗粒片　50mg×6袋 ×1盒 　　　　　　　　　50mg　p.o.　b.i.d. 　利巴韦林颗粒　　50mg×18袋 ×1盒 　　　　　　　　　50mg　p.o.　t.i.d. 　板蓝根颗粒　　　10g×20袋 ×1大袋 　　　　　　　　　10g　p.o.　t.i.d.					
医师	×××	药品金额及收讫章		×××	
审核		调配		核对、发药	

【3号笺】

					普通
×××医院门诊处方笺					
费别：自费			处方编号：××××		
科别	内科	门诊号	×××	日期	××××年××月××日
姓名	×××	性别	男	年龄	65岁
临床诊断	心绞痛、2型糖尿病				
R： 麝香保心丸　22.5mg×42丸×1盒 　　22.5mg　p.o.　t.i.d. 盐酸二甲双胍片　0.5g×24粒×1盒 　　0.5g　p.o.　b.i.d.					
医师	×××	药品金额及收讫章		×××	
审核		调配		核对、发药	

【4号笺】

					普通
×××医院门诊处方笺					
费别：自费			处方编号：××××		
科别	口腔科	门诊号	×××	日期	××××年××月××日
姓名	×××	性别	男	年龄	25岁
临床诊断	牙周炎				
R： 替硝唑片　0.5g×6片×1盒 　　0.5g　p.o.　p.12h. 阿莫西林胶囊　0.25×10粒×1盒 　　0.25g　p.o.　p.8h.					
医师	×××	药品金额及收讫章		×××	
审核		调配		核对、发药	

【5号笺】

普通					
×××医院门诊处方笺					
费别：自费			处方编号：××××		
科别	呼吸内科	门诊号	×××	日期	××××年××月××日
姓名	×××	性别	男	年龄	6岁
临床诊断	上呼吸道感染				
R: 清热解毒软胶囊　0.8g×18粒×1盒 　　　　　　　　1.6g　p.o.　t.i.d. 急支糖浆　　　　100ml×1瓶 　　　　　　　　10ml　p.o.　t.i.d.					
医师	×××	药品金额及收讫章	×××		
审核		调配		核对、发药	

3. 模拟调配流程　患者将已缴费的处方交给调配人员，调配人员将调配后的药品交给核对发药人员，再由核对发药人员向患者发出药品，并进行用药指引。

4. 组内评分　患者认真观察调配人员和核对发药人员的工作，并参照考核标准进行组内打分，评分细则见实训表6-1。

四、实训考核标准

实训表6-1　处方调配操作技能评分表

项目	考核内容	分值/分	评分标准	得分	考核人
调配处方	处方调配操作	50	1. 按照药品顺序逐一调配10分。 2. 对照处方逐条核对药名、剂型、规格、数量和用法20分。 3. 药品包装袋填写正确、完整10分。 4. 检查药品的批准文号，注意药品的有效期5分。 5. 规定时间内完成处方调配5分		

续表

项目	考核内容	分值/分	评分标准	得分	考核人
复核处方	复核调配人员调配药品是否正确	30	1. 核对所调配的药品与处方药名是否一致10分。 2. 核对所调配的药品规格、剂量、剂型是否与处方一致10分。 3. 检查药品有效期，确保患者用药安全、有效5分。 4. 检查药品外观质量是否合格5分。 5. 发现调配药品错误，扣调配处方项50分		

实训 7　特殊药品的调剂练习

一、实训目的

1. 掌握麻醉药品、精神药品的调剂流程。
2. 熟悉麻醉药品、精神药品的使用管理及相关管理规定。
3. 能够识别常用麻醉药品及精神药品。
4. 具有认真严谨、实事求是的科学作风。

二、实训用品

调剂台，座椅，麻醉药品、精神药品说明书多张。

医院麻醉药品、精神药品处方实例若干。

麻醉药品、精神药品（模拟品）。

一个安全柜（模拟柜）。

三、实训内容

1. 根据实际情况进行分组，分为发药组和取药组，进行模拟调配。
2. 任选4张有代表性的处方，严格按照有关管理规定进行调配。
3. 识别麻醉药品、精神药品处方并填写相应记录表（实训表7-1~实训表7-4）。

实训表 7-1　麻醉药品、精一药品交接班记录表

药品名称		盐酸哌替啶注射液（示例）			
规格 × 固定基数		50mg × 10 支（示例）			
日期	班次	药品数量（剩余）	处方数量（收取）	交班人	接班人

实训表 7-2　麻醉药品、精一药品使用登记表

年　　月

日期	患者姓名	性别	年龄	身份证明编号	临床诊断	药品名称	规格	批号	数量/支	处方医师	审核调配人	核对发药人	科别	领药人姓名	当日处方编号

实训表 7-3　麻醉药品、精一药品空安瓿回收登记表

年　　月

日期	科室	药品名称	规格	批号	数量/支	患者姓名	交回人	回收人

实训表 7-4　麻醉药品、精一药品逐日消耗登记表

药品名称：__________　规格：__________　　年　　月

日期	批号	消耗数量	结存数	登记人	复核人	交接人

四、实训考核标准

调配操作过程中要求处方分类正确，操作规范、准确，记录填写规范。调配结果要求实际调配品种与处方完全符合。指导老师根据各组表现给出最终的考核分数，见实训表7-5。

实训表7-5　实训考核标准表

评价项目	评分标准	分值	得分
职业素养	着装整洁3分；精神风貌好3分；服务热情、用语规范4分	10分	
团队合作	分工明确5分；表演真实5分；收集处方10分	20分	
调配操作	认真、严谨10分；无差错10分；规定时间内完成5分	25分	
核对、发药操作	认真、严谨10分；无差错10分；规定时间内完成5分	25分	
用药分析	耐心、细致5分；正确5分	10分	
记录表	规范5分、完整5分	10分	

实训8-1 问病荐药（一）

一、实验目的

1. 学会问病给药的步骤和技巧。
2. 能够根据患者的症状准确地判断疾病类型。
3. 能够根据疾病类型推荐适合的药物，并提供个体化的用药指引。

二、实验内容

1. 熟知问病给药的流程

（1）向顾客问好。注意态度亲切，语气柔和。使用“您好”“早上好”“下午好”“晚上好”等礼貌用语；可以参考“有什么可以帮助您吗？”“请问您有什么需要吗？”语句询问顾客的诉求。

（2）询问顾客身体不适的具体症状。注意问清楚不适的部位、自身的感受、出现症状和症状持续的时间、饮食、睡眠等十分具体的事宜，对药师进行初步诊断有很大帮助。还要询问顾客患病期间的用药史，有无药物过敏史等，为下一步推荐用药做准备。

（3）推荐用药。根据第（2）步骤的初步诊断，推荐合适顾客的OTC类药物，并解释推荐理由。

（4）指引用药。详细告知顾客所推荐各种药物的用法、用量、注意事项（包括药物的不良反应、发生不良反应的处理方法、药物相互作用、禁忌证等）

2. 以角色扮演的形式进行问病给药实操

案例一

患者，男，45岁。一周前受凉后出现发热，发热2天，颜面潮红，最高体温39.5℃伴有明显寒战，浑身肌肉酸痛、乏力、精神不振、咽痛、口干的症状。同时伴有间断咳嗽，咳黄绿色痰，自觉浑身乏力，胃口不佳。

案例二

患儿，男，10岁。患儿无明显诱因出现咳嗽、气喘，呈阵发性连声咳，有痰咳不出，无发热、有呼吸困难，胸闷的症状。既往有2次喘息发作，无长期咳嗽病史，经常揉鼻子、揉眼睛，无湿疹病史，无食物过敏史，咽部不红，扁桃体无红肿。

案例三

患者，女，38岁。主诉近5年来清晨起床鼻塞、打喷嚏，流清水样鼻涕、鼻塞、鼻痒、咽痒。口服抗感冒药治疗无效。

案例四

患儿，男，5岁。近日来出现，食欲不佳，偶尔呕吐，大便浅黄，有不正常的臭味，偶有稀便，吃东西后常有肚疼的症状，摸其腹部，感觉肠内有气，之后排气较多。

案例五

患儿，男，3岁。3天前无明显诱因出现发热，体温38℃左右，并有腹泻，呈黄色稀水样便，便量中等，日达7~8次。无恶心、呕吐等症状。

案例六

患者，女，46岁。7天前，患者出现干硬、呈球状的大便，但每日仍可排便1次，排便时有肛门直肠堵塞感，排便费力程度为重度，便不尽感明显。下腹伴有膨胀感，偶有疼痛。

案例七

患者，女，40岁。咽部干燥、灼热、疼痛3天，声音沙哑，吞咽时症状加重，无发热，无咯血，口咽及鼻咽黏膜弥漫性充血，咽喉部分泌物增多。

案例八

患者，男，31岁，1年半前，无明显诱因先后出现左、右足跟部行走时疼痛，休息及静卧时疼痛消失，未予重视。此后不久渐出现腰部及右大腿内侧行走时疼痛，休息及静卧时疼痛消失，行按摩、理疗等无效。以上症状呈进行性加重，并发展至双侧肩部、胸部、髋部活动性疼痛，表现为行走、翻身起坐疼痛，不动不痛。其间曾被诊断为“腰椎间盘突出”。近日，因为腰部疼痛发作，导致睡眠受一定影响。需要购买缓解疼痛的药物。

案例九

患者，女，35岁。主诉眼睛干涩、瘙痒，控制不住不断揉搓眼睛的冲动，伴有眼睑轻度水肿，无异物感、无疼痛、无分泌物增加的症状，有过敏性鼻炎的既往病史。

案例十

患者，男，53岁。主诉3天前因下地干农活受凉后出现咳嗽、咳痰伴低热2天，流涕、鼻塞严重等症状。体温37.4℃。无恶心、呕吐，无胸闷、气短，无腹胀、腹痛及腹泻，精神欠佳，饮食及睡眠尚可，大小便正常。有5年的高血压等病史，2年前被诊断出前列腺增生。否认有肝炎、结核等传染病史，否认手术及外伤史，无输血史。

三、实训结果

案例号	典型症状	初步诊断	推荐药物	用法用量	注意事项
案例一					
案例二					
案例三					
案例四					
案例五					
案例六					
案例七					
案例八					
案例九					
案例十					

实训评分细则：每个案例满分为“10分”，共10个案例，总分100分。

“典型症状”分值为1分；“初步诊断”分值为2分；“推荐药物”分值为3分；“用法用量”分值为2分；“注意事项”分值为2分。

“推荐药物”一栏不应局限于化学药物，可以搭配中成药。

四、实训分析

谈谈本次实训课的收获。

实训 8-2 问病荐药（二）

一、实训目的

1. 掌握问病给药的基本步骤和轻微病症的临床表现，并初步诊断疾病的类型，推荐患者适合的非处方药品进行治疗。

2. 熟悉常用非处方药的正确的使用方法和注意事项。

3. 学会合理指引患者合理用药。

二、实训用品

常用的非外方药品空盒、用药标签、销售单据、角色扮演卡片。

OTC类药物的药盒、说明书。

三、实训内容

1. 将学生分成2组，一组扮演患者，一组扮演社会药房药师。

2. 1号“患者”的患者领取病症卡片，与1号“药师”进行实践操作。按照“询问－倾听－诊断－推荐药品－指引用药”的步骤进行实践。实践过程中注意文明礼貌用语和仪态礼仪。

具体案例如下：

案例一

患者，男，36岁，销售员。因工作原因，饮食长期不规律且经常饮酒、吸烟。在麻辣火锅店就餐后出现胃痛、胃胀、嗳气的症状。需要购买或药物缓解胃痛症状。

提示：

1. 首先询问患者是否有消化道病史。判断引起胃痛的具体原因。

2. 如该患者是单纯性由于食物引起的胃痛可以推荐购买养胃的中成药治疗。

3. 服用中成药期间不得食用生冷、辛辣食物，以免再度刺激胃黏膜。

案例二

患者，女，23岁。平素月经正常，这个月工作压力大导致失眠，面部暗疮、小便赤短、牙齿肿痛，经期过了3天仍然未行经，需要购买调经中成药。

提示：

1. 对于月经推迟的患者，药师必须先确定患者是否怀孕。因调经药物多含有红花、益母草等活血化瘀的药物，宜造成流产。故要查明患者具体情况方可推荐。

2. 药师应推荐患者使用简易的测试方法确定是否怀孕，如人绒毛膜促性腺激素检测试纸（早孕试纸），测试晨尿即可。

3. 如患者确实未怀孕，建议按疗程服用调经类中成药。

4. 服药期间不得食用辛辣、刺激、生冷的食物；注意腹部的保暖；保持情绪平稳；按时作息。

案例三

患儿，男，3岁。近日因天气变化，出现鼻塞、打喷嚏、流涕的症状，家长要求购买儿童感冒药服用。

提示：

1. 药师可以推荐用中成药进行对因治疗。但是要注意，服用中成药之前，必须判断患儿是风热感冒还是风寒感冒。

可以从以下几点来判断：

（1）看舌苔：舌苔淡薄，色白为风寒感冒；舌体红，舌苔色黄为风热感冒。

（2）看咽部：咽部红肿不明显，无明显咽痛症为风寒感冒；咽干、咽部红肿疼痛为风热感冒。

（3）看痰液或鼻涕：痰液为稀薄泡沫状，或鼻涕为清水样为风寒感冒；鼻涕或痰液为稀薄黄绿色黏稠状为风热感冒。

（4）看体表：畏寒无汗或微微出汗，发热轻为风寒感冒；发热重、有汗为风热感冒。

2. 如服用药物3天症状未缓解或体温超过38.5℃应该及时就医，以免耽误病情。

案例四

患者，女，18岁。今年需参加高考，近期学习压力大，出现入睡困难、多梦、半夜醒来难以入眠等症状，导致精神不振、困倦乏力、头晕头痛、注意力不集中，严重影响学习和生活。希望给予药物治疗。

提示：

1. 该患者是由于精神压力过大导致的失眠推荐选用益气补血的中成药进行治疗。

2. 服药期间尽量放松心情，保持愉快的情绪，睡前喝一杯牛奶助眠。

3. 如用药7天症状未缓解请及时就医，明确诊断。

案例五

患者，男，62岁。近日天冷雨水连绵，湿度大，出现腰膝冷痛，特别在晚上酸痛加重，影响到日常生活。苔白腻，脉弦且细。

提示：

1. 该患者是受寒导致的腰膝疼痛，推荐选用桂附地黄丸的中成药进行治疗。

2. 服用药物期间可以用暖贴贴在痛处，注意保暖。

3. 如用药5天症状未缓解请及时就医，明确诊断。

案例六

患者，女，30岁。近日由于工作繁忙，出现心悸，睡觉质量不高，情绪焦躁。苔黄腻，舌尖红，结代脉。

提示：

1. 该患者是工作压力过大，过度劳累，心气不足引起。通常是由于或熬夜以及精神压力等原因。推荐选用生脉饮或玉屏风颗粒等药物治疗。

2. 平常放宽心，适当散步。服用药物期间少喝茶，少喝咖啡。

3. 如用药7天症状未缓解请及时就医，明确诊断。

案例七

患者，女，25岁。由于应酬，连续3天吃火锅，现咽痛，有黄痰，且口腔溃疡。苔厚黄，脉数。

提示：

1. 该患者是由于实火引起胃火、心火壅盛，导致的咽痛有痰，口腔溃疡。推荐选用三黄片或穿心连片等药物治疗。

2. 建议饮食清淡，多喝水。服用药物期间不吃油腻，辛辣食物，不服用滋补类中药或食物。

3. 如用药3天症状未缓解请及时就医，明确诊断。

案例八

患者，女，16岁。近日在街边小摊吃了牛杂粉，出现腹部疼痛，腹泻，一天泻6次；苔黄腻，脉数。

提示：

1. 该患者是由于外邪入体，导致的腹泻。推荐选用三黄片蒙脱石散与盐酸小檗碱片等药物治疗。

2. 建议饮食清淡，少喝水。服用药物期间两药物错开4小时服用，不吃油腻，辛辣食物，不服用滋补类中药或食物。

3. 如用药3天症状未缓解请及时就医，明确诊断。

案例九

患者，男，79岁。近日大便干结难下，腹部胀满不适；舌胖，苔白腻，脉细。

提示：

1. 该患者是中气不足导致的便秘。推荐选用通便灵胶囊等药物治疗。

2. 建议多喝水。服用药物期间，不吃辛辣食物，多吃蔬菜。

3. 如用药5天症状未缓解请及时就医，明确诊断。

案例十

患者，女，55岁。近日头疼、头晕，见风更甚；面白，舌胖，苔白腻，脉细数。

提示：

1. 该患者是血气不足，血虚导致的头疼。推荐选用天麻头痛片等药物治疗。
2. 建议多喝热红糖水。
3. 如用药5天症状未缓解请及时就医，明确诊断。

四、实训结果

案例号	典型症状	初步诊断	推荐药物	用法用量	注意事项
案例一					
案例二					
案例三					
案例四					
案例五					
案例六					
案例七					
案例八					
案例九					
案例十					

实训评分细则同“实训8-1”。

实训 9-1　中药识别

一、实训目的

1. 通过性状识别法，掌握大黄、附子等20种中药的性状特征以及识别要点。

2. 能在规定时间内（10分钟）准确识别20种中药。

二、实训用品

镊子，解剖针，放大镜，烧杯。

三、实训材料

中药及饮片标本：大黄、附子、黄连、何首乌、甘草、白芍、板蓝根、黄芪、三七、当归、柴胡、地黄、党参、川贝母、黄柏、山楂和菊花、钩藤、牡丹皮、厚朴。

四、实训内容

1. 性状识别　根类中药观察其形状、大小、颜色、表面、质地、横切面或折断面、气味等。然后按下列顺序依次观察和描述，破碎的中药用水浸泡后观察。

2. 各药材主要性状特征

（1）大黄：呈类圆柱形、圆锥形或块片状；表面黄棕色至红棕色，有的可见类白色网状纹理——锦纹；断面显颗粒性；横切面根茎髓部较大，有星点环列或散在；气清香，味苦微涩，嚼之粘牙，有砂粒感，唾液染成黄色。

（2）川乌与附子

品名	川乌	附子
形状	圆锥形，中部多向一侧膨大	圆锥形，较规则
顶端	顶端具茎残基	顶端具凹陷芽痕
大小	较饱满	较饱满
表面颜色	棕褐色	灰黑色
断面	断面具多角形环	断面具多角形环

（3）黄连

1）味连：多集聚成簇，常弯曲，形如鸡爪——鸡爪黄连；单枝根茎有的节间表面平滑如杆，习称“过桥”；断面皮部橙红色或暗棕色，木部鲜黄色或橙黄色；味极苦。

2）雅连：多为单枝，略呈圆柱状，微弯曲如蚕形，“过桥”较长。

3）云连：弯曲呈钩状，形如“蝎尾”，多为单枝，较细小。

（4）何首乌：呈不规则纺锤形或团块状；表面红棕色或红褐色，皱缩不平，皮孔横长，两端各有一个明显的根痕；质坚实，体重；切断面浅红棕色，有粉性，皮部散列4~11个类圆形异型维管束，形成“云锦花纹”；中央形成层环明显。

（5）甘草：呈圆柱形；外皮红棕色、棕色或灰棕色；质坚实而重；断面纤维性，黄白色，有粉性，菊花心；味甜而特殊。

（6）白芍：表面浅红棕色，类白色，具微凹陷横长皮孔样瘢痕；质坚实而重；断面类白色或微粉红色，角质样，可见放射纹理，环纹明显；味微苦、酸。

（7）板蓝根：呈圆柱形，根头略膨大，具叶柄残基和疣状突起；表面淡灰色或淡棕黄色；体实，质略软；断面皮部黄白色，木部黄色。

（8）黄芪：呈长条形圆柱形，单枝，间有分枝，顺直，表面灰褐色；质坚实，体较重；断面纤维性并有粉性；皮部稍松，木部较紧结，菊花心明显，习称“皮松肉紧”；气香，味甜，嚼之有“豆腥”气。

（9）三七：呈类圆锥形或圆柱形，表面灰褐色（铁皮）或灰黄色（铜皮）；顶部有茎痕，周围有瘤状突起；体重，质坚实（铁骨、冬七）；断面灰绿色、黄绿色或灰白色，木部微呈放射状排列；味苦回甜。

（10）当归：主根粗短，支根3~5条；黄棕色至棕褐色，具横长皮孔；上端膨大，残留叶鞘及茎基；质柔韧，断面黄白色或淡黄棕色，皮部厚具棕色油点，木部色淡；香气浓郁的，味甜、辛、微苦。

（11）柴胡

1）北柴胡：根头膨大，顶端残留3~15个茎基或短纤维状叶基，下部分枝；表面黑褐色或浅棕色（黑柴胡）；质硬而韧（硬柴胡），断面显片状纤维性；气微香，味微苦。

2）南柴胡：根下部多不分枝或稍分枝表面；红棕色（红柴胡）或黑棕色，靠近根头处多具紧密环纹；质稍软（软柴胡），断面略平坦，具败油气。

（12）地黄

1）鲜地黄：呈纺锤形或圆条状；表面浅红黄色，具弯曲的横曲纹、横长皮孔及不规则的瘢痕；肉质、断面淡黄白色，可见橘红色油点，中部有放射状纹理；味微甜、微苦。

2）干生地黄：多呈不规则的团块或长圆形；表面灰黑色或灰棕色，极皱缩，具不规则的皱纹；体重，质较软；断面灰黑色、棕黑色或乌黑色，有光泽，具黏性；味微甜。

3）熟地黄：表面乌黑色，有光泽，黏性大；质柔软而带韧性，不易折断；断面乌黑色，有光泽；味甜。

（13）党参：呈长圆柱形，稍弯曲；表面黄棕色至灰棕色，根头部有多数疣状突起的茎痕及芽，每个茎痕的顶端呈凹下的圆点状（狮子盘头）。

栽培品横纹少或无；全体有纵皱纹及横长皮孔；支根断落处常有黑褐色胶状物；有特殊香气，味微甜。

野生品狮子盘头大；根头下有致密的横环纹，几乎达全长的1/2。

（14）川贝母—松贝：呈圆锥形或近心脏形，先端钝圆或稍尖；表面类白色；外层鳞叶2瓣，大小悬殊，大瓣紧抱小瓣，未抱部分呈新月形，习称“怀中抱月”；顶部闭合，内有顶端稍尖的心芽和小鳞叶1~2枚；底部平，微凹入，偶有残存须根（观音坐莲）。质硬而脆，断面白色，富粉性。

（15）黄柏

项目	川黄柏	关黄柏
形状	老皮平板状；嫩皮槽状，较薄	形同左
表面	外表黄棕至黄褐色，平坦，皮孔明显；内表面暗黄色	外表淡黄棕色，残留栓皮厚且富弹性；皮孔小而少。内表黄绿或黄棕色
质地	体轻质硬实	质略松
断面	断面深黄纤维明显。呈裂片状分层	断面黄绿或鲜黄。略显分层
气味	味苦，唾液黄色，嚼之显黏性	同左

（16）山楂

项目	北山楂	南山楂
形状	球形，多切圆片，较小	类球形，多压成饼
表面	鲜红、棕红，具灰白色小点，顶有凹陷的宿萼，基有果柄	表面灰白色小点不明显，具细密皱纹；果柄多脱落
剖面	切片边缘内卷，果肉棕黄，占1/2	子房5，种子硬，肉薄，占1/3
气味	清香，酸、微甘	味酸，微涩

（17）菊花

1）亳菊：呈倒圆锥形、圆筒形、扇形，离散总苞碟状，3~4层，卵形或椭圆形，外面被柔毛。花托半球形。外舌状花数层，雌性，散生金黄色腺点；中央管状花多数，两性，黄色体轻，质柔润，干时松脆。气清香，味甘、微苦。

2）滁菊：呈不规则球形或扁球形。舌状花类白色，可见淡褐色腺点；管状花大多隐藏。

3）贡菊：呈扁球形或不规则球形。舌状花白色或类白色，通常无腺点；管状花少，外露。

4）杭菊：呈碟形或扁球形，常数个相连成片。舌状花类白色或黄色，通常无腺点，管状花多数，外露。

（18）钩藤：茎略方形；表面红棕，节上对生或单生扁圆弯钩，形如船锚；体轻质坚，断面髓部如海绵状。

（19）牡丹皮：呈筒状或块片；外表灰褐至淡灰黄、粉红色内表面有结晶（片状、针状或柱状牡丹酚结晶）；质硬脆，断面灰白至粉红色，粉性；特殊香气。

（20）厚朴：单卷或双卷筒状靴筒朴；近根干皮，一端敞开如喇叭状；外表灰棕至灰褐色，皮孔椭圆，内表平滑，紫褐色，质坚硬；断面外层颗粒状，内层纤维性，指甲划显油痕，偶见闪亮结晶（厚朴酚）；气香浓，味辛辣、苦。

五、实训考核标准

中药识别考评：将20种药材编号，打乱放好，将学生分组，5人一组，每组学生需在规定时间内（5分钟）对编号中药进行鉴定，并将答案写下，统一上交答卷，任课老师评分作为实验成绩（5分/空）。（可分三组学生同时进行）

中药性状识别考评

班别：________________　姓名：________________　学号：________________

序号	药材名称	序号	药材名称
1		7	
2		8	
3		9	
4		10	
5		11	
6		12	

续表

序号	药材名称	序号	药材名称
13		17	
14		18	
15		19	
16		20	

实训9-2　中药真伪识别

一、实训目的

1. 通过对常见中药的真假识别，掌握对常用中药真假的识别方法。

2. 能在规定时间内（10分钟）准确识别相关中药的真假。

二、实训用品

放大镜、烧杯。

三、实训材料

中药、伪药及饮片标本：制首乌、白附片、羌活、当归、白及、茯苓、菟丝子、威灵仙、桃仁、龙胆草、砂仁、黄芩、羚羊角、红花。

四、实训内容

1. 伪制首乌　切成小方块的，多为红薯切成丁后，加工而成；圆片型的，用大黄加黑豆煮后晒干而成。

鉴别：口嚼时有焦糖味，此为红薯干。

2. 伪白附片　用红薯或土豆加工成形状相似的片形，晒干熏漂而成。

鉴别：一看，伪白附片周边有明显的刀切及加工的痕迹。二尝，伪白附片无麻口味。

3. 伪羌活片　用东北产的马尾独活，切片加工而成。

鉴别：有菊花心，油性足为真品。

4. 伪当归片　当归片，容易掺独活片。

鉴别：凡片形大，色白，味苦、辛，略有麻舌感为独活。

5. 劣白及片　用发芽长苗后剩下的母体，质地疏松的，药力达不到，为劣药。

鉴别：口嚼后有无粘牙感。（真的非常粘牙，假的不粘。）

6. 伪茯苓　用米粉加工后切片而成。

鉴别：用开水煮（很快呈糊汤者为假，真茯苓很难煎透）。

7. 伪菟丝子　用苏子代替菟丝子。

鉴别：

（1）用放大镜观察，每粒菟丝子上均有肚脐状的凹陷，假的没有。

（2）用水煮，可以观察到菟丝子吐丝发黏。

8. 威灵仙　真品铁骨铮铮，伪品根系发软。

鉴别：找到根头部，仔细观察根系，根系坚硬为真品，根系柔软为伪品。

9. 伪桃仁　用杏仁当桃仁。

鉴别：杏仁一头大一头小，形如心；桃仁两头相差不大。

10. 伪龙胆草　用牛膝须切成段加入。

鉴别：龙胆草是四大苦药之一，尝一尝，苦的为真品，甜者为伪品。

11. 伪阳春砂　用其他劣质的砂仁掺假。

鉴别：阳春砂呈圆球形，其他砂仁长条形的，劣质的砂仁含量很低。

12. 伪黄芩　将野外的树根（细的）切成段，染色后充野生黄芩。

鉴别：真黄芩用水揉搓后，其色不褪，假的揉搓时水变成淡黄色，最后药材发白，成树棍。

13. 伪羚羊角　造假者用塑料铸成正品样式，外观与正品无异。

鉴别：火烧后冒黑烟，释放较浓的塑料味。

14.（1）伪红花：用木头制成木纤维后染成红色，掺入红花中。

鉴别：用手抓药材，质地扎手，有很多碎末者，为伪品。

（2）劣红花：将红花用红糖水浸泡后晒干。

鉴别：此类红花容易吸潮，抓药时有黏手的感觉，为劣品。

五、实训考核标准

中药真伪识别考评：将预先准备好的14种药材，编号，打乱放好，将学生分组，5人一组，每组学生需在规定时间内（5分钟）对编号中药进行真伪识别，并将答案写下，统一上交答卷，任课老师评分作为实验成绩（7分/每药，卷面整洁2分）。（可分三组学生同时进行）

中药真伪识别考评

班别：＿＿＿＿＿＿＿＿　姓名：＿＿＿＿＿＿＿＿　学号：＿＿＿＿＿＿＿＿

序号	药材名称	真品	伪品	序号	药材名称	真品	伪品
1				8			
2				9			
3				10			
4				11			
5				12			
6				13			
7				14			

实训 9-3　清炒法

一、实训目的

1. 了解清炒法的目的和意义。

2. 掌握炒黄、炒焦和炒炭的基本方法和质量标准。

3. 熟悉三种炒法的不同火候、炒后药性的变化及炒炭“存性”的含义。

二、实训用品

电磁炉（或液化气灶）、铁锅、铁铲、瓷盘、筛子、天平、炊帚等。

三、实训内容

1. 炒黄（薏苡仁） 取净薏苡仁，称重，置热锅内，用文火加热，炒至微黄色，鼓起，微有香气时，取出放凉。称重。

成品性状：本品呈淡黄色，略具焦斑，有香气。

2. 炒焦（山楂） 取净山楂，称重，分档置热锅内，先用中火后用武火加热，不断翻炒至表面焦褐色，内部焦黄色，有焦香气溢出时，取出放凉。筛去碎屑，称重。

成品性状；本品表面呈焦褐色，具焦斑，内部焦黄色。具焦香气，酸味减弱。

3. 炒炭（荆芥） 取净荆芥段，称重，置热锅内，用中火加热，不断翻炒至黑褐色，喷淋少许清水，灭尽火星，略炒干，取出，摊晾，干燥，称重。

成品性状：本品呈黑褐色，香气减弱。

四、实训说明

1. 依据各法炮制程度及各药特点控制适宜的温度、时间，并注意药材外观变化。炒黄温度一般控制在160~170℃，炒焦一般控制在190~200℃，炒炭一般控制在220~300℃。

2. 在操作过程中，要勤翻动，避免生熟不匀的现象。炭化药要注意防火，一定要待冷透后入库。

五、实训考核标准

将3种药材编号，让学生抽签或抓阄，在规定时间内（10分钟）对编号中药进行炮制，统一上交产品，任课老师评分作为实训成绩（可分6组学生同时进行）。

中药炮制考评

学号	姓名	序号	考核内容	规定时间完成（50分）	质量分（50分）	考核成绩（100分）

六、实训思考题

炒黄、炒焦、炒炭的质量要求各是什么？三者炒后对药性各有什么影响？

实训 9-4　加固体辅料炒

一、实训目的

1. 了解加固体辅料炒的目的和意义。

2. 掌握加固体辅料炒的方法及质量标准、加固体辅料炒的火候及注意事项。

二、实训用品

电磁炉（液化气灶）、铁锅、铁铲、炊帚、筛子、台秤、瓷盘、瓷盆等。

三、实训内容

1. 麸炒（苍术）　先将麸皮撒于热锅内，用中火加热，至冒烟时，加入苍术片，翻炒至表面深黄色，取出。筛去麸皮，放凉。

每100g苍术片，用麦麸10g。

成品性状：本品表面呈深黄色，有香气。

2. 米炒（党参）　将大米置热锅内，用中火加热，至大米冒烟时，倒入党参片，翻炒至大米呈焦褐色，党参呈老黄色时，取出。筛去米、放凉。

每100g党参片，用大米20g。

成品性状：本品表面呈老黄色，微有褐色斑点。具香气。

3. 土炒（山药）　先将伏龙肝粉（或赤石脂粉）置热锅内，用中火加热，至土粉轻松灵活状态时，倒入山药片，不断翻炒，至山药挂土色，表面显土黄色，并透出山药之固有香气时，取出。筛去土，放凉。

每100g山药，用伏龙肝30g。

成品性状：本品表面轻挂薄土，呈土黄色，无焦黑斑和焦苦味。具土香气。

4. 砂烫（骨碎补）　将净砂置热锅内，用武火加热，至滑利容易翻动时，倒入长短一致的骨碎补，不断翻炒至鼓起，立即取出。筛去砂，放凉。

成品性状：本品膨胀鼓起，质脆。具焦香气。

四、实训说明

1. 需加辅料炒制的药材应为干燥品，且大小分档并经过净选加工处理。

2. 麸炒药物火力可稍大，撒入麦麸应立即冒烟，随即投入药物，借麸皮之烟熏使药物变色，但火力过大，则麸皮迅速焦黑，不产生浓烟而达不到麸炒的目的。操作中做到“四速”“三均匀”，即：①撒麸迅速且均匀；②撒药迅速且均匀；③翻炒动作迅速且均匀；④出锅动作迅速。

3. 米炒火力不宜过大，温度过高会使药材烫焦，影响质量。

4. 土炒必须先将土粉加热呈灵活状态时加入药物，如果温度过低，则药物挂不上土，颜色也不易改变；温度过高，使药物焦化。

5. 炒过毒剧药物的辅料，不能再用于炒制其他药物，也不可乱倒。

五、实训考核标准

将4种药材编号，让学生抽签或抓阄，在规定时间内（10分钟）对编号中药进行炮制，统一上交产品，任课老师评分做实训成绩（可分8组学生同时进行）。

中药炮制考评

学号	姓名	序号	考核内容	规定时间完成（50分）	质量分（50分）	考核成绩（100分）

六、实训思考题

1. 实训药物加入固体辅料炮制的目的是什么？

2. 砂烫与土炒有什么区别？

实训 10-1　中药处方应付

一、实训目的

1. 通过本次实训，认识和熟悉中药通用名称，掌握中药处方应付常规。

2. 准确完成“中药处方应付实践操作表”。

二、实训用品

处方一：醒头草、二丑、苍白术、羌独活、猪茯苓、枳壳实、牵牛子、紫苏子、酸枣仁、使君子、千张纸、通脱木、车前子、南北沙参、禹白附、草河车、乌梢蛇、杜仲。

处方二：槐花、草果、代赭石、谷麦芽、黄狗肾、侧柏叶、元胡、艾叶、夜交藤、厚朴、穿山甲、二地丁、牛蒡子、将军、磁石、龙牡、炮姜、朴硝。

处方三：葶苈子、续随子、青陈皮、乌贼骨、五灵脂、大腹子、二地、黄芪、鸡内金、忍冬藤、金毛狗脊、二胡、炙百部、焦四仙、炙麻黄、五味子、商陆、莪术。

处方四：天南星、萝卜子、国老、乳没、女贞子、黄精、川乌、山茱萸、枇杷叶、甘遂、芫花、吴茱萸、二冬、坤草、全虫、蚤休、龟甲、潼白蒺藜。

处方五：棕榈、肉豆蔻、炒党参、瓜蒌根、僵蚕、桑枝叶、苍耳子、小茴香、王不留行、补骨脂、硫黄、莎草根、二母、红藤、蔓荆子、二芍、川怀膝。

三、实训内容

1. 学生5人一组，每组发处方5份，分组轮流实践，识别中药别名和并开药名、练习处方应付。

2. 每组填写“中药处方应付实践操表”。

中药处方应付实践操作表

处方药名	调配应付	处方药名	调配应付
醒头草		夜交藤	
二丑		厚朴	
苍白术		穿山甲	
羌独活		二地丁	
猪茯苓		牛蒡子	
枳壳实		将军	

续表

处方药名	调配应付	处方药名	调配应付
牵牛子		磁石	
紫苏子		龙牡	
酸枣仁		炮姜	
使君子		朴硝	
千张纸		葶苈子	
通脱木		续随子	
车前子		青陈皮	
南北沙参		乌贼骨	
禹白附		五灵脂	
草河车		大腹子	
乌梢蛇		二地	
杜仲		黄芪	
槐花		鸡内金	
草果		忍冬藤	
代赭石		金毛狗脊	
谷麦芽		二胡	
黄狗肾		炙百部	
侧柏叶		焦四仙	
元胡		炙麻黄	
艾叶		五味子	
商陆		桑枝叶	
莪术		苍耳子	
天南星		小茴香	
萝卜子		王不留行	
国老		补骨脂	
乳没		硫黄	

续表

处方药名	调配应付	处方药名	调配应付
女贞子		莎草根	
黄精		二母	
川乌		红藤	
山茱萸		蔓荆子	
枇杷叶		二芍	
甘遂		川怀膝	
芫花		潼白蒺藜	
吴茱萸		棕榈	
二冬		肉豆蔻	
坤草		炒党参	
全虫		瓜蒌根	
蚤休		僵蚕	
龟甲			

四、实训考核标准

中药处方应付考评

班别：________ 姓名：__________ 学号：____________ 处方编号：____________

中药处方审查项目（100分）		得分
工作态度（10分）	热情、耐心、周到、仪表	
识别技能（40分）	仔细认真、中药别名、并开药名识别准确	
实训结果（50分）	记录填写规范，中药处方应付正确	

实训 10-2　中药处方审方练习

一、实训目的

1. 通过本次实训，掌握审方是确保用药安全有效、防止医疗用药差错事故的有效方法。

2. 能在规定时间内准确指出处方错误之处并改正。

二、实训用品

处方1~6各15张（三种用于实训练习，三种用于实训考核）

三、实训内容

处方审查的项目包括以下几项。

（一）处方前记

包括医疗、预防、保健机构名称，处方编号，费别、患者姓名、性别、年龄、门诊或住院病历号，科别或病室和床位号、住址、临床诊断、开具日期等，并可添列专科要求的项目。医院全称，门诊或住院号，处方编号，科别，患者姓名、年龄、性别、婚否及日期等。

（二）处方概貌

1. 处方字迹是否清晰，有无涂改不清或其他不符合处方规则的情况。

2. 处方正文有无缺项或笔误等现象。主要是药品名称、剂型、规格、数量、剂量单位及用法必须完整齐全。

3. 处方药名书写是否规范。

饮片处方药名书写，有以下常见的错别字或自造简化字：黄芩（黄芩）、苁蓉（从容）、秦艽（秦九）、钩藤（勾屯）、羌活（姜活）、地榆（地于）、藿香（霍香）、栀子（支子）、薄荷（卜荷）、半夏（半下）、女贞子（女真子）、巴戟天（巴吉天）、地肤子（地夫子）、木贼草（木节草）、莱菔子（来服子）、小茴香（小回香）、蒲公英（卜公英）、大腹皮（大伏皮）、牛膝（牛夕，牛七）。

（三）药物规格与剂量

同一药品往往有几种规格，要注意医师处方书写的药品规格与调剂室现有药品规格是否一致；药品剂量对儿童及年老体弱者尤需注意；毒、麻药处方是否符合规定。

（四）配伍禁忌及其他不合理用药

有无“十八反”“十九畏”和妊娠禁忌；需特殊处理药物是否脚注。

1. 十八反　甘草反甘遂、大戟、海藻、芫花；乌头（川乌、草乌、附子）反贝母

（川贝母、浙贝母）、瓜蒌（全瓜蒌、瓜蒌皮、瓜蒌仁、天花粉）、半夏、白蔹、白及；藜芦反人参、沙参、丹参、玄参、苦参、西洋参、党参、细辛、芍药（赤芍、白芍）。

2. 十九畏　硫黄畏朴硝，水银畏砒霜，狼毒畏密陀僧，巴豆畏牵牛，丁香畏郁金，川乌、草乌畏犀角，牙硝畏三棱，官桂畏石脂，人参畏五灵脂。

3. 妊娠禁用药　主要是剧毒药，或药性作用峻猛之品，及堕胎作用较强的药如水银、砒霜、雄黄、轻粉、斑蝥、马钱子、蟾酥、川乌、草乌等。

4. 妊娠慎用药　主要是活血祛瘀药、行气药、攻下药、温里药中的部分药，如牛膝、川芎、红花、桃仁、姜黄、牡丹皮、枳实、枳壳、大黄等。

5. 常见脚注　有先煎、后下、包煎、另煎、冲服、烊化、打碎、兑服。

（五）处方后记

主要是医师签名和/或加盖专用签章，药品金额以及审核、调配、核对、发药的药学专业技术人员签名。

四、实训考核标准

中药处方审查考评：将已编号的处方按顺序发给每位学生，学生需在规定时间内（6分钟）对处方进行审查，并将答案写下，统一上交答卷，任课老师评分作为实验成绩。（可分两组学生同时进行）

中药处方审查考评

班别：________　姓名：________　学号：__________　处方编号：______________

中药处方审查项目（100分）	得分
别名改正（20分）	
毒性药是否超量（20分）	
有无配伍禁忌（20分）	
注明并开药物（10分）	

续表

中药处方审查项目（100分）	得分
有无特殊处理药物（10分）	
处方应付（10分）	
处方前记和后记（10分）	

附：

处方1

××××××××学校附属门诊部处方

No.0015335

姓名 高某 性别 男 年龄__岁__月 科别 内科

住址或单位 ××市××路××号

就诊时间 2019年1月12日 诊断：__________

R

白芍 18g 当归 15g 芫花 10g 黄连 15g

焦三仙 10g 木香 8g 国老 10g

3剂 每日1剂 水煎服

医师： 司药：黄 收费员：李

西药费	中药费	治疗费	诊查费	检验费	材料费	合计

处方 2

×××××××学校附属门诊部处方

No.0015335

姓名 赵某　性别＿　年龄 45 岁/＿月　科别 内科

住址或单位 ××市××路××号

就诊时间 2020 年 3 月 12 日　　　　诊断：风热感冒

R

桑枝叶 9g　菊花 6g　杏仁 6g　桔梗 6g

连翘 6g　薄荷 3g　双花 6g　甘草 3g

3 剂　每日 1 剂　水煎服

医师：黄　　司药：　　收费员：李

西药费	中药费	治疗费	诊查费	检验费	材料费	合计

处方 3

×××××××学校附属门诊部处方

No.0015335

姓名＿＿　性别 男　年龄 40 岁/＿月　科别 内科

住址或单位 ××市××路××号

就诊时间 2020 年 3 月 12 日　　　　诊断：＿＿

R

石决明 10g　杜仲 15g　牛膝 10g　坤草 15g

黄芩 8g　首乌藤 15g　附子 30g　茯神 10g

天麻 10g

3 剂　每日 1 剂　水煎服

医师：黄　　司药：　　收费员：李

西药费	中药费	治疗费	诊查费	检验费	材料费	合计

处方 4

×××××× 学校附属门诊部处方

No.0015335

姓名 盘某 性别 男 年龄 35 岁/___月 科别 内科

住址或单位 ××市××路××号

就诊时间 2020 年 3 月 12 日 诊断:__________

R

旋覆花 10g 萝卜子 15g 黄芪 10g 苏叶 20g

山楂 8g 陈皮 20g 谷麦芽 10g 炙甘草 10g

3 剂 每日 1 剂 水煎服

医师: 司药: 收费员:李

西药费	中药费	治疗费	诊查费	检验费	材料费	合计

处方 5

×××××× 学校附属门诊部处方

No.0015335

姓名 盘某 性别 男 年龄 35 岁/___月 科别______

住址或单位 ××市××路××号

就诊时间 2020 年 3 月 12 日 诊断:_________

R

知母 10g 玄参 15g 枇杷叶 10g 白芥子 15g

萝卜子 10g 石膏 20g 谷麦芽 15g 甘草 5g

3 剂 每日 1 剂 水煎服

医师:黄 司药: 收费员:李

西药费	中药费	治疗费	诊查费	检验费	材料费	合计

处方 6

××××××学校附属门诊部处方

No.0015335

姓名 郭某　性别 女　年龄 25 岁/___月　科别 内科

住址或单位 ××市××路××号

就诊时间 2020 年 3 月 12 日　　　　诊断：________

R

党参 10g　白术 20g　茯苓 10g　苏叶 20g

山葱 8g　陈皮 20g　当归 10g　炙甘草 10g　生姜 10g

3 剂　每日 1 剂　水煎服

医师：　　　　司药：李　　　　收费员：李

西药费	中药费	治疗费	诊查费	检验费	材料费	合计

实训 11-1　中药的计量工具戥秤的使用练习

一、实训目的

1. 通过戥秤的使用练习，学会戥秤的正确使用方法及校正方法。

2. 通过戥秤的使用练习，能熟练操作中药调配中的“等量递减、逐剂回戥”（减重称量法）的分剂量方法。

二、实训用品

处方、戥秤、包药纸（袋）、盛放饮片的器物（搪瓷或不锈钢托盘、厚纸板等）、调剂台、药柜。

三、实训材料

饮片斗架并备齐相应的中药饮片（石膏、生地、赤芍、北豆根、前胡、苦杏仁、大力子、桔梗、甘草）。

四、实训内容

（一）戥秤的基本组成

戥秤又称戥子，由戥杆、戥砣、戥盘、戥毫等组成。戥毫（戥钮）共有两枚：前毫和后毫，靠近戥砣一侧的为前毫，用以称较轻的物品；靠近戥盘一侧的为后毫，用以称较重的物品。戥杆的上侧和内侧镶嵌的铜钉（或铅钉）称为“戥星”，用来指示重量。前毫的戥星在戥杆内侧面，从戥毫侧开始，第一个戥星为0g，称“定盘星”。以250g戥秤为例，提起前毫，从定盘星开始，每前进1个星，重量增加1g，至戥杆梢为50g；提起后毫，从50g开始，每前进1个星，重量增加2g，至戥杆梢为250g。

称重在1g以下者需选用厘戥（分厘戥，又称毫克戥），厘戥的制作原理及使用方法与戥秤相同，其体型较小，戥杆长约30cm，多用兽骨或金属制成。一般厘戥“后毫”的起始称量为0.02g，其称重范围在0.02~50g之间，主要用于调配细料、贵重药和毒剧药处方。

（二）实训提示

使用戥秤时应按以下操作步骤进行。

1. 戥秤校对　使用戥秤时首先检查戥盘与戥砣的号码是否相符；然后进行戥秤校对，具体方法为：左手移动戥砣挂线，将戥砣定位在定盘星上；用右手拇指与示指提起前毫，将戥杆提至与双眼平行，距眼一尺左右的位置（这一动作称为“齐眉对戥”），注意提拿戥秤时不宜过远或过近，太高或太低。查看戥杆是否平衡以及灵敏度如何。戥杆平衡且灵敏方可使用，否则应修理、调校。戥秤校准后，方可进行饮片称取操作。

2. 称量操作步骤

（1）左手持戥杆，稳住砣线。

（2）右手取饮片放入戥盘内。

（3）用右手大拇指与示指提起戥毫。

（4）左手将砣线在戥杆上移至欲称量重量的戥星上，随即放开。

（5）“齐眉对戥”检视戥杆是否平衡，当戥杆平衡时，说明戥盘中饮片的重量与欲称取的重量相符，否则需增减饮片至戥杆平衡。

3. 称量动作要领

（1）左手：戥杆放置于中指第一指节和虎口上，拇指按押于戥杆上方，示指与中指夹持戥杆，手形如“佛手”（不能成兰花指状）。移动戥砣时，以中指、示指拉或推砣线，移动戥砣。

（2）右手：大拇指与示指捏拿戥毫，其他三指自然屈曲（不能成兰花指状）。

4. 戥秤用过后，戥盘应擦干净，将戥砣放在戥盘中，挂在适当的位置，防潮防锈，以免影响准确度。分厘戥应放在木盒中保存。

在中药调配处方使用戥秤过程中还应注意以下事项：

1. 称量饮片时，不能用戥盘撮药或手掌朝上去撮药，应使用右手抓药，手心向上将药取出，至戥盘上方翻手放药。从斗格中取药时，确保药物不外漏、不落地。

2. “等量递减、逐剂回戥”在调配“一方多剂”的处方时，将称量完毕的中药饮片，按“等量递减、逐剂回戥”的原则，即减重称量法（每味药一次称完，再按“剂”分剂量）：一次将饮片总量称量出来，而后分次用减重法将每剂饮片重量倒出，分放在饮片盛放器物上。每次均应使用戥秤分配剂量，不可凭主观臆测、任意估量分剂或随意抓配。

3. 分剂量时，每味药应按处方的先后顺序及药物的外形、质地、颜色，逐味单列“间隔排放”，不可混放一堆。

4. 称量顺序　横向书写药味的处方，应自第一行开始，从左至右依次调配药味；竖向书写药味的处方，应自右手第一行开始，从上至下依次调配药味。

5. 一般每剂重量误差不得超过 ±5%。

（三）戥秤称重练习

1. 戥秤空盘练习动作要领　重点按照上述实训提示中练习“左手要领”“右手要领”“齐眉对戥”等动作。

2. 按下列处方（或其他临床方剂处方）用戥秤进行称量调剂，2人一组，一人操作，另一人负责检查操作的正确规范性，如有差错及时更正。

处方实例

R：石膏30g	生地15g	赤芍20g
北豆根6g	前胡9g	苦杏仁9g
大力子10g	桔梗10g	甘草5g

3剂、水煎服

3. 检查每剂重量的误差不得超出 ±5%。

五、实训考核标准

实训结果测试

测试项目	测试细则	评估
校正戥秤	调配前正确校对戥秤（20分）	
实训操作	1. 动作要领规范正确（20分） 左手：戥杆放置于中指和虎口上，拇指按押戥杆上方，示指与中指夹持戥杆，以中指、示指拉或推砣线，移动戥砣 右手：大拇指与示指捏拿戥毫，其他三指自然屈曲 2. 抓药方法正确（10分） 3. 称重时做到“齐眉对戥”（10分） 4. 严格遵守“等量递减、逐剂回戥”的原则分取每剂药量（10分） 5. 每味药间隔排放（5分） 6. 每剂重量的误差未超出5%（20分）	
清场、整理	清洁戥秤、戥盘，戥砣放在戥盘中，整理台面（5分）	

实训 11-2　中药包药捆扎

一、实训目的

1. 学会常用中药饮片的包药方法——四角包、五角包。

2. 熟练掌握中药的捆扎方法。

二、实训用品

包装纸、纸绳、戥秤、冲筒、药柜、调剂台等。

三、实训材料

常用中药饮片。

四、实训内容

（一）教师讲解示教

1. 四角包

【第一种包法】

（1）准备：将包药纸平放操作台上，纸的四个角分别在前后左右。

（2）包装：①将纸的下角向上对折至对角线2/3处，若饮片量较少，折线可高一些；饮片量较多，折线可低一些。②右手将右边的角沿对角线的1/3向左折叠。③左手将左边的角沿对角线的1/3向右折叠。④双手将前面的角向后折。⑤将多余的纸掖进掖口处，完成的包有四个角，端正、精美、平整。见实训图11-2-1四角包（一）。

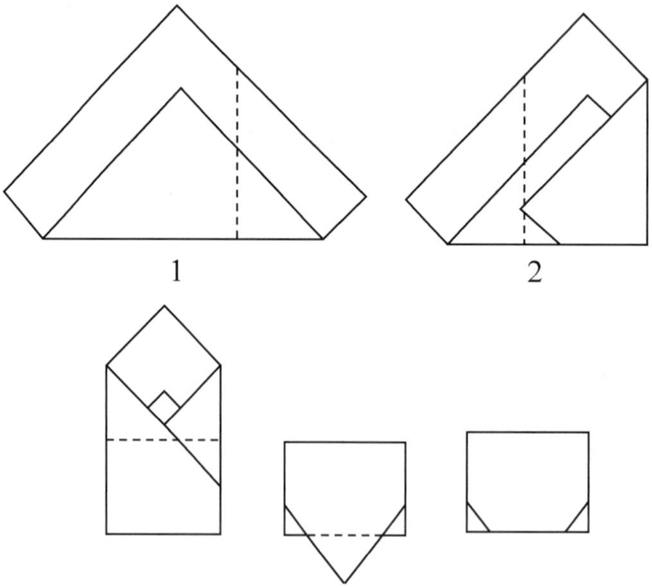

实训图11-2-1　四角包（一）

【第二种包法】

（1）准备：将大包药纸平放操作台上，纸的四个角分别在前后左右。

（2）包装：①左、右手拇指和示指先将前、后边的角提起并对齐。②双手将上面的角向下折。③双手再将上面的纸再向下折。④将药包平放，右手拇指在上其余四指在下，将右角向左折。⑤右手拇指和示指捏住中间，左手拇指在上，其余四指在下，将左角向右折。⑥双手将余角掖进掖口处，完成的包有四个角，形如元宝。见实训图11-2-2四角包（二）。

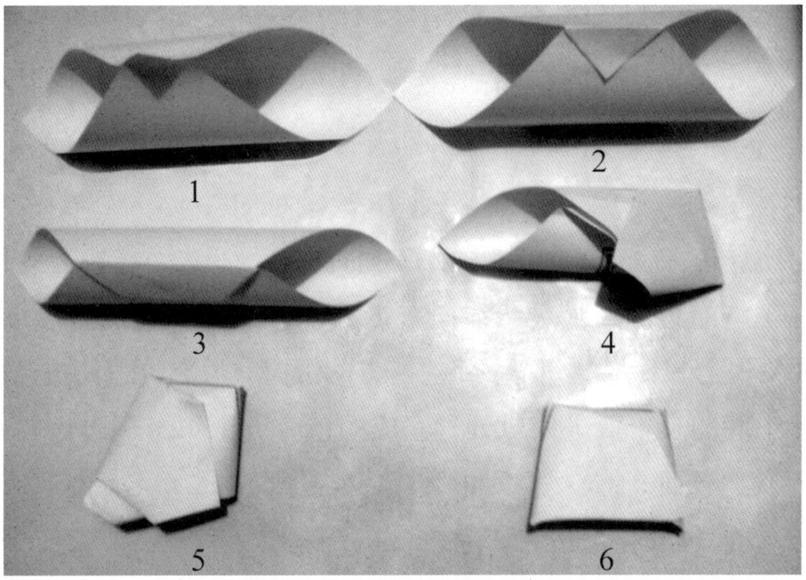

实训图11-2-2　四角包（二）

2. 五角包

【第一种包法】

（1）准备：将小包药纸平放操作台上，纸的四个角分别在前后左右。

（2）包装：①先将后边的角沿对角线向前折叠；②右手将右边的角沿对角线向左折叠；③将叠兜角向后；④右边向左折，折叠幅度相当且减小，使折过的底边水平呈一条线；⑤同样方法、左边向右折；⑥双手示指与拇指配合，将前面向后折；⑦将多余的纸掖进掖口处，完成的包有五个角（下边是尖的，上边是方的），端正、精美、平整。见实训图11-2-3五角包（一）。

【第二种包法】

（1）准备：将小包药纸平放操作台上，纸的四个角分别在前后左右。

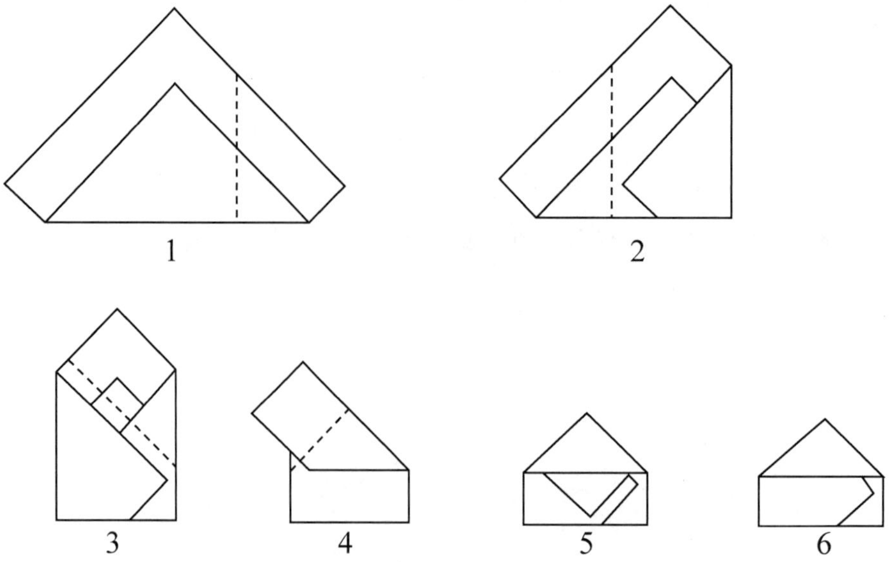

实训图11-2-3　五角包（一）

（2）包装：①先将后边的角沿对角线向前折叠；②右手将右边的角沿对角线向左折叠；③左手将左边的角沿对角线向右折叠；④右手将右前方的纸向左后方折，使折过的底边水平呈一条线；⑤左手将左前方的纸向右后方折，使折过的底边水平呈一条线；⑥将中间的余角掖进掖口处，完成的包有五个角（下边是方的，上边是尖的），端正、精美、各面平整。见实训图11-2-4五角包（二）。

3. 捆扎　①大包放在下边，小包放在大包上，左手拇指放上，其余四指在下压住纸包，右手将绳横放在纸包，左手拇指压住绳，留出绳头至药包约15cm的长度。②右手捏住绳右边，由上向下左右绕一周至大拇指处，切记绕上的绳放在上边的绳前面，大拇指按住两道绳。③右手将绳由中间向后拉；第四步将绳由上向下前后绕一周至大拇指处右手按住绕上的绳，左手拉起左边绳头，绕右手按的绳半周，从绳下穿过。④将绳系紧。⑤手将两根绳的绳拉齐，多余的绳拉断，在绳头打结。

（二）学生分组练习四角包和五角包的包装，并练习捆扎药包。

五、实训考核标准

要求学生在规定时间（10分钟）内完成两个四角包和一个五角包、并用纸绳捆扎牢固。

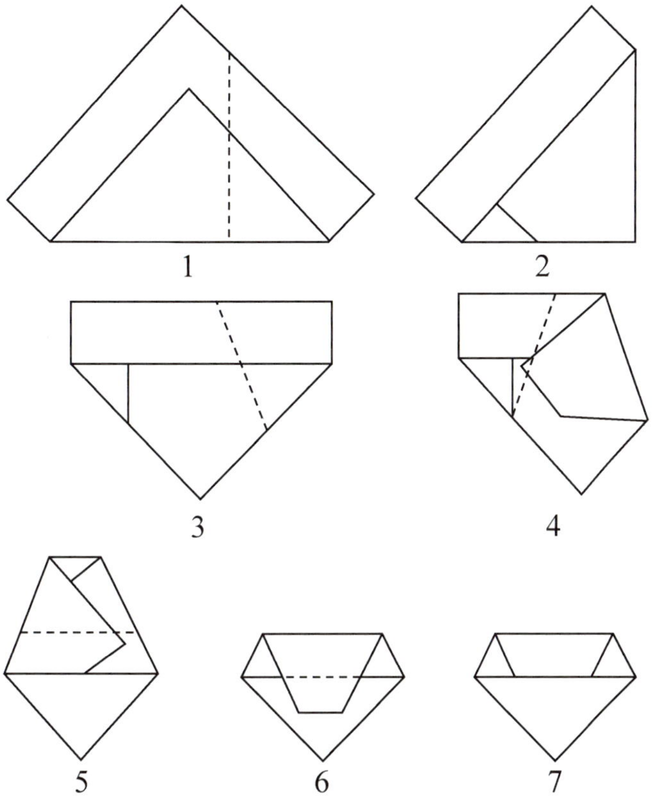

实训图11-2-4　五角包（二）

中药包药捆扎评分表

项目及分值	评分细则	得分
速度（40分）	在10分钟内完成包装捆扎得40分，提前不加分，每超过1分钟扣10分，超过5分钟停止操作	
质量（60分）	包装端正、精美，平整，不散不漏，得30分；捆扎熟练，包扎半固，得20分；台面整洁，无药品洒落，得10分	
总分（100分）		

实训 11-3　中药饮片调配操作

一、实训目的

1. 熟练掌握中药饮片的调配操作。

2. 学会调配工具如戥秤、冲筒等的使用方法。

二、实训用品

包装纸、纸绳、戥秤、处方、调剂台、药柜、冲筒、计算器等。

三、实训材料

常用中药饮片。

四、实训内容

（一）准备

1. 工作服应洁净，衣扣扣好，不得不扣衣扣。

2. 工作帽应戴好，头发不得露在帽外。

3. 双手洁净，不留长指甲，手上不得戴首饰。

4. 清洁冲筒和调剂台的抹布不能是同一块。

（二）审方

主要训练处方正文审查。包括中药的名称、毒药用量、配伍禁忌、药物并开、脚注、处方应付等。

学生练习审方，并填写下表：

处方一：	合欢花6g	山茱萸20g	白豆蔻12g	砂仁6g	旋覆花8g
	番木鳖3g	连翘12g	川连12g	通草3g	白及15g
	降香10g	附子12g	赤白芍30g	葶苈子10g	芍药15g
					3剂
处方二：	党参12g	天花粉15g	丁香6g	企边桂8g	玄明粉10g
	附子20g	荆防12g	赤石脂10g	雄黄0.2g	石膏20g
	滑石粉20g	金银花藤20g	甘草5g		
					3剂

中药调剂处方审查表

中药调剂处方审查项目		处方一	处方二
审查处方	别名改正名		
	毒性药是否超量		
	有无配伍禁忌		
	注明并开药物		
	有无特殊处理药物		
	处方应付		

（三）计价

又称划价，是计算处方中药物的总价格。

1. 计价的操作步骤

（1）每味药的价格（单价以10g计）= 单价 × 每味药的剂量 ÷ 10

（每味药的价格计算时，金额尾数全部保留，不应进位或舍去）

（2）每剂药的价格 = 处方中各药物的价格相加。

（每剂药的价格计算时，金额尾数按四舍五入保留到分）

（3）处方总价格 = 每剂药的单价 × 剂数

（总金额尾数四舍五入保留到分）

（4）复核：检查有无差错，做到准确无误。

2. 学生使用计算器练习划价，并填写下表

处方一：	黄芪18g	0.30元/10g	党参10g	1.20元/10g
	当归6g	1.10元/10g	炒白术10g	0.50元/10g
	升麻12g	0.30元/10g	柴胡5g	0.20元/10g
	陈皮3g	0.45元/10g	炙甘草9g	0.90元/10g
				3剂
处方二：	陈皮10g	0.45元/10g	苦杏仁6g	0.60元/10g
	枳实12g	0.30元/10g	黄芩9g	0.15元/10g
	瓜蒌15g	0.20元/10g	茯苓20g	0.80元/10g
	胆南星9g	1.50元/10g	半夏9g	1.20元/10g
				3剂

处方三：	生地10g	0.30元/10g	赤芍20g	0.45元/10g
	当归12g	1.10元/10g	川芎15g	0.15元/10g
	柴胡15g	0.20元/10g	枳壳10g	0.25元/10g
	甘草6g	0.35元/10g	牛膝20g	0.50元/10g
				7剂

处方计价统计表

项目	处方一	处方二	处方三
单价			
总价			

（四）调配复核

1. 调配　是根据一定的程序与原则称取饮片并分剂量的过程，是中药调剂操作中的重要环节。因此，在调配处方时应注意以下问题。

（1）严肃认真，一丝不苟，以免抓错药或称错量。

（2）配方时应参看处方，不能靠记忆操作，以防记错。

（3）配方时应坚持“三三制”，即药名与标签、实物三次核对；用量与戥秤刻度、砝码三次核对（即称药时看一次药物与用量，称好看一次，倒药时再看一次），以防称错。

（4）称量药物后应立即关好药斗，以免其他药物撒入。

（5）配方时应看清脚注，凡处方中注明特殊煎煮的药物必须单药另包，注明用法。

（6）一张处方未调剂完时，不许调配第二张处方，以免混淆。

（7）调配的台面、用具等应保持整齐清洁。

（8）急诊处方应优先调配。

2. 调配包括对戥、称取和分剂量（分戥）三个过程。

（1）对戥：每次使用前要对戥，正确的对戥方法是，用左手拇指、示指将戥砣挂线拨至并固定在定盘星上，右手提起“前毫”将戥秤提至眉齐，检视戥秤的是否平衡。

（2）称取：称量时应按处方所列顺序间隔平摆，不得混放一堆，以便核对。一次性称取药物的量，一般应为总剂量，总剂量 = 单剂量 × 剂数。

（3）分剂量：应按“等量递减法”“逐级复戥”的原则将称好的饮片分放在包装

纸上。根据不同的饮片，可使用不同的手法。如块片、种子类饮片，可直接用戥盘倒取；全草类饮片，可用拇指、示指掐取；粉末类饮片，可用药匙分取。

学生练习调配

处方一：	熟地18g	山药15g	山茱萸10g	丹皮9g
	泽泻6g	茯苓12g	枸杞子10g	菊花6g
				3剂
处方二：	柴胡12g	黄芩9g	半夏6g	大黄（后下）6g
	党参15g	甘草5g	生姜10g	大枣5枚
				3剂
处方三：	茯苓20g	苍白术各9g	薏苡仁10g	萹蓄2g
	瞿麦12g	甘草6g	车前子（包煎）15g	
				5剂

要求：

（1）练习戥秤使用及重量刻度的识别。

（2）练习中药调配的规范操作。

（3）称量、分剂量标准，每剂重量误差 ±5%。

（4）自行核对、相互复核。

（五）包装

学生自己计时练习包药和捆扎，要求动作熟练，方法正确，药包平整美观、不散不漏、捆扎牢固。另包药放在大包的上边。

（六）发药

学生两两结合，相互发药。

要求：交代煎煮方法、服药时的注意事项、忌口等。

五、实训考核标准

中药饮片调剂全过程

处方一：	麻黄6g	苦杏仁9g	甘草5g	石膏（先煎）15g
	川贝3g	半夏12g	青陈皮各6g	附子20g
				3剂
处方二：	当归12g	红花6g	赤白芍各9g	大黄（后下）9g
	桃仁6g	柴胡10g	枳壳6g	甘草6g
				5剂

处方三：藿香10g　紫苏9g　半夏15g　青陈皮各6g
丁香6g　厚朴6g　郁金6g　旋覆花（包煎）9g
3剂

中药饮片调剂操作评分标准

项目	考核要求与评分标准				分值	得分
准备	衣帽洁净，双手洁净不留长指甲。检查戥秤，冲筒等工具是否洁净，清洁调剂台				5	
审方	审方过程明显，能全部找出处方中的问题得满分，找错或漏找一项扣2分				5	
调配	校对戥秤				5	
	称取饮片，持戥姿势正确				10	
	按照处方药味所列顺序称取				5	
	一方多剂处方按照“等量递减、逐剂复戥”原则分剂量				8	
	按照处方顺序逐味摆放，单味分列、无混杂、无散落、无遗漏、无错配				10	
	正确处理“需特殊处理的中药”				5	
	处方签名：签名正确				3	
复核	按顺序药名对药材或药材对药名				5	
包药	动作熟练，包扎牢固无漏药，包形美观，捆扎结实。注意另包药				10	
清场	清洁戥秤复原（戥砣放戥盘内），清洁冲筒、调剂台，工具摆放整齐（每项1分）				4	
发药介绍	核对患者姓名（1分），双手递药，礼貌服务（2分）；交代清楚（重点交代需特殊处理中药的煎煮方法，2分）				5	
每剂重量误差	≤±1.0%	10分	±（1.1%~2.0%）	8分	10	
	±（2.1%~3.0%）	6分	±（3.1%~4.0%）	4分		
	±（4.1%~5.0%）	2分	>±5.0%。	0分		
时间	≤3分钟	10分	13.1~14分钟	6分	10	
	14.1~15分钟	3分	>15分钟	0分		

实训12　汤剂煎煮实训操作

一、实训目的

1. 能正确煎煮汤剂，并掌握中药煎煮的操作要点。

2. 能根据处方中药材性质，选择正确的煎煮方法。

3. 具有认真严谨、实事求是的科学作风。

二、实训用品

砂锅、铁锅、铜锅、铝锅、可调节煤气炉、纱布、隔热手套等。

三、实训材料

中药材及饮片：连翘、金银花、苦桔梗、薄荷、竹叶、生甘草、荆芥穗、淡豆豉、牛蒡子、川牛膝、石决明、钩藤、夜交藤、桑寄生、茯神、益母草、天麻、杜仲、栀子、黄芩、石决明、生牡蛎、白芍、牛膝、钩藤、莲子心、莲须等。

四、实训内容

（一）特殊药材的入药方法

根据下述中药材及中药饮片的特点，选择正确的入药方法和浸泡时间，并完成实训表12-1、实训表12-2的填写。

中药材及饮片：大黄、附子、生石膏、鳖甲、自然铜、番泻叶、丝瓜络、灶心土、金钱草、姜汁、白茅根汁、竹沥、西洋参、牛黄粉、阿胶、薄荷、藿香、木香、三七粉。

实训表12-1　特殊中药材及中药饮片的入药方法

入药方法	中药材及中药饮片
先煎	
后下	
包煎	
另煎	
烊化	
生汁兑入	
合药冲服	

实训表 12-2　中药材及中药饮片的浸泡时间

花、叶、茎类的中药材及中药饮片	种子、果实类的药材及中药饮片
浸泡时间：　时　分—　时　分	浸泡时间：　时　分—　时　分

（二）煎煮操作

以组为单位，组长随机抽取一张处方，小组进行处方分析并完成该处方的代煎服务。

【处方 1】

××× 中医院门诊处方

费别：公费　自费　　　　　　　　　　No.00001

科室：儿科　　　　　　　　　　××××年××月××日

<table>
<tr><td rowspan="2">姓名</td><td rowspan="2">×××</td><td colspan="2">性别</td><td colspan="2">男</td><td colspan="2">年龄</td><td>10</td></tr>
<tr><td colspan="2">门诊病历号</td><td colspan="5">××××××</td></tr>
<tr><td colspan="2">单位或家庭住址</td><td colspan="7">××××××</td></tr>
<tr><td colspan="2">临床诊断及症状</td><td colspan="7">风热感冒</td></tr>
<tr><td colspan="9">Rp：
连翘 30g　银花 30g　苦桔梗 18g　薄荷 18g　竹叶 12g
生甘草 15g　芥穗 12g　淡豆豉 15g　牛蒡子 18g
3 剂　水煎服</td></tr>
<tr><td colspan="2">医师</td><td colspan="2">×××</td><td colspan="3">药品金额及收讫章</td><td colspan="2"></td></tr>
<tr><td>审核</td><td></td><td>调配</td><td></td><td>核对</td><td colspan="2"></td><td>发药</td><td></td></tr>
</table>

【处方2】

××× 中医院门诊处方

费别：公费　自费　　　　　　　　　　No.00002

科室：内科　　　　　　　　　　××××年××月××日

<table>
<tr><td rowspan="2">姓名</td><td rowspan="2">×××</td><td>性别</td><td>女</td><td>年龄</td><td>35</td></tr>
<tr><td>门诊病历号</td><td colspan="3">××××××</td></tr>
<tr><td colspan="2">单位或家庭住址</td><td colspan="4">××××××</td></tr>
<tr><td colspan="2">临床诊断及症状</td><td colspan="4">肝阳偏亢</td></tr>
<tr><td colspan="6">Rp:
川牛膝12g　石决明8g　钩藤12g　夜交藤9g　桑寄生9g　茯神9g
益母草9g　天麻9g　杜仲9g　栀子9g　黄芩9g
5剂　水煎服</td></tr>
<tr><td colspan="2">医师</td><td colspan="2">×××</td><td colspan="2">药品金额及收讫章</td></tr>
<tr><td>审核</td><td></td><td>调配</td><td></td><td>核对</td><td></td></tr>
<tr><td colspan="2">发药</td><td colspan="4"></td></tr>
</table>

【处方3】

××× 中医院门诊处方

费别：公费　自费　　　　　　　　　　No.00003

科室：内科　　　　　　　　　　××××年××月××日

<table>
<tr><td rowspan="2">姓名</td><td rowspan="2">×××</td><td>性别</td><td>男</td><td>年龄</td><td>55</td></tr>
<tr><td>门诊病历号</td><td colspan="3">××××××</td></tr>
<tr><td colspan="2">单位或家庭住址</td><td colspan="4">××××××</td></tr>
<tr><td colspan="2">临床诊断及症状</td><td colspan="4">高血压</td></tr>
<tr><td colspan="6">Rp:
石决明30g　生牡蛎30g　白芍15g　牛膝15g　钩藤12g
莲子心3g　莲须10g
5剂　水煎服</td></tr>
<tr><td colspan="2">医师</td><td colspan="2">×××</td><td colspan="2">药品金额及收讫章</td></tr>
<tr><td>审核</td><td></td><td>调配</td><td></td><td>核对</td><td></td></tr>
<tr><td colspan="2">发药</td><td colspan="4"></td></tr>
</table>

五、实训考核标准

教师结合各小组在实训任务中的表现及代煎过程综合打分，代煎操作考核标准见实训表12-3。

实训表12-3　代煎操作实训效果评价表

班别：__________　姓名：__________　学号：__________

评价项目	评分标准	分值	得分
职业素养	着装符合要求2分；手部清洗干净3分	5	
团队合作	处方分析正确（特殊药材入药方法），分工明确5分	5	
煎煮器具	煎煮器材选择正确5分	5	
入药方法	能够根据中药材及中药饮片的特点，正确进行特殊药材的入药操作，每错一味中药材，扣5分。扣完30分为止	30	
浸泡时间	以花、叶、茎为主的药材可浸泡20~30分钟，以种子、果实为主的药材，可适当延长浸泡时间，为一小时左右。每错一味中药材，扣5分。扣完30分为止	30	
煎煮火候	未沸前用武火煮沸，沸后用文火保持微沸状态，错一步扣10分，扣完为止	20	
卫生清理	完成清场、清洁工作	5	

参考文献

[1] 陈洁忠. 药品调剂技术. 郑州：郑州大学出版社，2021.

[2] 韦超. 药品调剂技术. 北京：中国医药科技出版社，2009.

[3] 高荣哲. 中药调剂与制剂技术. 北京：人民卫生出版社，2008.

[4] 李大魁，张石革. 药学综合知识与技能. 北京：中国医药科技出版社，2014.

[5] 高宏. 药剂学. 北京：人民卫生出版社，2010.

[6] 佘鲁林. 药师岗位辅导教程. 北京：中国医药科技出版社，2014.

[7] 徐德生. 中药学综合知识与技能. 北京：中国医药科技出版社，2014.

[8] 杨世民. 药事管理与法规. 北京：中国医药科技出版社，2014.

[9] 吴永佩，焦雅辉. 临床静脉用药调配与使用指南. 北京：人民卫生出版社，2010.

[10] 徐叔云. 临床药理学. 北京：人民卫生出版社，1999.

[11] 张庆. 药理学与药物治疗学基础. 北京：人民卫生出版社，2008.

[12] 李端. 药理学. 6版. 北京：人民卫生出版社，2007.

[13] 寇建民. 药事管理学. 2版. 北京：人民卫生出版社，2010.

[14] 陈文彬，潘祥林，康熙雄，等. 诊断学. 7版. 北京：人民卫生出版社，2008.

[15] 彭丽红. 医院药学概要. 北京：人民卫生出版社，2013.

[16] 龚千锋. 中药炮制学. 2版. 北京：中国医药科技出版社，2008.

[17] 李冀. 方剂学. 北京：高等教育出版社，2010.

[18] 张兆旺. 中药药剂学. 北京：中国中医药出版社，2010.

[19] 黄兆胜. 中药学. 北京：人民卫生出版社，2008.

[20] 孙师家. 药品销售技术. 北京：中国中医药出版社，2005.

[21] 卫超. 药品调剂技术. 北京：中国医药科技出版社，2009.

[22] 谭德福. 中药调剂学. 北京：中国中医药出版社，2011.

[23] 陈新谦，金有豫，汤光. 陈新谦新编药物学. 18版. 北京：人民卫生出版社，2018.

[24] 王新杰. 实用药品调剂技术. 郑州：郑州大学出版社，2010.

[25] 国家药典委员会. 中华人民共和国药典：2020年版. 北京：中国医药科技出版社，2020.

药品调剂技术课程标准

（供药剂、制药技术应用专业用）

一、课程任务

药品调剂技术是以职业需求为标准，训练学生具有从事临床药品调剂工作的技能，要求熟悉临床药品常用剂型的摆放，掌握药物在临床应用与调剂过程中的注意事项的学科，是药剂专业的专业核心技能课程，也是学生必修的专业课程。涉及的知识比较广泛，主要以药物化学、天然药物学、药理学等课程为基础，与药物治疗学、药剂学等课程密切相关。本门课程以能力为本位、以实践为中心、以职业需求为标准，培养学生具有从事临床调剂活动的技能，熟悉药品的常用剂型的摆放，掌握药物在临床应用与调剂过程的注意事项等专业知识。目的在于培养学生具有较强的药品调配与药学服务的操作技能。为学生能适应今后药房调剂岗位，学习相关专业知识和技能，提升学生自身持续发展能力而奠定基础。

二、课程目标

（一）知识目标

1. 掌握合理用药以及西药房化学药物、中成药和特殊药品的调剂操作程序；中药饮片的辨识、炮制、中药合理用药、中药煎煮技术和中药房中药饮片的调剂操作程序；处方管理方法与常见疾病的国家基本药物的合理用药。

2. 熟悉常见疾病化学药与中成药的非处方药的合理用药；药房的布局、药品的请领、药品的上架、药品的储存与养护。

3. 了解药品调剂的有关法律法规、药房的工作职责与工作任务、医院处方点评管理方法。

（二）技能目标

1. 熟练掌握药品调剂的操作技能与处方解析。

2. 学会指引患者合理用药。

（三）职业素质和态度目标

1. 学习药品调剂技术的理论知识和技能操作，具备调配处方的能力和对处方解析的能力，并能指引患者合理用药，可以解决岗位实际问题的良好职业素质。

2. 具有认真端正的学习态度、严谨科学的学术作风和良好的职业道德。

三、教学时间分配

教学内容	学时数		
	理论	实践	合计
总论			
绪论	2		2
药房的概述	6	4	10
处方的管理	4	2	6
药品剂量与用法	4	2	6
上篇　西药房调剂			
国家基本药物在常见疾病中的合理应用	12	6	18
化学药品与中成药处方的调剂	2	2	4
特殊药品的调剂	2	2	4
常用非处方药的合理应用	12	8	20
下篇　中药房调剂			
中药调剂的相关基础知识	8	8	16
中药的合理应用	2	4	6
中药饮片调剂	4	6	10
中药煎煮技术	2	4	6
合计	60	48	108

四、教学内容与要求

单元	教学内容	教学要求	教学活动（参考）	学时（参考）	
				理论	实践
总论					
第一章 绪论	第一节　药品调剂的起源与发展	了解	课堂讲授	2	
	第二节　药品调剂的概述	了解	多媒体演示		
	一、药品调剂的基本知识	掌握	复习与提问		

续表

单元	教学内容	教学要求	教学活动（参考）	学时（参考）	
				理论	实践
第一章绪论	二、药品调剂技术的性质、任务和特点	熟悉	同步测试		
第二章药房的概述	第一节　社会药房（店）		课堂讲授	6	4
	一、社会药房（店）的基本布局和设施	了解	多媒体演示		
	二、社会药房（店）的基本组织与特点	了解	示教		
	三、社会药房（店）的类型	熟悉	复习与提问		
	四、社会药房（店）的中药斗谱排列方法	掌握	同步测试		
	五、社会药房（店）的调剂	掌握			
	第二节　医院药房				
	一、医院药房的性质与任务	了解			
	二、医院药房的基本布局和设施	了解			
	三、医院药房的岗位与工作规程	熟悉			
	四、医院药房中药斗谱排列方法	掌握			
	第三节　药品调剂的有关规定				
	一、医院临床合理用药的管理办法	掌握			
	二、药品包装的管理规定	熟悉			
	三、药品标签的管理规定	熟悉			
	四、药品说明书的管理	了解			
	第四节　药品调剂前的有关工作				

续表

单元	教学内容	教学要求	教学活动（参考）	学时（参考）	
				理论	实践
第二章 药房的概述	一、药品请领	熟悉			
	二、药品核对	熟悉			
	三、药品入库	熟悉			
	四、药品摆放	熟悉			
	实训2-1　社会药房（店）的布置、药品的分类与定位摆设				
	实训2-2　药品包装识别和解说药品说明书				
第三章 处方的管理	第一节　处方的概述		课堂讲授	4	2
	一、处方的概念与类别	掌握	多媒体演示		
	二、医师处方	掌握	示教		
	三、处方的书写与监管保存	熟悉	复习与提问		
	第二节　差错处方的防范与处理		同步测试		
	一、处方差错的原因	熟悉			
	二、差错处方的防范措施	了解			
	三、差错处方的处理方法	了解			
	实训3　处方的读识练习				
第四章 药品剂量与用法	第一节　使用剂量		课堂讲授	4	2
	一、药品和用法用量的管理规定	了解	多媒体演示		
	二、西药及中成药的用量	熟悉	示教		
	三、中药饮片的用量	熟悉	复习与提问		
	四、药品用量的计算方法		同步测试		
	第二节　给药途径				
	一、外用给药	掌握			

续表

单元	教学内容	教学要求	教学活动（参考）	学时（参考）	
				理论	实践
第四章 药品剂量与用法	二、口服给药	掌握			
	三、舌下给药	掌握			
	四、吸入给药	掌握			
	五、注射给药	掌握			
	六、直肠给药	掌握			
	七、黏膜给药	掌握			
	第三节　用药方法				
	一、中药汤剂的用药方法	熟悉			
	二、中成药的用药方法	熟悉			
	三、化学药品的用药方法	熟悉			
	实训4　合理用药审查练习	熟练掌握			
上篇　西药房调剂					
第五章 国家基本药物在常见疾病中的合理应用	第一节　国家基本药物的发展历程		课堂讲授	12	6
	一、国家基本药物的定义	掌握	多媒体演示		
	二、国家基本药物的起源	了解	示教		
	三、我国国家基本药物的发展	了解	复习与提问		
	第二节　我国基本药物制度		同步测试		
	一、国家基本药物制度	了解			
	二、国家基本药物的组织与机构	了解			
	三、国家基本药物的遴选原则	掌握			
	四、国家基本药物的配套机制	熟悉			
	第三节　国家基本药物在呼吸系统疾病中的合理应用				

续表

单元	教学内容	教学要求	教学活动（参考）	学时（参考）	
				理论	实践
第五章 国家基本药物在常见疾病中的合理应用	一、呼吸系统疾病简介	熟悉			
	二、镇咳药的合理应用	掌握			
	三、祛痰药的合理应用	掌握			
	四、感冒药的合理应用	掌握			
	五、平喘药的合理应用	掌握			
	第四节　国家基本药物在消化系统疾病中的合理应用				
	一、消化系统疾病简介	熟悉			
	二、胃食管反流药的合理应用	掌握			
	三、消化性溃疡药的合理应用	掌握			
	第五节　国家基本药物在心血管系统疾病中的合理应用				
	一、心血管系统疾病简介	熟悉			
	二、抗高血压药的合理应用	掌握			
	三、调血脂药的合理应用	熟悉			
	第六节　国家基本药物在内分泌代谢疾病中的合理应用				
	一、内分泌代谢疾病简介	熟悉			
	二、降血糖药的合理应用	掌握			
	第七节　国家基本药物在中枢神经系统退行性疾病中的合理应用				
	一、中枢神经系统退行性疾病简介	熟悉			
	二、帕金森病的合理用药	熟悉			

续表

单元	教学内容	教学要求	教学活动（参考）	学时（参考）理论	实践
第五章 国家基本药物在常见疾病中的合理应用	三、阿尔茨海默病的合理用药	熟悉			
	实训5-1　呼吸系统疾病相关案例分析及临床用药	熟练掌握			
	实训5-2　消化系统疾病相关案例分析及临床用药	熟练掌握			
	实训5-3　心血管系统疾病相关案例分析及临床用药	熟练掌握			
第六章 化学药品与中成药处方的调剂	第一节　概述		课堂讲授	2	2
	一、审方与计价	掌握	多媒体演示		
	二、调配操作	掌握	示教		
	三、复核与发药	掌握	复习与提问		
	第二节　化学药品与中成药的调配要点		同步测试		
	一、化学药品调配要点	熟悉			
	二、中成药调配要点	熟悉			
	实训6　化学药品、中成药处方的调配	熟练掌握			
第七章 特殊药品的调剂	第一节　概述		课堂讲授	2	2
	一、麻醉药品、第一类精神药品的调配	熟悉	多媒体演示		
	二、麻醉药品、第一类精神药品的管理规定	了解	示教		
	第二节　第二类精神药品的调剂使用		复习与提问		
	一、第二类精神药品的调配	熟悉	同步测试		
	二、第二类精神药品的管理规定	了解			
	实训7　特殊药品的调剂练习	熟练掌握			

续表

单元	教学内容	教学要求	教学活动（参考）	学时（参考）	
				理论	实践
第八章 常用非处方药的合理应用	第一节 非处方药概述		课堂讲授	12	8
	一、非处方药的定义	掌握	多媒体演示		
	二、非处方药的特点	熟悉	示教		
	三、非处方药的管理规定	了解	复习与提问		
	第二节 常用化学药品非处方药的合理应用		同步测试		
	一、上呼吸道感染用药	掌握			
	二、消化系统用药	掌握			
	三、五官科用药	掌握			
	四、骨伤科用药	掌握			
	第三节 常用中成药非处方药的合理应用				
	一、中医内科的常用非处方中成药	掌握			
	二、中医妇科的常用非处方中成药	熟悉			
	三、中医儿科的常用非处方中成药	熟悉			
	四、中医五官科的常用非处方中成药	熟悉			
	五、中医骨伤科的常用非处方中成药	了解			
	实训8-1 问病荐药（一）	熟练掌握			
	实训8-2 问病荐药（二）	熟练掌握			
下篇 中药房调剂					
第九章 中药调剂的相关基础知识	第一节 外形相似中药饮片的识别		课堂讲授	8	8
	一、根及根茎类中药	熟悉	多媒体演示		
	二、茎（藤）木类中药	熟悉	示教		
	三、皮类中药	熟悉	复习与提问		

续表

单元	教学内容	教学要求	教学活动（参考）	学时（参考）	
				理论	实践
第九章 中药调剂的相关基础知识	四、叶类中药	熟悉	同步测试		
	五、花类中药	熟悉			
	六、果实及种子类中药	熟悉			
	七、全草类中药	熟悉			
	八、藻菌类和地衣类中药	熟悉			
	九、树脂类中药	熟悉			
	十、动物类中药	熟悉			
	十一、矿物类中药	熟悉			
	第二节　中药的贮存与养护				
	一、中药变异的内在因素	掌握			
	二、中药变异的外界因素	掌握			
	三、中药房常用养护方法	掌握			
	第三节　中药炮制				
	一、中药炮制的目的	熟悉			
	二、中药炮制的常用辅料	了解			
	三、中药炮制的常用方法	了解			
	第四节　毒性中药的炮制	了解			
	实训9-1　中药识别	熟练掌握			
	实训9-2　中药真伪识别	熟练掌握			
	实训9-3　清炒法	熟练掌握			
	实训9-4　加固体辅料炒	熟练掌握			
第十章 中药的合理应用	第一节　中药的配伍		课堂讲授	2	4
	一、配伍形式	掌握	多媒体演示		
	二、组方原则	掌握	示教		
	第二节　中药处方常用术语		复习与提问		

续表

单元	教学内容	教学要求	教学活动（参考）	学时（参考）	
				理论	实践
第十章 中药的合理应用	一、中药处方通用名称	熟悉	同步测试		
	二、中药处方应付常规	熟悉			
	三、中药处方脚注	熟悉			
	第三节　临床常用中药的用药禁忌				
	一、配伍禁忌	掌握			
	二、证候禁忌	熟悉			
	三、妊娠用药禁忌	熟悉			
	四、饮食禁忌	了解			
	实训10-1　中药处方应付	熟练掌握			
	实训10-2　中药处方审方练习	熟练掌握			
第十一章 中药饮片调剂	第一节　中药饮片调剂的计量工具及要求		课堂讲授	4	6
	一、中药计量工具	了解	多媒体演示		
	二、中药调剂人员的职业道德要求	了解	示教		
	第二节　中药饮片的调剂程序		复习与提问		
	一、准备	掌握	同步测试		
	二、审方	掌握			
	三、计价	掌握			
	四、调配	掌握			
	五、复核	掌握			
	六、包装	掌握			
	七、发药	掌握			
	八、清场	掌握			

续表

单元	教学内容	教学要求	教学活动（参考）	学时（参考）理论	学时（参考）实践
第十一章 中药饮片调剂	第三节　毒性中药的调剂管理				
	一、毒性中药品种	熟悉			
	二、医疗用毒性中药的调剂	熟悉			
	三、毒性中药的管理规定	了解			
	第四节　贵重中药的调剂管理				
	一、贵重中药的划分	熟悉			
	二、贵重中药的调剂	掌握			
	三、贵重中药的管理	掌握			
	第五节　消耗中药的统计报销				
	一、报损性消耗中药的统计报销	熟悉			
	二、使用性消耗中药的统计报销	熟悉			
	实训11-1　中药的计量工具戥秤的使用练习				
	实训11-2　中药包药捆扎	熟练掌握			
	实训11-3　中药饮片调配操作	熟练掌握			
第十二章 中药煎煮技术	第一节　中药煎煮的基本条件		课堂讲授	2	4
	一、设备及场所要求	了解	多媒体演示		
	二、人员要求	了解	示教		
	三、煎药室管理制度	了解	复习与提问		
	第二节　煎煮技术		同步测试		
	一、中药煎煮的概念	掌握			
	二、中药煎煮的有关事项	掌握			
	第三节　药店的代煎服务				
	一、药店代煎服务的基本条件	了解			

续表

单元	教学内容	教学要求	教学活动（参考）	学时（参考）	
				理论	实践
第十二章 中药煎煮技术	二、药店代煎服务的流程	熟悉			
	三、药店代煎服务的注意事项	熟悉			
	第四节　中药煎煮的误区	熟悉			
	实训12　汤剂煎煮实训操作	熟练掌握			

五、课程标准说明

（一）参考学时

本课程主要供中等卫生职业教育药剂、制药技术应用专业教学使用，第四学期开设，总学时为108学时，其中理论教学60学时，实践教学48学时。学分为6学分。各学校可根据各自的专业培养目标及学校教学实训条件自行调整学时。

（二）教学要求

1. 本课程对理论部分教学要求分为掌握、熟悉、了解三个层次。掌握是指对基本知识、基本理论有较深刻的认识，并能综合、灵活地运用所学的知识解决实际问题；熟悉是指能够领会概念、原理的基本含义，解释用药现象；了解是指对基本知识、基本理论能有一定的认识，能够记忆所学的知识要点。

2. 本课程重点突出以岗位胜任力为导向的教学理念，在实践技能方面分为熟练掌握和学会两个层次。熟练掌握是指能独立、规范地解决药品调配过程中的所遇问题，完成药品调配操作。学会是指在教师的指导下能初步实施药品调配工作。

（三）教学建议

1. 本课程依据药品调配岗位的工作任务、职业能力要求，强化理论实践一体化，突出“做中学、做中教”的职业教育特色，根据培养目标、教学内容和学生的学习特点以及职业资格考核要求，理论教学采用PPT、视频、微课等多种教学方式，增加学生的感性认识，提高课堂教学效果。实践教学提倡项目教学、案例教学、任务教学、角色扮演、情境教学等方法，利用校内外实训基地，将学生的自主学习、合作学习与教师引导教学等教学组织形式有机结合，提高学生实际动手能力和分析问题、解决问题及独立工作的能力。

2. 教学过程中，可通过测验、观察记录、技能考核和理论考试等多种形式对学生的职业素养、专业知识和技能进行综合考评。应体现评价主体的多元化，评价过程的多元化，评价方式的多元化。评价内容不仅关注学生对知识的理解和技能的掌握，更要关注知识在药品调配实践中运用与解决实际问题的能力水平，重视药品调配职业素质的形成，着重培养学生岗位工作的实际操作能力。